A Revolutionary Paradigm of

Korean Healing

Eight-Constitution Medicine

정윤규 지음

이 책은 전문의료인의 의료서비스를 대체하기 위한 것이 아니라 보충하기 위한 것입니다. 저자와 출판사는 본 책 내용의 사용과 적용으로 인해 직접적 또는 간접적으로 발생하는 일체의 책임, 손실 또는 위험에 책임을 지지 않습니다.

Contents

Chapter 2
보이지 않는 생체 에너지 측정 ----- 29

Chapter 3
8체질 섭생 ----- 70

Chapter 6
8체질 건강관리 ----- 154

부록

머리말

이 책은「Korean Healing」이란 제목으로 미국에서 영어로 먼저 출간되었고, 이번에 「8체질 코리안 힐링」이란 제목으로 한국에서 출간하게 되었습니다.

우리나라에서는 수백 종의 8체질전문 서적이 출간되었지만, 지금까지 영어로 출간된 8체질 서적이 없었던 이유는 외국에서는 8체질감별을 수행할 수 있는 수단이 없었기 때문입니다.

제 책은 전문가가 아니더라도 누구나 쉽게 체질감별이 가능한 방법을 세계 최초로 제시했기 때문에 8체질 전문서적으로는 세계 최초로 영어 출판이 가능했습니다.

이 책이 세계 최초인 점이 또 있습니다. 지금까지는 어떤 책도 일반인이 쉽게 혈자리를 파악할 수 있도록 설명하지 못했습니다. 이 책은 일반인이 쉽게 혈자리를 파악할 수 있도록 삽화를 곁들여 상세히 설명하고 있습니다.

2006년부터 2015년까지 국가에서 1,000억원의 예산을 투입해 한의학계에서 진행한 이제마프로젝트라는 것이 있었습니다. 개인맞춤형의료를 실현해 한국을 세계의료의 중심지로 만들겠다는 야심찬 프로젝트였습니다. 개인맞춤형의료가 실현되려면 각 개인의 정확한 체질감별이 가능해야 하는데, 이것이 불가능했기 때문에 결국 이 프로젝트는 목표를 달성하지 못했습니다.

그러나 이제마프로젝트에서 실현하고자 했던 개인맞춤형의료는 이미 8체질에서 실현했습니다. 다만 극소수의 전문가만이 체질감별이 가능하다는 점이 대중화의 걸림돌이었습니다. 정확한 체질감별법을 이 책이 제시합니다.

개인맞춤형의료는 우리나라 한의학계의 꿈만이 아닙니다. 세상의 모든 의료계의 궁극적인 꿈은 개인맞춤형의료입니다. 그런데 이미 우리나라에 8체질이라는 이름으로 이것이 실현되어 있었던 것입니다.

대한민국을 세계에 가장 잘 알릴 수 있는 최고의 자랑거리는 8체질입니다. 대한민국 모든 자랑거리를 다 합쳐도 8체질만큼 자랑스러운 것은 없습니다.

이 책을 이해한다면 평범한 사람이라도 세계 최고의 전문의료인을 능가하는 자가치료, 가족치료가 가능합니다. COVID-19 예방, 치료, 그 후유증 극복에 8체질의학이 큰 몫을 하기를 기대합니다.

2021년 11월 25일

정윤규

덧붙이는 말

도올 김용옥 박사는 8체질을 창안한 권도원 박사를 다음과같이 극찬했다.
Dr. Yong-ok Kim, a great scholar of Oriental philosophy, praised Dr. Dowon Kuon, the original source and founder of Eight-Constitution Medicine, as follows:

"내가 만난 신(神)은 단 두 사람이 있다. 그 하나가 모차르트요, 또 하나가 권도원이다."
"There are only two gods I have known. One is Mozart and the other is Dowon Kuon."

통찰력 있는 독자라면 이 책을 다 읽고 그의 말에 공감할 수 있을 것이다. 도올은 대학시절 악성 류머티즘 관절염으로 1년 반을 병상에 누워 지내며 절망에 빠졌다. 의사였던 그의 아버지도 어쩔 수 없는 불치의 병이었다. 이런 그를 권도원 박사가 8체질로 완치시켰다. 이후 그는 권도원 박사가 8체질로 행하는 기적같은 치료 사례를 직접 목격하고 그를 극찬한 것이다.

서울대학병원 해부학 교수였던 이명복 박사(1913-2007)는 중학생 때부터 50대까지 40여년을 극심한 위장병으로 고통받았다. 그 자신이 의사였지만 어쩔 도리가 없었다. 그런 그를 권도원 박사가 8체질 침으로 간단히 완치시켰다. 이것이 계기가 되어 이명복 박사도 8체질 전문가가 되었고 수많은 8체질 책을 펴냈다.

미국공인회계사인 나는 직장생활을 회계 및 재무 분야에만 했던 비의료인이다. 당연히 의료지식이 보잘것 없다. 5년 전 8체질을 처음 접했는데, 주말 3시간씩 총 24시간이 내가 받은 8체질 교육의 전부이다 이런 서툰 솜씨로 레이저침을 이용해 그 당시 6개월 동안 지속되었던 끔찍한 나의 가슴통증을 직접 단번에 치료했다.

내가 사용한 침법은 기본방으로 혈자리 4개가 사용된다. 이것은 가슴통증 맞춤 침법이 아닌 일반적 침법이고, 모든 질병에 사용할 수 있고 그 폭넓는 치료효과를 기대할 수 있다.

세상의 모든 해안선은 높이가 같다. 유럽의 해안선이나 동해안의 해안선이나 높이가 같다. 면역력도 우리 몸에 이와 똑같이 작용한다. 내가 어디가 아프다는 것은 그 부분만의 문제가 아니라 전체 면역력이 저하되었다는 의미이고, 가장 약한 곳에 먼저 증상이 나타난 것이다. 이런 약한 면역력 상태가 지속되면 현재의 증세가 심해지고 다른 부위도 결국 버티지 못하고 연쇄적으로 증세가 확대된다.

이런 상태에서 현대의학은 증상이 나타난 부위만 치료하고 근본 원인으로 작용한 면역력은 방치된다. 다행히 자연스럽게 면역력이 회복되고 국부적 치료로 증상도 호전되면 좋지만, 그러나 대부분의 경우 훼손된 면역력은 그대로 방치되고 잠시 증상만 다스리지만 결국 그 증상이 고질화되고 치료 과정에서 약의 부작용으로 다른 질병으로 확대되기 쉽다.

이에 비해 8체질은 전체적인 면역력을 끌어올리기 때문에 어느 하나의 침법이 특정 증상의 치료에 국한 되지 않고 광범위한 증상에 효과가 있다. 면역력이라는 우리 몸 안의 자연치유 기능은 세상의 어떤 의사도 따라갈 수 없다.

나의 가슴통증 치료 체험은 무엇을 의미하는가? 8체질 침법은 아주 단순하고 간단하다는 것이다. 누구라도 정해진 방법에 따라 기계적으로 행하면 된다. 서투른 초보자나 최고의 전문가나 같은 결과를 얻을 수 있다. 8체질에서는 총 60개의 혈자리가 있지만, 자신의 체질에 해당되는 것은 18개 정도이다. 이 18개 중에서 4개의 혈자리만으로 기본방을 적용해도 되고, 혹은 12개의 혈자리로 기본방, 장염방, 부염방을 쓸 수 있다. 8체질을 정립해가는 초기에 권도원 박사는 기본방만으로 모든 증상을 다스렸다 한다. 이런 기본방이 위력을 발휘할 수 있었던 것은 정확한 감별에 따른 8체질 섭생 때문이다. 즉 8체질 섭생만으로도 기적같은 치유가 가능하다!

8체질침법은 정확히 감별하고 정해진 방법대로 구사하면 서투른 초보나 최고의 전문가나 같은 수준의 결과를 낳는다. 8체질섭생도 핵심을 잘 이해하고 적용하면 누구라도 같은 수준의 결과를 낳는다. 왜냐면 8체질의학은 인간이 개입해 치료하는 방식이 아니라 단순히 음양오행에 기반한 신호를 가할 뿐이기 때문이다. 그러면 인체가 면역력을 작동시켜 스스로 치료하는 자연치유가 진행된다. 창조주가 부여한 인체의 자연치유능력을 능가할 수 있는 의술은 존재하지 않는다.

5볼트의 건전지 100개를 병렬로 연결하면 그대로 5볼트에 불과하지만 이를 직렬로 연결하면 500볼트인 것처럼, 개인이 얼마만한 성과를 내느냐는 그 사람의 능력보다 어떤 프레임을 채택하느냐가 더 크게 작용한다. 8체질이라는 경이로운 프레임은 평범한 사람도 세상의 어떤 전문의료인도 행할 수 없는 치유를 가능하게 한다.

세상에는 수많은 체질분류법이 있다. 그러나 그 분류법을 검증할 수 있는 침법은 오직 8체질에만 있다. 이것이 8체질의학이 독보적인 이유다.

8체질을 전문으로 하는 극소수의 한의원을 제외하고 다른 모든 한의원은 체질 기반의 의료를 행하지 않는다. 체질감별은 한의대 교과과정에 있지도 않다. 사상체질의 추상성 때문에 일반 한의사들은 체질 구분에 회의적이다. 음양 및 오행까지 구분해 8체질을 감별하는 8체질의학과 달리 그들은 음양을 구분하는 정도가 최선이라고 말한다. 그 결과 가는 곳마다 다른 감별결과가 나와 체질을 아는 게 오히려 혼랍스럽고 부작용을 키우는 경우가 허다하다. 이런 실정이라 일반인들이 알고 있는 자신의 사상체질은 모두 오류라고 해도 과언이 아니다.

8체질의학이든 사상체질의학이든 체질의학의 본질이 무엇인가? 면역력을 높여 우리 인체가 스스로 건강을 회복하는 자연치유가 본질이다. 의료란 무엇인가? 의사가 의료서비스를 제공하고 그 댓가로 보수를 받는 것이다. 그렇다면 면역력을 높여 인체가 스스로 병을 치유하는 자연치유 기반의 체질의학은 의료서비스 제공을 통해 영리를 추구하는 제도권 의학의 이해와 상충한다. 그러니 당연히 8체질의학은 제도권 의학에서 환영받을 수 없는 것이다.

과학이 발달한 오늘날에도 아직 우주의 신비는 극히 일부만 밝혀졌다. 인간은 우주의 축소판이다. 단연히 현대과학이 생명의 신비를 제대로 밝혀내지 못했다. 그러니 현대의학만으로 인간의 생명을 온전히 다스릴 수 없다. 이런 현대의학보다는 보이지 않는 음양오행의 기운을 기반으로 하는 8체질이 인간의 생명을 더 잘 다스릴 수 있다.

Chapter 1
The Significance of Eight-Constitution Medicine

Chapter 1
8체질의 의의

[1] 8체질의학은 완전히 새로운 개념의 체질의학이다

(1) 용어

In English		In Korean	
Lungway	Lungway1	태양인	금양체질
	Lungway2		금음체질
Liverway	Liverway1	태음인	목양체질
	Liverway2		목음체질
Spleenway	Spleenway1	소양인	토양체질
	Spleenway2		토음체질
Kidneyway	Kidneyway1	소음인	수양체질
	Kidneyway2		수음체질

8체질에서는 인체의 장기를 6장6부로 분류한다. 6장은 간, 심장, 비장, 폐, 신장, 심포를 포함하고, 6부는 담, 소장, 위장, 대장, 방광, 삼초를 포함한다.

인간의 생명은 오감으로 느껴지지 않는 다음의 기운으로 작동한다:

□ 음과 양

□ 오행: 목(木), 화(火), 토(土), 금(金), 수(水)

경락은 이러한 음양오행의 기운이 흐르는 경로로서 인체에 퍼져있다.

음의 기운이 강하냐 혹은 양의 기운이 강하냐는 체질마다 다르다. 태양인과 소양인은 양의 기운이 강한 체질이다. 태음인과 소음인은 음의 기운이 강한 체질이다. 오행(목화토금수) 중에서 어떤 기운이 강하고 약하냐를 구분해서 체질을 분류한다.

가령, 어떤 사람이 양의 기운이 음의 기운보다 강하고, 오행의 순서가 금(폐/대장에 해당하는 기운), 토(비장/위장에 해당하는 기운), 화(심장/소장에 해당하는 기운), 수(신장/방광에 해당하는 기운), 목(간/담에 해당하는 기운)의 순서이면 태양인 금양체질로 분류한다.

태양인 금양체질은 오행 중 목(간/담에 해당하는 기운)이 가장 약하니 이 목의 기운을 침법이나 섭생을 통해 보해야 병이 치료된다. 혹은 강한 금(폐/대장에 해당하는 기운)을 침법으로 사해도 병이 치료된다. 즉, 8체질에서는 사람이 체질에 따라 음양오행의 상대적 강약 세기를 고유하게 타고나는데, 이 선천적 불균형 상태가 한쪽으로 더 쏠려 선천적 불균형 상태가 더 심화되었을 때 병이 나는 것으로 본다. 그 심화된 불균형을 본래의 선천적 상태로 완화해주면 면역력이 높아져 병이 치료된다.

이런 태양인 금양체질을 반대 체질인 태음인 목양체질로 감별하면 강한 기운을 약한 것으로 여겨 보하게 되고, 그 결과 강한 기운이 더 강해서 장부의 불균형 상태가 더 심화되어 부작용이 발생하는 것이다. 따라서 정확한 체질감별이 매우 중요하다.

8체질 침법은 전신에 퍼져있는 12개 경락상의 혈자리에 침을 놔서 음양오행의 힘을 조절함으로써 치료한다. 각 경락은 5개의 혈자리가 있으니 총 60개의 혈자리를 다스린다.

12 경락 및 60 혈자리

12 경락			경락상 혈자리				
경락	해당 장기	오행	목(木)	화(火)	토(土)	금(金)	수(水)
장계							
간경락	간	목(木)	대돈	행간	태충	중봉	곡천
심경락	심장	화(火)	소충	소부	신문	영도	소해
비경락	비장	토(土)	은백	대도	태백	상구	음릉천
폐경락	폐	금(金)	소상	어제	태연	경거	척택
신경락	신장	수(水)	용천	연곡	태계	부류	음곡
심포경락	심포	화(火)	중충	노궁	대릉	간사	곡택
부계							
담경락	담	목(木)	임읍	양보	양릉천	규음	협계
소장경락	소장	화(火)	후계	양곡	소해2	소택	전곡
위경락	위장	토(土)	함곡	해계	삼리	여태	내정
대장경락	대장	금(金)	삼간	양계	곡지	상양	이간
방광경락	방광	수(水)	속골	곤륜	위중	지음	통곡
삼초경락	삼초	화(火)	중저	지구	천정	관충	액문

간경락에는혈자리 대돈, 행간, 태충, 중봉, 곡천이 자리한다. 대돈은 오행 중에서 목에 해당하는 혈자리다. 행간은 화, 태충은 토, 중봉은 금, 그리고 곡천은 수에 각각해당된다.

담경락에는혈자리 임읍, 양보, 양릉천, 규음, 협계가 자리한다. 임읍은 오행 중에서 목에 해당하는 혈자리다. 양보는 화, 양릉천은 토, 규음은 금, 그리고 협계는 수에 각각 해당된다.

간이 약한 태양인(금양체질 및 금음체질)은 간경락상의 대돈을 보해야 한다. 이와는 반대로, 태음인(목양체질과 목음체질)은 간이 강하기 때문에 간경락상의 대돈을 사해야 한다. 이와 같이 같은 혈자리라도 체질에 따라 보하냐 사하냐가 다르다.

이렇게 같은 혈자리라도 체질에 따라 침을 놓는 방식에 따라 다른 결과가 나옴에도 불구하고 다른 동양의학에서는 이런 차이를 구분하지 않기 때문에 뜻밖의 부작용이 발생하거나 효과가 없고, 그래서 침의 무용론이나 폐지 움직임까지 나오는 것이다.

이에 비해, 8체질의학에서는 정확히 체질이 감별되면 침이나 섭생의 효과가 일관되고 부작용이 없다.

(2) 현대의학과 8체질의학의 차이

	현대의학	**8**체질의학
치료 기반	의료기기로 관찰 가능한 생체 영역을 치료	의료기기로 감지할 수 없는 음양오행의 생체에너지를 기반으로 치료

치료 영역	제1순환계인 혈관 영역에서의 전통적인 치료에서 나아가 점차 제2순환계인 림프관을 이용한 치료로 옮겨가는 초기다. 의학 연구자들은 제2순환계의 면역시스템이 암세포를 감지하고 파괴하는 대응능력을 강화하는 방법을 찾기 시작했다. 즉, 타고난 면역시스템의 방어기능을 촉진하거나 혹은 면역계의 구성요소와 유사한 면역물질을 림프조직에 투입해 암세포를 찾고 공격하게 한다. 제2순환계인 림프관을 이용한 치료는 초기단계이고, 이는 막대한 비용과 아직은 효능이 제한적이다.	제1순환계인 혈관과 제2순환계인 림프관만으로는 인체의 치유시스템을 완전히 설명할 수 없다. 따라서 우리 인체가 스스로 치유되는 자연치유를 관장하는 제3순환계가 존재해야 한다. 서울대 차세대융합기술연구원 소광섭 교수와 국립암센터의 권병세 박사는 생체에너지가 순환하는 경락이 제3순환계라는 가설을 세우고 이 분야 연구를 선도하고 있다. 8체질의학은 제1순환계 및 제2순환계를 뛰어넘어 제3순환계인 경락에 기반한 고차원의 치료이다. 창조주가 부여한 인체의 자연치유기능은 어떤 인위적 치료에도 비교할 수 없을 만큼 강력하다. 자판에 명령어를 입력하면 컴퓨터 프로그램이 작동하듯이, 8체질의학은 침법과 섭생법을 통해 인체에 자연치유를 작동시킨다.
치료방식	약물 및 수술	섭생 및 침법
장점	최첨단 진단장비를 이용해 우리 몸의 내부에서 일어나는 생화학의 진행과정을 정밀하게 관찰해서 병의 경과를 정확하게 파악할 수 있다. 현대의학은 수술 및 응급의료에 강점이 있지만, 면역질환의 치료에 약점이 있다.	섭생과 침법을 통해 면역력을 높여 인체의 자연치유가 가능하기 때문에 현대의학에서 난치병으로 간주된 자가면역질환들을 치유하는데 강점이 있다.
섭생	건강 식단에 대한 정의가 전문가마다 다르다.	8가지 체질에 대한 명확한 섭생법이 확립되어 있다.

섭생 (예: 당뇨병)	이전에는 음식의 탄수화물 함량에 따라 혈당이 올라가는 것이라 알려졌다. 그런데 세계 최고 기초과학 연구소인 이스라엘 와이즈만 연구소가 저널 셀에 2015.11.19 발표한 연구에 의하면, 같은 식품이라도 사람에 따라 혈당반응이 다르고, 따라서 개인 맞춤형 식단이 권장된다고 했다. 현대의학은 개인 맞춤형 식단에 대한 개념을 이제서야 제기한 단계이다. 현대의학은 당뇨병으로 인한 합병증과 사망률을 낮추기 위해 약물과 인슐린을 이용한다. 이러한 방식의 당뇨병 관리는 오히려 합병증과 사망률을 높이는 결과를 초래한다.	2형 당뇨가 전체 당뇨의 90%를 차지하는데, 이는 정확한 체질감별에 기반해 8체질섭생을 제대로 실행하면 어렵지 않게 치료된다. 오랜 기간 약물과 인슐린을 사용한 경우에도 치료가 가능하다. 서양의학의 효시인 히포크라테스는 "모든 병은 장에서 시작된다."고 했다. 이런 맥락으로 봐도, 8체질섭생은 당뇨뿐 아니라 모든 질환의 치유에 적용할 수 있다. 가령, 만성 위염, 역류성식도염은 아무리 오래 앓았더라도 8체질섭생으로 식생활만 개선해도 어렵지 않게 치유된다.

현대의학의 한계 vs. 8체질의학의 자연치유	중국의 국가급 명의 우중차오(Wu Zhongchao)가 고전 한의학서 「황제내경」을 바탕으로 「병의 90%는 간 때문이다」라는 책을 펴냈고 이 책이 우리나라에서 번역되었다. 나는 「8체질 건강기적」 원고를 마치고 나서야 우중차오의 책을 알게 되었다. 기가 막히게도 내 책의 표지에 등장하는 문구가 '왜 원인 모를 난치병의 90%는 태양인이 걸리는가?"이다. 8체질에서는 간이 약한 체질을 태양인으로 분류한다. 즉 나와 우중차오 둘 모두 간이 병의 가장 큰 원인이라 본 것이다. 우중차오는 중국 최고의 명의로서 수많은 환자들을 진료하며 확인한 것이고 나 역시 직접 체질감별을 통해 확인한 바이다. 간은 모든 음식물 및 약물의 대사에 관여하고 해독기능을 담당하기 때문에 간을 인체의 화학공장이라 한다. 따라서 간이 약한 체질은 음식물 및 약물에 특별한 주의가 요구된다. 발병의 가장 큰 원인은 체질에 해로운 식생활이다. 그러나 아무리 체질에 해로운 식품이라도 약물보다 더 치명적이지는 않는데, 음식으로 난 병을 약물로 치료한다는 것은 모순이다. 약물이 아니라 식생활 개선을 통해 치유하는 것이 순리이다. 현대의학은 알러지나 자가면역질환 같은 면역 관련 질환을 효과적으로 치료하지 못한다. 일시적으로 증상을 완화하지만 치료과정에서 사용하는 약물로 인해 면역력을 해쳐 증상을 고질화하고 결국 다른 질환으로 확장된다. 8체질의학은 섭생이나 침법을 통해 인체의 면역력을 높여 아토피, 류머티즘, 루푸스, 중증근무력증, 근골격계질환과 같은 난치성 면역질환을 성공적으로 치료한다.

동양의학과 8체질의학의 차이

	동양의학	**8**체질의학
체질	체질에 상관없이 침법을 구사	체질에 따라 섭생과 침법을 다르게 구사.
체질감별 결과의 검증 가능성	검증 불가능	체질감별이 정확한지 여부를 침법으로 검증 가능하다. 혈액형처럼 타고난 체질은 변하지 않는다.
침법의 부작용 가능성	침법의 부작용이 발생할 수 있다.	체질감별과 침법 구사가 정확하다면 절대 부작용이 발생하지 않는다.

위 테이블에서 언급한 바처럼, 8체질은 현대의학이나 다른 동양의학과 명백하게 다르다.

8체질에서는 경락상의 혈자리에 가하는 침법으로 음양오행이라는 생체에너지를 조절해 건강을 다스린다. 음양오행의 생체에너지는 각 체질에 맞는 식생활, 운동, 그리고 목욕방법 등과 같은 섭생을 통해서도 조절된다.

8체질 침법은 강력하지만, 8체질 섭생만으로도 강력한 치유를 기대할 수 있다.

(3) 만물이 생체에너지에 영향을 미친다

8체질은 현대의학으로 접근 불가능한 음양오행이라는 생체에너지를 다룬다. 우리 주변의 흔한 음식물이나 물질이 질병을 일으키거나 질병을 치료하는데 사용될 수 있다. 아래는 그런 사례들에 대한 모음이다

	현대의학	**8**체질의학
포도당 (dextrose) 링거	태음인 목양체질의 환자가 포도당링거를 맞다가 예기치 못한 심정지로 사망해도 현대의학은 이의 원인을 규명하지 못한다.	건강한 사람이 병원에서 간단한 국부 수술을 받다가 사망한 경우가 있다. 내 주변에서 이런 일을 겪는 경우가 두 번이고, 미디어를 통해 돌발적 사망을 알리는 소식은 적잖이 접했다. 이런 사고는 태음인 목양체질인 사람이 포도당 (dextrose)링거를 맞다가 발생한다. 이 체질은 포도당 대신 식염수(saline)링거로 대체해야 한다. 이러한 사실은 서울대 해부학교수로 있던 이명복 교수의 저서에도 소개되는 내용이다. 목양체질과 반대되는 체질이 태양인 금양체질인데, 이 체질인 사람이 뇌졸증으로 쓰러져 식물인간 상태에서 포도당주사만 2 주간 맞고 회복했다는 사례가 있다. 그만큼 포도당주사는 이 체질에 매직으로 작용한다.
채식체질 vs. 육식체질	체질을 구분하지 않고 골고루 먹도록 권장된다.	각 체질에 따라 유익하거나 해로운 식품이 다르다. 간이 강한 태음인(목양체질, 목음체질)은 육식체질이다. 절에서 거주하는 스님들은 채식 위주의 식생활을 하는데, 이로 인해 태음인 스님의 경우 건강문제를 겪을 수 있다. 반대로 채식체질인 태양인(금양체질, 금음체질) 스님은 좋은 건강상태를 누린다.

녹용	약재로 사용되지 않는다.	태음인(목양체질, 목음체질) 및 소음인(수양체질, 수음체질)의 약재로 사용된다. 태양인(금양체질, 금음체질), 소양인(토양체질, 토음체질)에는 해롭다. 특히 태양인 금음체질이 복용할 경우 중증 근무력증을 일으킬 수 있다.
금(금 장신구, 금니)	귀금속으로 간주될 뿐이다. 치과에서 치아의 재료로 사용된다.	금(gold)은 오행에서 금(金: 간/담에 해당하는 생체에너지) 기운을 높여준다. 태음인은 금(金) 기운이 약한데 금장신구나 금니가 약한 금(金) 기운을 보해주기 때문에 장부의 불균형이 완화되어 면역력이 올라가니 건강에 이롭다. 이에 비해, 태양인은 금(金) 기운이 강한데 금장신구나 금니가 강한 금(金) 기운을 더 강하게 보하니 장부의 불균형이 심화되어 면역력이 떨어지니 건강에 해롭다. 1988년 서울 올림픽 때의 일이다. 태양인 금양체질의 양영자 선수가 훈련 중 어지러워 쓰러졌다. 치과에서 금니를 씌우고 나서 생긴 부작용이었다. 권도원 박사의 권고에 따라 금니를 제거하고 정상 컨디션을 되찾아 결국 금메달을 목에 걸었다.
식초	식품의 하나에 불과	식초는 간의 수렴작용을 돕는다. 따라서 간이 약한 태양인에게 식초는 크게 이로운 식품이다. 그러나 식초의 원재료가 비체질 식품이라면 이롭지 않다. 이에 비해, 간이 강한 태음인은 신맛의 식초가 이롭지 않다. 체질에 이롭지 않는 식품이라도 부재료로 소량 첨가되는 것은 문제가 없다. 즉 뭐든 과하지 않게 골고루 먹는 것이 한 방편이 될 수도 있다.
냉수샤워 vs. 온수샤워 산성수 vs. 알칼리수	개인의 기호	태양인은 냉수욕 및 산성수가 맞다. 태음인은 온수욕 및 알칼리수가 맞다.
혈압	혈압이 높을수록 심혈관계 질병의 위험이 높다고 여겨 획일적으로 130/80mmHg 를 유지하도록 권고한다.	건강한 태음인 목양체질은 건강한 상태에서 일반적인 권고치보다 혈압이 높다. 180/90mmHg 인 목양체질이 의사의 권고에 따라 140mmHg 으로 내렸더니 오히려 일을 제대로 할 수 없었다. 목양체질은 190mmHg이 되어도 큰 문제는 없다.

스포츠별 식생활: 축구, 수영, 달리기	식생활은 체질과 전혀 상관이 없다.	8가지 체질 중에서 태양인(금양체질, 금음체질) 및 소음인 수양체질이 심폐기능이 매우 뛰어나다. 축구, 수영, 달리기는 높은 심폐기능이 요구되기 때문에 이 종목의 선수들은 태양인 및 소음인 수양체질에 속한다. 세 체질 중에서 태양인 금양체질이 가장 신체적으로 강력하기 때문에 뛰어난 선수는 이 체질에 많다. 태양인 금음체질 및 소음인 수양체질은 심폐기능도 뛰어난데다 심장이 태양인 금양체질보다 작아 부하가 덜 걸리기 때문에 마라톤 같은 장거리 달리기에 더 뛰어나다. 종목별 이런 체질적 분포를 고려해 그 체질에 맞는 섭생을 적용하면 선수들의 성적을 향상시키는데 큰 도움이 된다.
스포츠별 식생활: 야구	식생활은 체질과 전혀 상관이 없다.	간은 근육과 골격의 형성에 큰 역할을 한다. 강한 근육이 요구되는 야구는 간이 강해 근육과 뼈대가 잘 발달된 태음인에 적합한 운동이다. 태음인은 타고난 육식체질이라 이 체질이 두각을 나타내는 야구선수들의 식단은 육고기 위주로 구성되어 있다. 이런 식단은 육고기가 해로운 태양인에게 불리하다. 육식 위주의 식단으로 그들은 부상이 빈번하고 그로 인해 기량을 제대로 발휘하지 못하고 일찍 은퇴하게 된다. 이런 대표적인 예가 한기주 선수이다. 그는 류현진과 같은 해에 한국프로야구에 데뷰했는데, 그는 류현진에 비해 신인계약금을 4배나 받았다. 그가 기대만큼 기량을 발휘하지 못하고 결국 부상으로 일찍 은퇴한 것에 비해, 류현진은 현재 미국메이저리그 토론토 블루제이스에서 200여억원의 연봉을 받으며 전성기를 누리고 있다. 한기주와 류현진의 차이는 무엇인가? 한기주는 태양인 금양체질이라 야구단에서 제공되는 육식위주의 식단으로 인해 몸이 망가졌고, 반대로 이런 식단이 류현진에게는 유리하게 작용한 것이다.

운동은 항시 좋기만 할까	미국의 한 저명한 연구에 의하면, 미국 국민의 10%는 운동으로 인한 건강증진 효과를 못 봤다. 그 이유는 밝혀지지 않았다.	소음인체질은 좀체 땀을 흘리지 않는다. 그들은 너무 땀을 많이 흘리면 건강에 해롭다. 따라서 이 체질은 사람은 땀이 살짝 나려고 할 때 운동을 멈추는 것이 건강에 가장 이롭다. 미국 인구의 10% 정도를 소음인이라 간주한다면 앞서 언급한 '운동 효과가 없는 10%'에 대한 답이 될 것이다.
물은 얼마만큼 마셔야 하나	물을 많이 마시는 것이 좋다고 여겨 하루 1~2리터를 마시도록 권장한다.	소음인(수양체질, 수음체질) 및 태양인 금음체질은 물을 너무 많이 마시면 생체기능이 저하되어 오히려 건강에 해롭다. 이 체질은 식사 때 물을 너무 많이 마시면 소화력이 떨어지니 식후 별도로 마시는 것이 좋다. 물은 얼마만큼 마시는 것이 좋은가? 인체가 수분이 필요하면 갈증을 유발하는 신호가 두뇌에 전달된다. 그러면 그 갈증을 가라앉힐 만큼 마시면 된다. 즉 물이 땡기는 만큼 마시면 된다. 몸이 자연스럽게 수분보충을 요구하도록 신체적 활동을 하라. 태양인, 태음인, 소양인이 종일 물을 제대로 안 마신다면 신체적 활동이 부족하거나 건강하지 않는 상태이다.

위의 표에서 설명한 바처럼, 모든 식품, 물질, 활동은 인체의 음양오행에 영향을 미치고, 그 결과 면역력도 영향을 받는다.

8체질의학의 치료 효과를 반감시키는 요인들이 있다. 사람 사이에는 강한 음양오행의 기운이 상호작용한다. 만약 체질이 같은 사람이 함께 지내면 음양오행의 쏠림이 심해져 8체질 섭생이나 침법의 치료효과가 반감된다. 물론 같은 공간에 이 두 사람이 이외에 다른 체질의 사람이 있으면 완충이 작용하기 때문에 문제가 되지 않는다.

체질이 같아도 사무실에서는 서로 피부 접촉이나 체액이 섞이지 않으니 큰 영향을 받지 않는다. 또한 여러 사람이 있기 때문에 그 중에 체질이 다른 사람이 있게 마련이고 그 사람이 완충 역할을 한다. 그러나 가정에서는 식생활을 같이하고, 호흡이든 세간살이에 묻는 손발 땀의 간접 접촉이든 서로의 음양오행이 한쪽으로 쏠려 불균형이 심화되니 건강에 악영향을 미친다. 따라서 가족 구성원 모두의 체질이 같다면 음식 그릇을 따로 준비해 사용하는 것이 좋다. 가능하면 잠시 동안이라도 체질이 다른 사람이 머무른다면 어느 정도는 완충이 작용할 것이다.

같은 체질의 부부가 아이가 없어 입양을 했는데 아이가 생기는 경우는 그 입양한 아이가 체질이 달라 완충 역할을 해서 부부의 건강이 호전된 경우일수있다.

수맥이란 지구 중심에서 방출되는 지자기가 지하에 흐르는 물줄기를 지나며 증폭된 에너지 파장을 의미하는데, 지역에 따라 이러한 파장이 매우 강력한 경우 건강에 치명적인 악영향을 미칠 수 있다. 이런 경우에도 8체질 치료가 효과가 없다.

건강에 영향을 미치는 여러 요인들 중 어떤 요인이 가장 큰 영향을 미칠까? 이는 우선순위를 정하기 어렵다. 리비히의 최소량의 법칙이란 식물의 생육에 영향을 미치는 여러 영양소, 햇빛, 물 등에서 가장 부족한 요인에 생육이 제약된다는 이론이다. 사람의 건강도 여러 요인이 충족되더라도 결핍된 어느 한 가지가 발목을 잡을 수 있다.

(4) 세균/바이러스와 염증 중 무엇이 먼저 발생하는가

B형 간염은 바이러스에 의한 전염성 질환으로 알려져 있다. 바이러스 복제를 억제하기 위한 간염치료제는 지난세기 라미부딘 등장이후 현재까지 후속 차세대 치료제 개발이 이어지며 새롭게 등장하고 있다. 모든 치료제는 바이러스 내성과 부작용을 수반하는데 간염치료제도 예외가 아니다.

이러한 차세대 신약이 등장하면서 간염을 억제하는데 어느정도 성공은 했지만 약물을 사용한 억제는 완치가 아닌 억제의 상태이기 때문에 오래 지속되기는 힘들다. 억제 약물로 바이러스 숫자는 낮게 유지되지만 신장 등 다른 장기의 손상이 발생하고 간 질환이 진행된다. 앞으로 어떤 차세대 신약이 나와도 이런 문제는 불가피하다.

간은 모든 음식과 약물의 대사에 관여하여 해독기능을 담당하는데 치료약도 약이니 당연히 간에 부담을 가해 악순환에 빠질 수밖에 없다.

8체질에서는 바이러스를 죽이는 침법이 있지만 간염에는 이 처방을 먼저 사용하지 않는다. 먼저 염증을 처리하는 침법인 장염방을 적용하고 이어서 살균방(바이러스방) 사용한다. 그러면 인체는 생체기능이 복구되면서 면역이 작동하고 그 결과 활발했던 바이러스 복제가 억제되면서 어렵지 않게 완치된다.

지저분한 환경에서 음식물이 방치되면 세균이 출현하고 부패가 진행된다. 우리 몸도 이와 같다. 세균과 바이러스는 어디든 있게 마련이고 체질에 해로운 식생활로 인해 염증상태가 되면 세균과 바이러스가 증식하며 몸의 면역력이 버티지 못하는 것이다. 환경을 깨끗이 하면 세균과 바이러스가 서식할 수가 없는 것처럼, 우리 체질에 맞는 섭생으로 면역력을 높여 염증을 다스리면 세균과 바이러스도 자연 퇴치되게 마련이다. 8체질 섭생과 침법에 기반한 간염치유가 이런 원리다.

간경화, 간암도 같은 맥락으로 접근하면 된다. 간암이 재발했는데 8체질섭생만으로 완치된 사례를 이 책에서 소개했다.

결론적으로, 어떤 질병이든지 치료는 어떻게 염증 관리를 할 것인가에 달렸다. 8체질 섭생은 체질별 맞춤 식단을 통해 가장 이상적인 방법을 제시한다.

(5) 헬리코박터균(Helicobacter pylori)

헬리코박터균이 위염, 위궤양, 위암의 원인균인지 여부는 의학계에서도 분명하게 밝혀지지 않았다. 이것도 간염바이러스 관점에서 보면 된다. 면역이 정상으로 작동될 때는 우리 몸과 세균 사이에 힘의 균형이 유지되기 때문에 헬리코박터균이 위에 존재해도 위장기관에 문제가 생기지 않는다.

이런 원리를 간과하고 헬리코박터균 제균치료를 하면 만성위염, 역류성식도염이 악화된다. 이런 위장질환은 8체질섭생을 잘 실천하면 충분히 자연치유가 가능하고, 그래도 여의치 않으면 유근피라는 약재를 연하게 끓여 마시면 효과를 볼 수 있다.

(6) COVID-19와 8체질의학의 살균방(바이러스방)

현대의학은 바이러스의 복제를 막는 항바이러스제와 바이러스에 대항해 사전에 항체를 생성하는 백신 연구에 엄청난 노력을 쏟아부었다. 그러나 바이러스는 변이를 일으키고 이미 개발된 백신은 무용지물이 된다. 이것이 약물에 의존하는 현대의학의 한계이다.

이에 비해, 8체질의학은 음양오행이라는 눈에 보이지 않는 기운을 제3순환계(프리모관)인 경락을 통해 조절함으로써 인체의 면역을 작동시켜 자연치유를 이끌어낸다. 인간의 면역기능이 정상적으로 작동하면 인체는 어떤 새로운 바이러스에 대해서도 스스로 대항할 수 있다. 8체질의학의 살균방이 어떤 새로운 바이러스에 대해서도 효과적으로 작용하는 것은 이런 인체의 면역력을 끌어내는 침법이기 때문이다. 이것이 인체의 신비한 면역력이다.

8체질에는 살균방이라는 침법 처방이 있는데, 이 처방은 바이러스에 의해 발생하는 독감, 에이즈, 헤르페스 등과 같은 모든 질환에 탁월하게 작용한다. COVID-19 역시 바이러스에 의해 발생하니 8체질침법으로 효과적으로 대처할 수 있다.

코로나19와 같은 유형의 전염병인 메르스가 유행일 때 8체질에서는 바이러스방이라는 침법으로 치료가 가능했다. 코로나19의 경우 지정병원에서만 엄격히 관리되고 다른 여타 의료기관은 감염환자 접촉시 원천 봉쇄되기 때문에 8체질전문 한의사는 치료를 할 기회가 주어지지 않는다.

코로나19는 감염되어도 90%는 무증상이나 경증으로 지나간다. 나머지 10%가 중증으로 진행된다. 무증상이나 경증으로 지나간 사람은 면역물질인 인터페론이 정상적으로 적시에 분비되어 바이러스에 대응한 것이고, 중증의 사람은 인터페론이 늦게 분비되었다 한다. 무시무시한 바이러스도 이렇게 우리 몸의 면역이 정상으로 작동하면 문제될 게 없다. 8체질 침법은 인체가 이런 강력한 면역을 작동시키도록 하기 때문에 놀라운 치유를 하는 것이다.

영국의 60대 여의사 클레어 게라다는 잦은 기침에 이어 칼로 베는 듯한 목 통증, 발열을 겪으며 7일만에 이겨내고 완쾌되었다. 이 기간 진통해열제(타이레놀 계열) 2알씩을 8 시간마다 복용한 것이 전부였다. 누구보다 질병과 약에 대해 잘 아는 최고의 전문가이니 약물로 인한 인체의 면역력 훼손이 야기할 부작용을 알았을 것이고, 인체의 면역력에 기반한 자연치유의 힘을 믿었을 것이다.

다른 백신과 달리 호흡기 감염예방백신은 우리 인체 구조상 요구되는 복합적 사항을 충족하기 어렵기 때문에 완전한 효과를 내지 못한다. 이런 점 때문에, 의학계의 세계적인 전문가는 백신이 나와도 코로나19는 종식이 안 될 것이고, 따라서 코로나19는 어떤 형태로든 영원히 인류와 함께할 거라 한다.

베트남이라는 조그만 나라에 초강대국 미국이 막대한 전력을 투입했지만 결국 전쟁에서 패하고 철수해야 했다. 최첨단 무기로 무장한 미군은 아프간이라는 작은 나라에서 볼품없는 무기로 싸우는 탈레반을 제압하지 못하고 철수했다. 외부의 힘으로 일시적으로 전투를 이길 수 있지만 나라 자체가 스스로 자생력을 갖추지 못하면 결국 무너지게 된다.

코로나에 무너지는 인간도 이런 형국이다. 아무리 최첨단의 코로나 백신과 치료제가 개발되어도 인체의 면역력이 스스로 방어하지 못하면 결국 무너질 수밖에 없다. 약은 독이니 치료과정에서 약이 가하는 부작용을 경계해야 한다. 간의 해독기능이 약한 태양인(금양체질, 금음체질) 및 소양인 토음체질이 특히 유념해야 한다.

[2] 8체질은 현대의학의 난치병을 치료한다

아래는 8체질 한의사의 치료 사례가 아니라 평범한 일반인이 8체질섭생을 통해 스스로 병을 극복한 사례다.

(1) 현대의학 혈액검사의 경이로운 예측 능력

나는 한국AVL이라는 오스트리아계 다국적기업에 근무하던 38세 때 푸르덴셜생명보험에 가입을 위해 정밀 혈액검사를 받았다. 검사 결과 수치가 나빠 생명보험 가입을 거절당했다. 나의 할아버지가 내가 태어나기 전 일찍 돌아가셨고, 아버지도 30대에 돌아가신 가족력을 감안할 때 그 혈액검사는 대단한 예측 능력을 보인 것으로 평가할 만하다.

그 뒤 강북삼성병원 검사에서 간경화 소견을 받았다. 서울대부속병원을 주기적으로 방문하며 우리나라 간 분야 최고 명의인 이효석 교수의 진료를 6개월 정도 받다가 중단하고 이후 어떤 치료도 받지 않았다.

이후 21년이 지난 현재 나는 아무런 질병 없이 건강을 누리고 있다. 나의 아내는 약사지만 나는 그동안 어떤 약이나 건강기능식품도 섭취하지 않고 8체질섭생만으로 건강을 회복했고 유지하고 있다.

내가 회복할 수 있었던 이유는 8체질섭생만이 다가 아니다. 사람 사이에는 음양오행의 기운이 강하게 상호작용하는데 두 사람의 기운이 서로 보완적이면 치유가 촉진된다. 나와 아내는 체질이 서로 정반대라서 음양오행 기운의 보완성이 강해 자연치유를 촉진했다. 따라서 배우자, 가족 구성원이 어떤 체질에 해당하느냐가 그 사람의 건강에 지대한 영향을 미친다. 이러한 기운이 보완적일 때는 치유를 촉진하지만, 그러나 서로 같은 체질이면 음양오행이 한쪽으로 치우쳐 건강에 해롭게 작용한다. 이에 대해서는 다른 장에서 상세히 설명했다.

(2) 15년을 건강문제로 극심하게 시달린 30세 여성이 한 달만에 회복하며 자연스럽게 10kg을 감량하다

2019년 10월 1일 네이버 포털의 상담코너에서 15년간 온갖 건강 이상증상으로 극심한 고통을 받던 여성이 올린 글을 읽었다. 그 여성은 중학교 때부터 30세까지 15년간 너무 고통스러워 우울증까지 겪었고 자살을 생각했던 적도 있었다.

그 여성의 증세를 상세히 읽고, 금양체질로 판단해 그 체질에 맞는 섭생법, 약재, 식초를 알려줬다. 그 여성은 한 달만인 2019년 10월 31일 극심한 고통이 다 사라졌다. 시간이 필요한 피부문제는 그 때까지 완전 해결되지는 않았고 시간이 더 필요했다. 난 그 여성을 직접 만나 적이 없다. 오직 온라인 상담만을 통해 8체질 섭생만으로 기적같은 치유가 일어난 것이다.

놀라운 사실은 그 여성이 양껏 먹고도 한 달만에 자연스럽게 10kg를 감량했다는 것이다!! 그 여성은 건강이 좋아지면서 세포 차원의 지방분해 능력이 활발해진 것이다. 이로 볼 때 비만은 칼로리 섭취만의 문제가 아니다. 건강이 좋지 않으면 지방분해 능력이 떨어지기 때문에 칼로리를 줄여도 지방이 쌓이니 비만을 피할 수 없는 것이다.

항아리에 구멍이 없으면 한 방울씩 모여도 결국 항아리가 가득 찬다. 항아리에 아주 작은 구멍이라도 있으면 물을 가득 담아두어도 결국 항아리가 빈다. 체중도 이와 같다. 적게 먹어도 세포가 지방분해를 못하면 구멍 없는 항아리에 물이 차듯이 비만하게 된다. 많이 먹어도 세포가 지방분해를 잘 하면 구멍난 항아리에 물이 빠져 빈 독이 되듯이 비만하지 않는다.

한동안 카페에 부지런히 체험담을 쓰던 여성은 건강이 회복되자 그동안 중단했던 시험관 아기 시술을 다시 시작하느라 활동을 중단했다. 그리고 2년이 흐른 2021년 그녀가 아이를 가졌다는 소식을 들었다.

(3) 70세 남성이 8체질섭생만으로 3개월만에 당뇨약을 끊다

실테크라는 회사는 삼성반도체에 산업용 기자재를 납품하는 회사이다. 내가 이 회사에 재무담당 전무로 근무하던 2019년의 일이다. 그 회사 사장은 70세로 당뇨병이 있었고, 매달 대한민국 최고 S 의료원에서 정밀 당뇨검사를 받고, 약도 복용하던 상태였다.

내가 그 사장의 체질을 감별했는데 태양인 금양체질이었다. 그에게 맞는 섭생표, 약재, 식초를 알려줬다. 그리고 3개월이 지나자 스스로 당뇨약 복용을 중단했다.

그와 대화를 나눠보니 그의 당뇨병 원인을 명확히 추정할 수 있었다. 그는 본래 타고난 건강체질이다. 건강한 사람의 특징은 수면이 아주 깊다는 것이다. 그가 잠을 잘 자는 것은 그의 건강에 큰 역할을 했다. 문제는 그의 섭생이었다. 그는 쇠고기가 건강에 좋다는 건강정보를 믿고 쇠고기를 즐겼다. 또한 그의 부하직원인 서 이사라는 분이 사장님에게 감사를 표시하기 위하여 최고의 토종꿀에 홍삼을 버무린 귀한 보약을 자주 선물했다. 그의 체질에는 이러한 식생활이 건강에 치명적이다. 전에는 그러지 않았는데 근년에 들어서 밤만 되면 피곤으로 버티지를 못했다. 나이가 들어 그러려니 생각했지만 당뇨증세가 발견된 것이다.

(4) 간암수술 후 재발한 남성이 8체질섭생만으로 건강을 회복하다

2018년 2월 '8체질 건강기적' 책을 출간했다. 그 해 3월에 출판사를 통해 독자로부터 이메일이 도착했다. 다음의 내용이다.

"선생님, 저는 광주광역시에 사는 54세의 OOO입니다.

저는 B형 간염과 간경화 초기를 겪었습니다. 그러다가 2012년 간암 1차 수술을 했고, 2년 6개월 후인 2015년에 재발해서 2차수술을 했습니다. 선생님도 B형 간염과 간 질환을 겪었지만 완쾌되었다고 책에서 읽었습니다. 선생님을 꼭 뵙고 치유하는 방법을 알고 싶습니다. 선생님 꼭 부탁드리겠습니다."

그를 만나서 감별해보니 태양인 금양체질이었다. 당시 그 자리에서 그를 함께 봤던 60대 여성이 나에게 나중에 말하기를 "그 사람 얼굴빛을 보니 살아나기 힘들겠네요." 내가 보기에도 그는 검은 낯빛에 병색이 완연했다.

한국에서 암 환자들은 흔히 서로 긴밀한 연락을 통해 건강정보를 나누며 상부상조한다. 그도 주변에 많은 암 환자들을 통해 나름 많은 간암 관리법을 축척하고 있었다. 그런데 8체질 섭생법으로 볼 때 대부분이 근거없고 엉터리였다. 이러한 불분명한 환자의 섭생 문제는 전세계적인 문제다. 섭생이 중요하다는 데는 일치된 의견을 보이지만 방법에 있어서는 의료전문가마다 제각각이다.

그에게 제대로 된 금양체질 섭생법을 상세히 알려줬다. 올바른 식단, 유익한 몇 가지 약재, 그리고 체질에 맞는 식초. 이 세 가지가 전부였다. 그리고 필요할 때마다 그가 SNS로 질문을 해왔고 답변을 해줬다. 이를 잘 지켜 면역력을 높여 자연치유를 하는 것은 전적으로 그의 몫이었다.

이 글을 쓰는 2021년 9월 현재 그는 완전히 건강을 되찾아 그의 아내, 딸과 함께 행복하게 살고 있다. 가끔 SNS를 통해 나의 안부를 묻곤 한다.

(5) 간암으로 3개월 시한부 삶을 선고받은 남성의 회복 사례

아시아금융위기로 인해 한국의 기업이 무수히 부도나던 시절 그도 운영하던 회사가 부도가 났다. 그 힘든 과정에서 그는 간암으로 3개월 시한부 판정을 받았다.

우연히 그의 사연을 인터넷에서 접하고 마침 같은 고향 사람이라 그를 2017년 방문했다. 그는 19년째 건강을 누리며 농장을 운영하고 있었다.

그를 감별해보니 태양인 금음체질이었다. 그는 자신이 무슨 체질인지 몰랐고 8체질섭생을 모르고도 시한부 인생을 극복했다. 그가 어떻게 투병생활을 했는지 자세히 듣게 되었다. 그는 자신이 무슨 체질인지 몰랐지만 운좋게도 기가 막히게 금음체질에 맞는 섭생을 했던 것이다. 그는 3년간 매일 계곡 물에서 흘러내리는 차가운 물로 냉수욕을 했다는데, 그것도 그의 체질에 맞다.

그러나 모든 사람이 그처럼 운이 좋을 수는 없다. 자연치유를 시도하는 대부분의 암환자들이 불행한 최후를 맞게 마련이다. 서양의학에서 암환자들의 자연치유를 어리석은 짓이라고 만류하는 이유다. 충분히 납득할 만하다. 그러나 8체질섭생이라면 당연히 자연치유를 시도해야 하고, 이 분의 사례보다 더 낙관적인 결과를 기대할 수 있다.

(6) 중증 하지근무력증과 만성두통에 시달리던 여성이 뇌수술 대신 8체질섭생만으로 회복한 사례

20대 후반의 직장여성이 극심한 두통과 중증 하지근무력증이 와서 병원을 가서 진찰을 받았다. 이를 치료하기 위해서는 한 번에 3천만원 정도가 드는 뇌수술을 몇 차례 해야 한다는 의사소견을 받았다.

8체질감별전문가인 대전월평중학교 교장이 감별해보니 태양인 금음체질로 나왔고, 이 여성은 금음체질에 맞는 섭생을 하며 오가피 3만원어치를 사서 60번 정도를 다려먹고 완치되었다.

현대의학에서는 증세가 나타난 곳이 치료의 표적이 된다. 위의 경우에는 머리와 다리에 증세가나타났다. 그래서 머리가 치료의 표적이 되어 환자에게 머리 수술이 권장된 것이다. 그러나 병의 근본원인은 증세가 나타난 곳에 있는 것이 아니다. 증세가 나타난 곳을 치료하는 대신 8체질섭생을 통해 장부의 불균형을 완화하니 면역력이 작동하여 몸이 스스로를 치유하는자연치유가 된 것이다.

위에서 몇 가지 사례를 언급했지만 이러한 사례는 부지기수로 많다. 췌장암 환자가 치료 가능성이 없어 의사가 퇴원해서 임종준비를 하라 했는데 섭생만으로 회복된 사례도 있다. 췌장암으로 사망한 스티브 잡스가 만약 8체질섭생을 하며 권도원 박사(8체질을 창안한 한의사)에게 8체질 침법으로 치료를 받았더라면 그는 100% 생존 가능했을 것이다. 권도원 박사는 현대의학으로 볼 때 치료 불가능한 환자를 8체질의학으로 생존시키는 기적을 만드는 사람이니까.

[3] 경락의 존재를 규명하기 위한 과학적 접근

현대의학은 제1순환계인 혈관의 프레임에서 발전해왔다. 제2순환계인 림프관은 그리스 시대부터 알려졌지만 머리에 림프관이 존재한다는 것조차 2015년 6월에서야 '네이처'에 발표됐을 만큼 미개척 영역이다.

제2순환계인 림프관은 면역기능을 담당하는 림프구가 함유된 림프액이 이동하는 생체 구조이다. 제1순환계에 기반한 현대의학의 한계를 극복하는 치료는 당연히 제2 순관계의 면역 기능을 이용하는 의술에서 나올 수밖에 없다. 3년 전 국립암센터의 권병세 박사팀에서 의해서 림프계의 T세포를 이용해 암을 죽이는 식으로 치료하는 획기적 치료법이 개발되어 혈액암의 90%까지 완치하는 기적같은 일이 일어났다. 아직도 독한 화학물질로 머리 빠져가며 암을 치료하고 있지만, 세계적인 첨단의 암치료의료기관에서는 이 같은 면역치료가 대세라 한다.

이렇게 제2순환계는 첨단의료가 가야 할 방향으로 걸음마를 시작하고 있는데, 제3 순환계라는 새로운 생체영역이 거론되고 있다. 제2순환계가 후천성 면역을 관장하는데 비해, 제3순환계는 우리 몸에서 선천성 면역을 관장하는 기관일 것이라는 가설을 세우고 막 거론되는 것이다.

제1순환계(혈관) 및 제2순환계(림프관), 이 두 가지 순환계만으로는 우리 몸의 치유체계를 다 설명할 수 없고, 우리 몸이 스스로 치유하는 자연치유를 담당하는 기관이 있을 것인데, 그것이 제3순환계(프리모 관)일 거라고 본다. 그 3순환계는 한의학에서 말하는 기를 순환시키는 경락의 개념으로 가설을 세우고 서울대학교 차세대융합기술연구원의 소광섭 교수와 국립암센터의 권병세 박사가 연구를 주도하고 있다.

8체질침법은 이미 제3순환계에 속하는 12경락의 혈자리에 침을 가해 생체신호를 조절함으로써 제3순환계의 선천적 면역 기능을 작동시켜 간염의 치료는 기본이고, 불치의 암에서조차 기적같은 자연치유를 하고 있다. 이해 비해, 현대의학은 지금까지 제1순환계 차원의 치료를 하고 있고, 이제 겨우 제2순환계를 알아가고 이를 치유에 응용하는 걸음마를 시작하고 있으며, 제3순환계는 겨우 그 존재 자체를 어렴풋이 확인하는 정도에 있다.

개인이 얼마만한 성과를 내느냐는 그 사람의 역량보다 어떤 프레임을 채택하냐가 좌우한다. 5볼트 건전지 백만 개를 직렬로 연결하면 5백만 볼트지만, 병렬로 연결하면 여전히 5볼트에 불과하다. 프레임과 도그마에 갇힌 현대의학이 이와 같다. 무수한 미시적 데이터의 바다에 빠지면 아무리 지식이 많더라도 지식을 나열한 백과사전에 불과하니 생명에 대한 통찰과 지혜를 기대하기 어렵다.

현대의학이 5볼트라면 8체질은 직렬로 연결한 5백만 볼트다. 8체질이 생명의 빛이다.

Chapter 2
보이지 않는 생체에너지 측정

Chapter 2
보이지 않는 생체에너지 측정하기

[1] 보이지 않는 생체에너지 측정하기

보이지 않는 생체에너지를 측정하는 방법으로 다음의 세 가지를 소개한다. 자세한 것은 다음의 페이지에서 별도로 다룬다.

a. 오링 테스트

b. 손목에 무거운 추를 매달아 측정하기

c. AK 테스트

- 측정시 참고사항

- 생체에너지에 영향을 줄 수 있는 시계, 금속장신구 등을 착용하지 않도록 한다.
- 어린이, 노약자처럼 피측정자의 힘이 약하면 중간에 매개체로 제3자를 두고 측정한다. 성인이라도 오링이 약하거나 불안정할 때는 이렇게 중간에 사람을 두어 기의 전달자로써 역할을 한다. 제3자는 전깃줄처럼 기의 전달 통로 역할만 하기 때문에 측정에 어떤 영향도 주지 않는다. 아래 그림에 예시되어 있다..

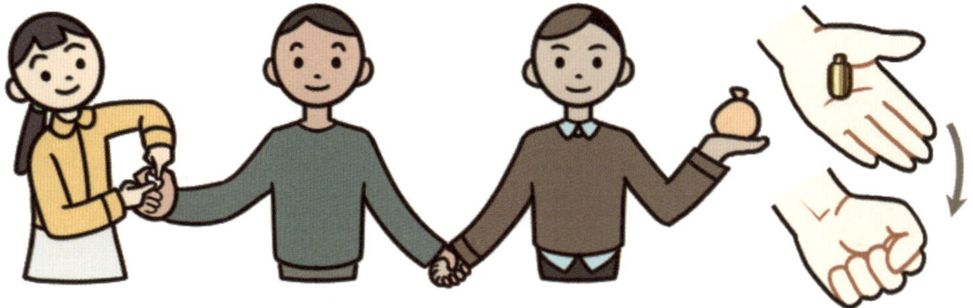

- 용어

  a. 피측정자: 측정자가 오링을 측정하려는 대상이다.

  b. 매개자: 측정자와 피측정자 사이에서 매개체 역할을 하는 사람이다.

  c. 측정자: 피측정자의 오링의 세기를 측정하는 사람이다.

d. 측정보조물: 오링테스트할 때 가볍게 왼손에 쥐는 보조물질이다. 어떤 측정보조물을 쓰냐에 따라 오른손 오링의 세기가 달라진다. 측정보조물은 다음과 같은 세가지가 있다.

□ 위의 그림처럼 측정보조물이 클 때는 손바닥 위에 올려놓는다. 반지처럼 크기가 작은 때는 손에 가볍게 쥐고 측정한다. 위의 그림에 예시했다.

□ 왼손에 측정보조물을 쥐는 대신 해당 경락상에 약국에서 구할 수 있는 파스를 부착하고 오른손 오링의 세기를 측정한다. 이에 대해서는 아래에 별도로 기술된다.

□ Chapter 3에 보면 각 체질별 섭생표가 있다. 가장 유익한 식품과 가장 해로운 식품을 측정보조물로 사용할 수 있다. 왼손에 쥐는 대신 조그만 조각을 혓바닥 위에 올리고(입은 다물거나 벌리거나 상관없다) 오른손 오링의 세기를 측정하면 인체는 센서처럼 반응한다.

가령 생강이나 황칠을 혀에 머금거나 왼손에 쥐고 오른손 오링을 측정하면 음체질인 태음인이나 소음인은 빈손이었을 때보다 세진다. 양적인 체질인 태양인이나 소양인은 빈손이었을 때보다 세기가 약해진다.

- 금이나 은 같은 귀금속을 사용하는 경우 순도가 높을수록 그리고 무게가 더 나갈수록 반응하는 세기가 커지기 때문에 더 정확하게 측정할 수 있다.

(1) 오링테스트t

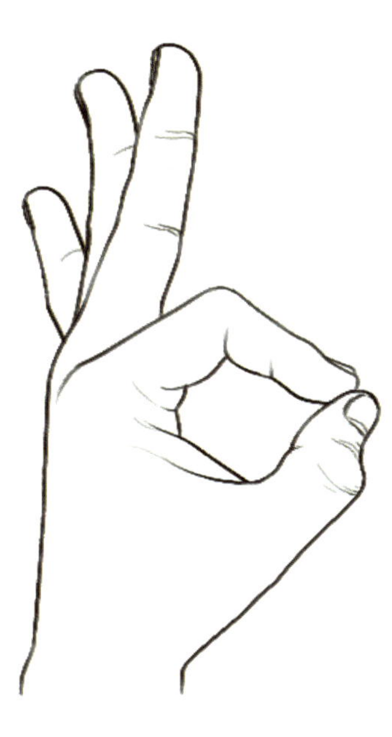

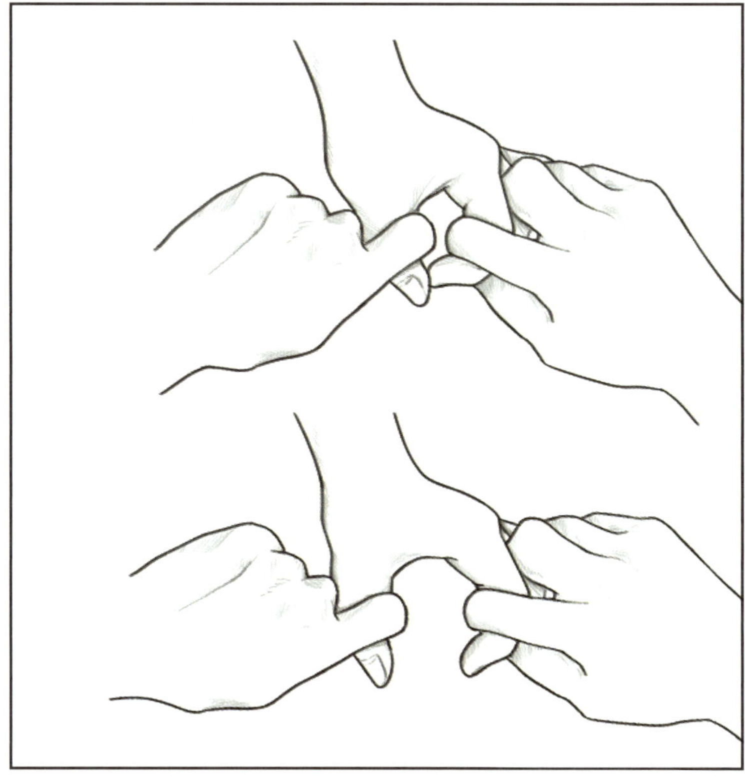

- 피측정자는 왼손이 빈 상태에서 오른손 엄지와 검지의 끝을 맞닿게 해서 동그랗게 하고, 측정자는 자신의 양손 검지를 피측정자의 오링 안에 넣고 벌린다. 벌리기 직전에 측정자는 “힘~”이라고 말해서 피측정자가 오링에 힘을 가해 버티도록 한다.

  측정자의 힘이 피측정자의 버티는 힘에 비해 너무 강하면 쉽게 오링이 벌어져 측정이 어려우니 측정자는 새끼손가락을 넣어 측정한다.

  피측정자의 버티는 힘이 너무 강한 경우, 피측정자는 엄지와 검지 대신 엄지와 중지를 맞닿게 해서 오링을 만든다. 그래도 강하면 엄지와 약지로 오링을 만든다.

  왼손에 아무 것도 쥐지 않는 상태에서 위와 같이 측정한다. 이어서 왼손에 측정 보조물(금, 은, 식품 등)을 쥐고 똑같은 방식으로 오링의 세기를 측정한다. 왼손이 비었을 때와 측정 보조물을 쥐었을 때의 오른손 오링의 힘의 세기를 비교한다.

- 아래 링크는 구글에서 검색한 오링에 대한 동영상이다.:
  https://vimeo.com/9454676

- 오링테스트 대신 핀치게이지(**pinch gauge**)로 측정을 대신할 수 있다. 아래 그림에서 왼쪽은 기계식이고, 오른쪽은 유압식이다.

  엄지와 검지로 핀치 게이지를 세게 움켜쥘 때 계기판에 나타나는 수치로 세기를 측정하는 것이다.

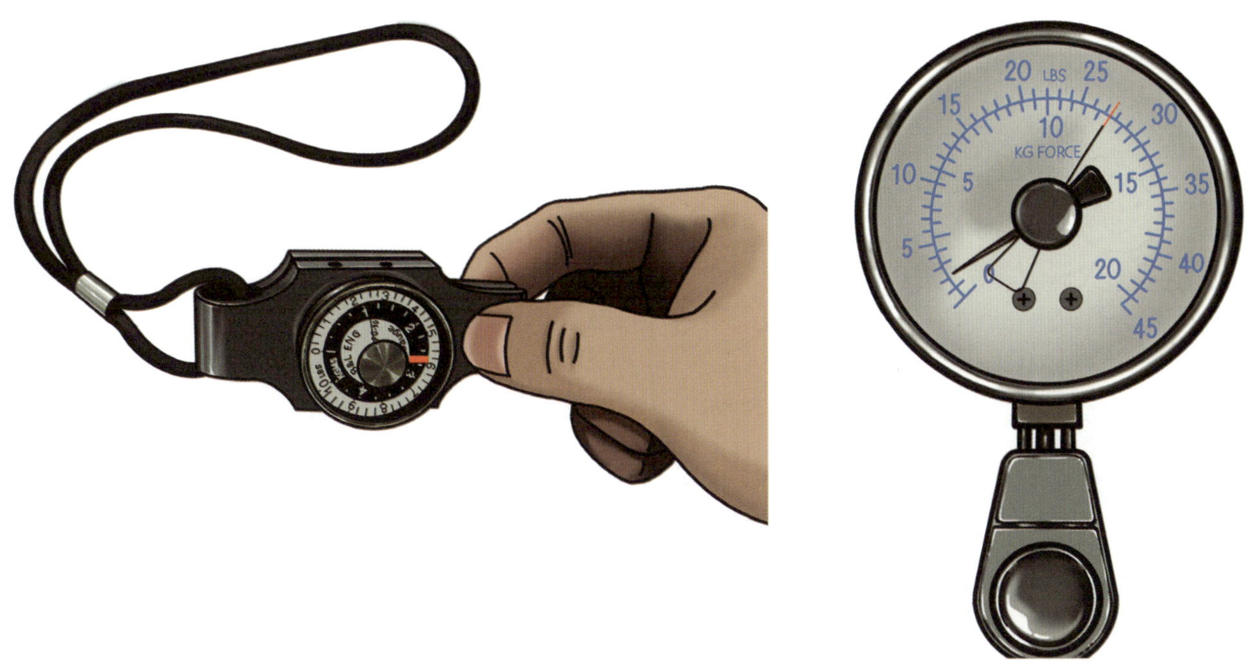

(2) 손목에 무거운 추를 매달아 측정하기

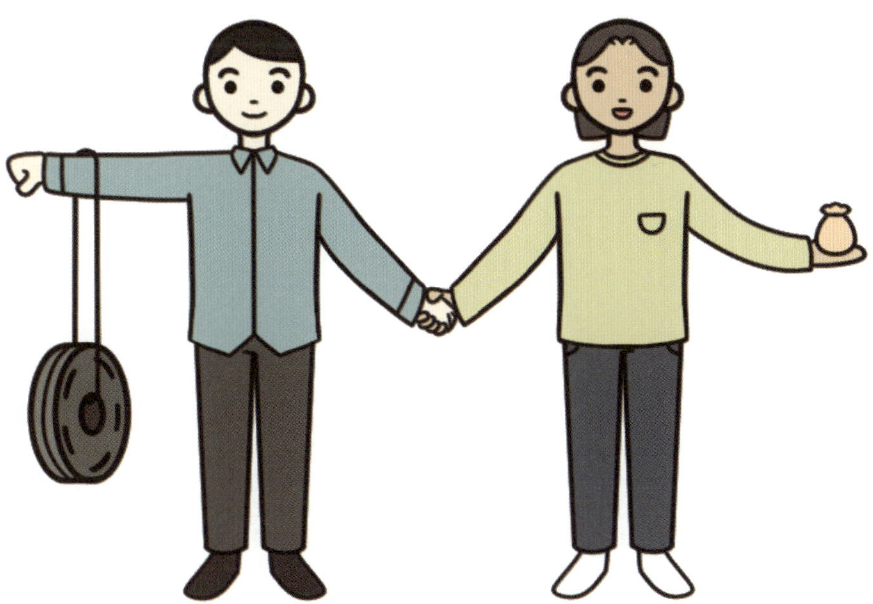

오링 테스트 대신 이 방식을 사용할 수 있다. 이는 서울대병원 해부학 교수였던 이명복 교수가 병원을 퇴직하고 의원을 운영하며 8체질을 감별할 때 사용했던 방식이다. 왼손이 비었을 때와 왼손에 측정보조물을 쥐었을 때 오른손에 느껴지는 무게를 비교한다.

(3) AK 테스트

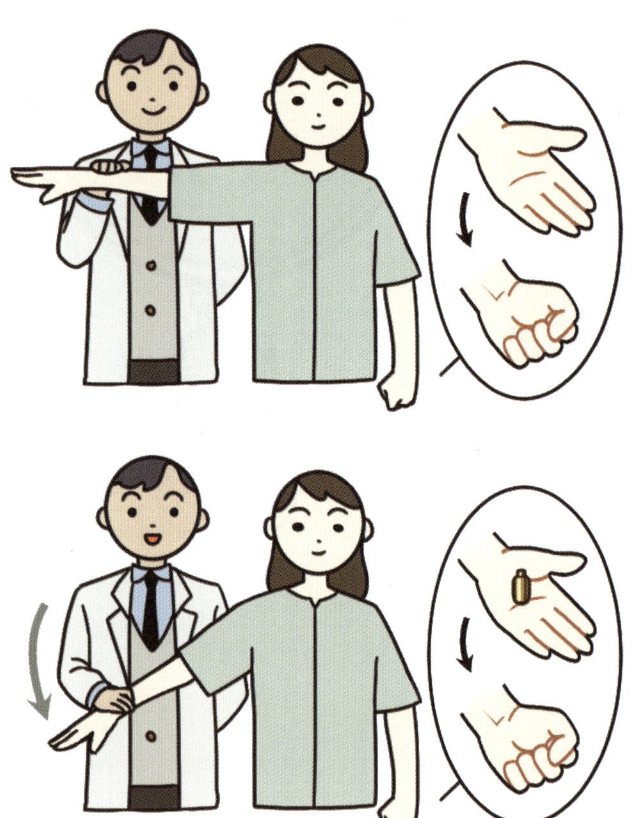

오링테스트 대신 사용할 수 있는 방법이다. 피측정자가 왼손이 빈손일 때 오른팔을 수평으로 뻗고 측정자는 피측정자의 뻗는 손 윗부분을 "힘~"이라고 말하며 손바닥으로 누르면 피측정자는 버틴다.

어깨에서 가까운 지점을 누를수록 버티는 힘도 더 강하다. 측정자의 누르는 힘과 피측정자의 버티는 힘이 적당한 균형을 이루는 지점을 파악한다.

이어서 왼손에 측정보조물(금, 은, 식품 등)을 쥔 상태에서 버티는 힘을 측정한다. 누르는 지점은 빈손일 때 눌렀던 지점을 기준으로 한다.

빈손일 때와 측정보조물을 쥐었을 때 버티는 힘의 세기를 비교한다.

[2] 8체질 감별

본 서적은 8체질의학의 대중화를 위해 일반인 누구나 쉽게 8체질 감별이 가능한 혁신적인 방법을 제시한다.

(1) 접착식 파스를 이용한 체질감별

1단계			2단계			2단계 검증 (생략 가능)	
측정 보조물	파스의 부착 위치	오링이 세진다	측정 보조물	오링 테스트	체질	측정 보조물	오링 테스트
파스	간경 혹은 담경의 혈자리	태양인	은	강해짐	금양체질	패스포트 스카치 위스키	강해짐
				약해짐	금음체질		약해짐
	폐경 혹은 대장경의 혈자리	태음인	은	약해짐	목양체질		강해짐
				강해짐	목음체질		약해짐
	신경 혹은 방광경의 혈자리	소양인	금	약해짐	토양체질		강해짐
				강해짐	토음체질		약해짐
	폐경 혹은 대장경의 혈자리	소음인	금	약해짐	수양체질		강해짐
				강해짐	수음체질		약해짐

1) 1단계

- 먼저 파스를 부착하지 않는 상태의 오링의 세기를 측정한다. 이어서 위 테이블에 설명한 바처럼 네 군데에 차례대로 파스를 부착하면서 오링의 세기를 측정한다. 어느 경락에 파스를 부착했을 오링이 가장 강해지는지를 보고 체질을 파악한다. 혹은 어느 경락에 파스를 부착했을 오링이 가장 약해지는지를 보고 체질을 파악한다.

  (1) 간경 혹은 담경의 혈자리에 파스를 부착했을 때 오링이 가장 강해지면 태양인이다. 또는 폐경 혹은 대장경의 혈자리에 파스를 부착했을 때 오링이 가장 약해지면 태양인이다.

  (2) 폐경 혹은 대장경의 혈자리에 파스를 부착했을 때 오링이 가장 강해지면 태음인이다. 또는 간경 혹은 담경의 혈자리에 파스를 부착했을 때 오링이 가장 약해지면 태음인이다.

  (3) 신경 혹은 방광경의 혈자리에 파스를 부착했을 때 오링이 가장 강해지면 소양인이다. 또는 비경 혹은 위경의 혈자리에 파스를 부착했을 때 오링이 가장 약해지면 소양인이다.

  (4) 비경 혹은 위경의 혈자리에 파스를 부착했을 때 오링이 가장 강해지면 소음인이다. 또는 신경 혹은 방광경의 혈자리에 파스를 부착했을 때 오링이 가장 약해지면 소음인이다.

- 위의 방법은 이론적으로 정확하지만, 그러나 8체질에 익숙하지 않는 초보자는 파스 부착 위치를 잡기가 애매할 수 있다. 따라서 아래 그림에서 파스를 부착해야 할 자리를 구체적으로 제시했다. 빨강색 직사각형이 파스를 부착할 위치이다. 해당 경락상에 있으면 되기 때문에 해당 경락 좌우로 벗어나지 않는 한 경락 진행 방향의 앞뒤로 다소 오차가 있어도 상관없다. 가령 태충(I5) 위로 붙여도 된다.

  아래 제시된 네 곳에 차례로 파스를 부착하면서 오링의 세기를 측정한다. 가장 강한 지점을 찾거나 혹은 가장 약한 지점을 찾는 식으로 4가지 체질을 찾는다.

  태양인과 태음인은 가장 강한 장기와 가장 약한 장기가 서로 정반대이다. 따라서 태양인에게 가장 강한 지점이 태음인에게는 가장 약한 지점이고, 반대로 태양인에게 가장 약한 지점이 태음인에게 가장 강한 지점이다.

  소양인과 소음인은 가장 강한 장기와 가장 약한 장기가 서로 정반대이다. 따라서 소양인에게 가장 강한 지점이 소음인에게는 가장 약한 지점이고, 반대로 소양인에게 가장 약한 지점이 소음인에게 가장 강한 지점이다.

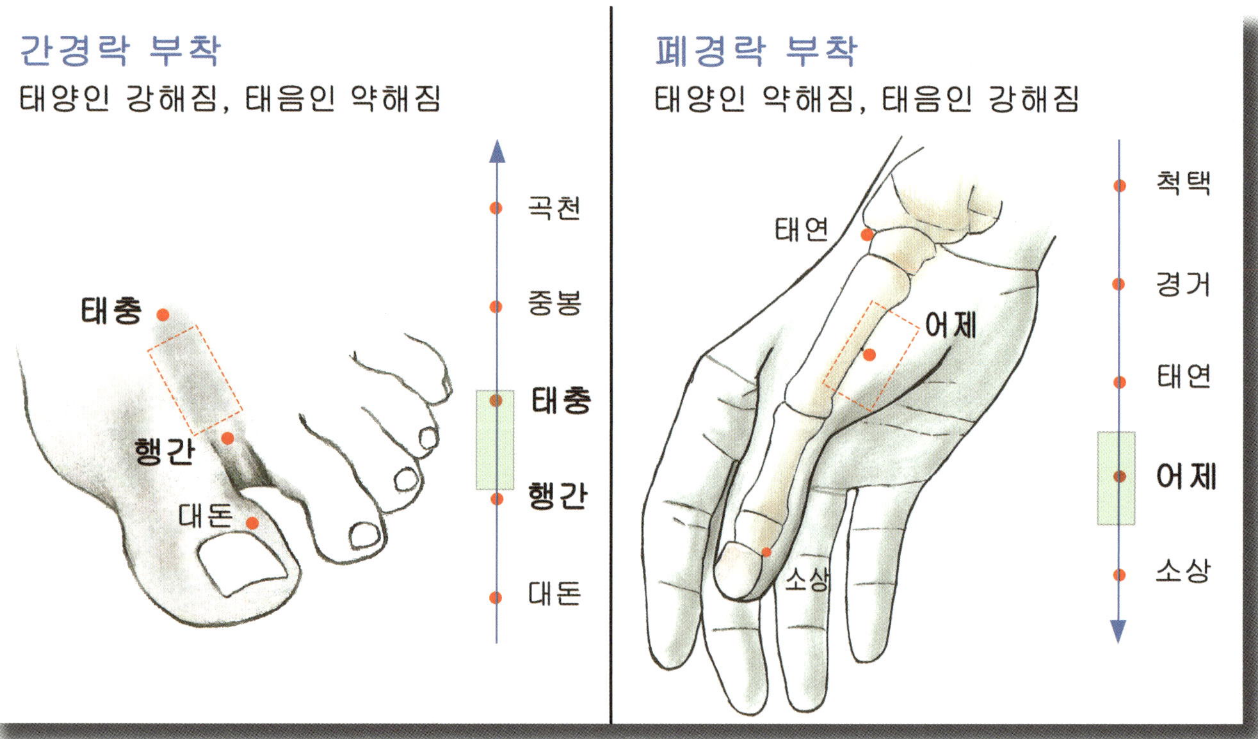

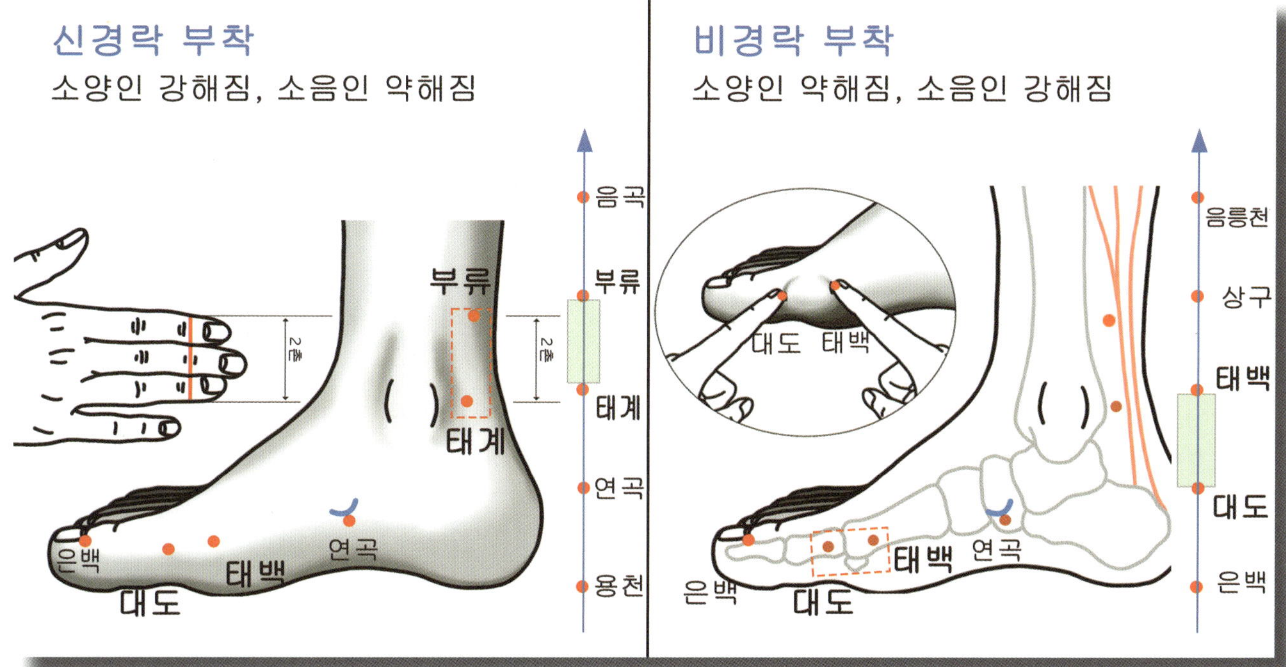

- 약국에서 판매하는 접착식 파스을 사용한다. 면적이 큰 것은 정사각형 혹은 직사각형으로 적당한 크기로 잘라서 쓰고, 작은 크기라면 직사각형이든 원형이든 그대로 사용 가능하다.

  보통 15~20mm의 폭에 25~30mm의 길이면 적당하다. 가령, 15mm x 25mm 혹은 20mm x 30mm 식으로 자른다.

- 앞서 설명한 바처럼, 피측정자가 너무 어리거나 연로해 오링에 힘을 줘서 버틸 수 없을 때는 피측정자와 측정자 사이에 제3자를 매개체로 둔다. 제3자는 오링 세기 측정에 아무런 영향을 미치지 않고 중간에 힘을 전달하는 매개체 역할만 하는 것이다. 이를 볼 때 사람 사이에 생체에너지가 전달된다는 것을 알 수 있다.

  만약 혼자라서 오링테스트를 할 수 없을 때는 아령 같은 무거운 물체를 오른손에 매달아 들어올릴 때 느껴지는 무게감의 차이로 해당 체질을 찾는다. 이 방식은 앞서 자세히 설명했다.

2) 2단계

- 먼저 왼손에 아무것도 쥐지 않는 상태에서 오른손 오링의 세기를 측정한다. 이어서 왼손에 은을 쥐고 오른손 오링의 세기를 빈손이었을 때와 비교한다. 이어서 왼손에 금을 쥐고 오른손 오링의 세기를 빈손이었을 때와 비교한다. 이 결과에 따라 위 표를 참고해 체질을 구분한다.

- 오링의 정확한 반응을 위해서는 금/은 장신구의 순도가 매우 높아야 한다. 순도가 높을수록 그리고 무게가 더 나갈수록 정확한 반응을 기대할 수 있다.

(2) 레이저침 혹은 키네시오 테이프를 이용한 감별결과 검증

1단계에서 태양인, 태음인, 소양인, 소음인 네 가지 체질이 감별된다. 이어서 이 네 가지 체질을 8가지로 세분한다.

- 이 2단계 검증은 생략할 수 있다. 위 표에서 검증을 위한 측정 보조물로 패스포트(스카치 위스키)를 제시했다.
- 아래 테이블에는 다른 방식의 검증 방법을 제시했다. 이 방법을 실행하기 위해서는 먼저 [Chapter 4 8체질침법]을 이해해야 한다. 자세한 것은 P107의 표를 참고한다.

  이 방법을 잘 이해하면, 앞에서 제시되었던 방법을 건너뛰어 바로 이 방법만으로 8체질 감별이 가능하다. 아래 테이블에 제시된 대로 해당 혈자리에 레이저침을 차례대로 조사해 오링의 세기가 가장 강한 혈자리를 찾으면 된다. 혹은 레이저침을 사용하는 대신 키네시오 테이프를 오려 만든 이등변삼각형을 혈자리에 차례대로 부착하고 각각의 혈자리에서 나타나는 오링의 세기로 8체질을 판단한다.

체질		혈자리		케네시오 테이프 색깔
태양인	금양체질	(-) 태계	(+) 용천	검정
	금음체질	(-) 부류	(+) 연곡	
태음인	목양체질	(+) 태계	(-) 용천	
	목음체질	(+) 부류	(-) 연곡	
소양인	토양체질	(-) 어제	(+) 척택	흰색
	토음체질	(-) 태연	(+) 소상	
소음인	수양체질	(+) 어제	(-) 척택	
	수음체질	(+) 태연	(-) 소상	

- 태양인을 금양체질과 금음체질로 세분하기

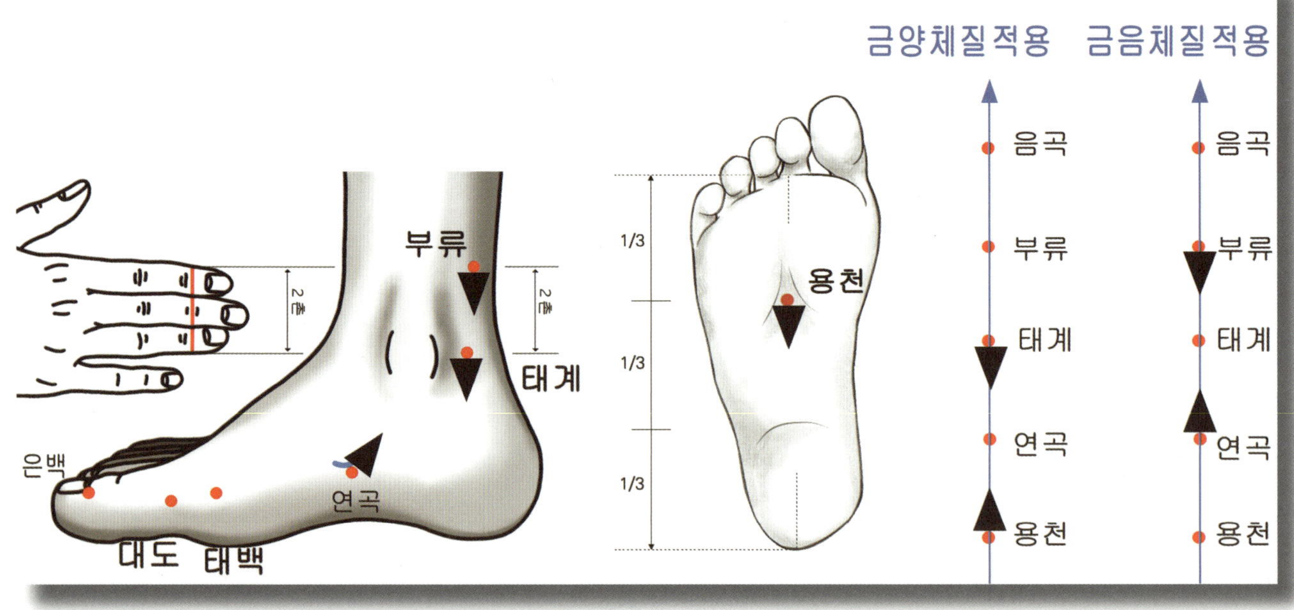

위 그림에서 발의 신장 경락(신 경락) 위에 혈자리가 있고, 그림에서 왼쪽의 라인은 그 신 경락을 선으로 상징화한 것이다. 라인의 끝 부분에 화살표(↑)가 있는데 이는 신 경락의 순방향을 의미한다. 빨강 점은 혈자리이다.

혈자리 태계 및 부류 옆의 검은색 이등변삼각형은 신 경락의 흐름의 반대 방향이니 이는 사한다는 의미이다. 혈자리 용천 및 연곡 옆의 검은색 이등변삼각형은 신 경락의 흐름 방향이니 이는 보한다는 의미이다.,

오른쪽 그림은 혈자리에 레이저침을 어떻게 사용하는지 보여준다. 45도 정도의 각도를 유지한다.

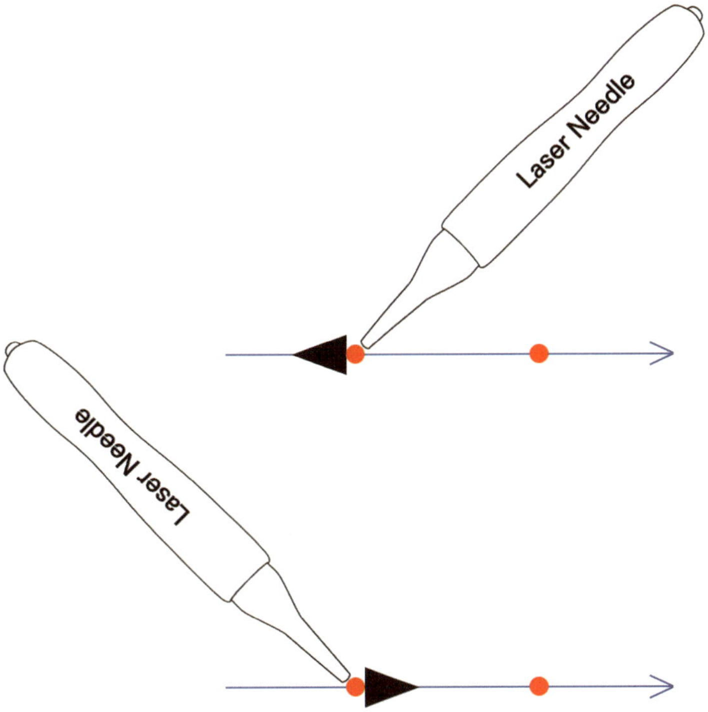

침을 가하기 전에 먼저 피측정자의 오링 힘을 측정한다. 이어서 태계와 용천에 살짝 닿게 오른쪽 그림과 같이 레이저침을 1초 정도 조사하고 오링의 힘을 측정한다. 이 힘이 강해지면 금양체질이다. 태계와 용천은 침이 향하는 방향이 서로 반대방향이다. 즉 태계는 신 경락의 역방향이고, 용천은 순방향이다.

침을 가하기 전에 먼저 피측정자의 오링 힘을 측정한다. 이어서 부류와 연곡에 살짝 닿게 오른쪽 그림과 같이 레이저침을 1초 정도 조사하고 오링의 힘을 측정한다. 이 힘이 강해지면 금음체질이다. 부류와 연곡은 침이 향하는 방향이 서로 반대방향이다. 즉 부류는 신 경락의 역방향이고, 연곡은 순방향이다.

혈자리 옆에 부착하는 이등변삼각형은 침처럼 생체에너지에 영향을 미친다. 따라서 레이저침을 사용하여 체질감별을 하는 경우는 이등변삼각형을 제거해야 한다. 레이저침을 조사하는 대신 이등변삼각형만으로 체질감별을 할 수도 있다. 즉 침을 조사하는 대신 같은 혈자리에 이등변삼각형을 붙인 채 오링의 힘을 측정해 그 세기를 비교해서 체질을 판단한다.

먼저 이등변삼각형을 부착하기 전 오른손 오링의 세기를 측정한다. 이어서 앞페이지 그림처럼 태계와 용천에 이등변삼각형을 부착하고 오링 세기를 측정한다. 오링 세기가 더 강해지면 금양체질이다. 부류와 연곡에 이등변삼각형을 부착하고 오링 세기를 측정한다. 오링 세기가 더 강해지면 금음체질이다.

체질감별이 아닌 치료를 하는 경우 이등변삼각형을 붙인 채 레이저침을 가하면 보다 쉽게 정확한 혈자리를 식별할 수 있고 더욱이 레이저침과 이등변삼각형이 한꺼번에 자극하기 때문에 더 강력하게 작용한다.

이 책에서 레이저침의 조사방향 혹은 이등변삼각형의 방향은 위 혹은 아래를 향하는 식으로 단순화시켰다. 그러나 엄밀하게는 말하자면, 해당 경락의 흐름 방향을 따라 약간 조정해주는 것이 더 정확하다. 예를 들면, 태계의 경우 아래를 향하도록 단순화시켰지만, 엄밀하게 하자면 신 경락의 흐름에 맞춰야 하니까 태계가 연곡 방향을 향해야 하니까 반시계방향으로 약간 틀어주는 것이 더 정확하다는 의미다.

침이나 이등변삼각형을 부착할 때 경락의 흐름 방향으로 앞 혹은 뒤로 약간 오차가 있는 것은 별 영향을 미치지 않는다. 그러나 경락 상의 흐름에서 좌 혹은 우로 벗어나는 경우는 가해지는 자극의 정확도를 떨어뜨릴 수 있다.

- 태음인을 목양체질과 목음체질로 세분하기

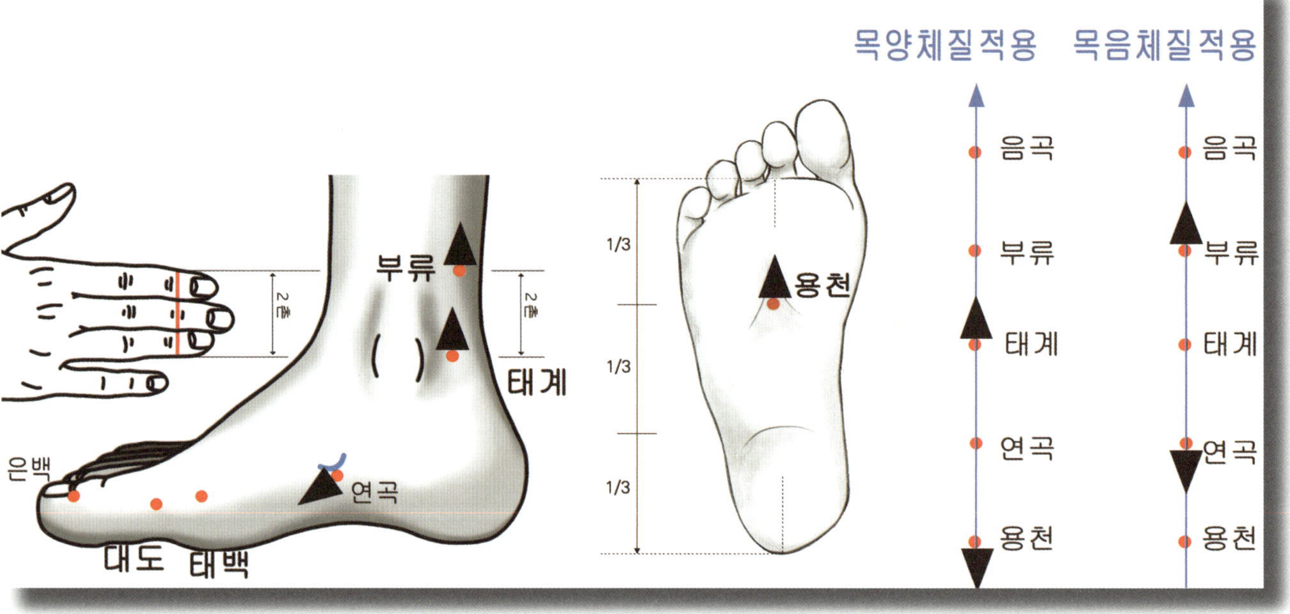

태음인을 목양체질과 목음체질로 세분하는 방법은 보하고 사하는 방향이 정반대인 것을 제외하고는 앞에서 설명한 태양인을 금양체질과 금음체질로 세분하는 방법과 같다.

위 그림에서 발의 신장 경락(신 경락) 위에 혈자리가 있고, 그림에서 왼쪽의 라인은 그 신 경락을 선으로 상징화한 것이다. 라인의 끝 부분에 화살표(↑)가 있는데 이는 신 경락의 순방향을 의미한다. 빨강 점은 혈자리이다.

혈자리 태계 및 부류 옆의 검은색 이등변삼각형은 신 경락의 흐름 방향이니 이는 보한다는 의미이다. 혈자리 용천 및 연곡 옆의 검은색 이등변삼각형은 신 경락의 흐름 반대 방향이니 이는 사한다는 의미이다.,

침을 가하기 전에 먼저 피측정자의 오링 힘을 측정한다. 이어서 태계와 용천에 살짝 닿게 위에 예시된 그림과 같이 레이저침을 1초 정도 조사하고 오링의 힘을 측정한다. 이 힘이 강해지면 목양체질이다. 태계와 용천은 침이 향하는 방향이 서로 반대방향이다. 즉 태계는 신 경락의 순방향이고, 용천은 역방향이다.

침을 가하기 전에 먼저 피측정자의 오링 힘을 측정한다. 이어서 부류와 연곡에 살짝 닿게 위에 예시된 그림과 같이 레이저침을 1초 정도 조사하고 오링의 힘을 측정한다. 이 힘이 강해지면 목음체질이다. 부류와 연곡은 침이 향하는 방향이 서로 반대방향이다. 즉 부류는 신 경락의 순방향이고, 연곡은 반대 방향이다.

혈자리 옆에 부착하는 이등변삼각형은 침처럼 생체에너지에 영향을 미친다. 따라서 레이저침을 사용하여 체질감별을 하는 경우는 이등변삼각형을 제거해야 한다. 레이저침을 조사하는 대신 이등변삼각형만으로 체질감별을 할 수도 있다. 즉 침을 조사하는 대신 같은 혈자리에 이등변삼각형을 붙인 채 오링의 힘을 측정해 그 세기를 비교해서 체질을 판단한다.

먼저 이등변삼각형을 부착하기 전 오른손 오링의 세기를 측정한다. 이어서 앞페이지 그림처럼 태계와 용천에 이등변삼각형을 부착하고 오링 세기를 측정한다. 오링 세기가 더 강해지면 목양체질이다. 부류와 연곡에 이등변삼각형을 부착하고 오링 세기를 측정한다. 오링 세기가 더 강해지면 목음체질이다.

체질감별이 아닌 치료를 하는 경우 이등변삼각형을 붙인 채 레이저침을 가하면 보다 쉽게 정확한 혈자리를 식별할 수 있고 더욱이 레이저침과 이등변삼각형이 한꺼번에 자극하기 때문에 더 강력하게 작용한다.

- 소양인을 토양체질과 토음체질로 세분하기

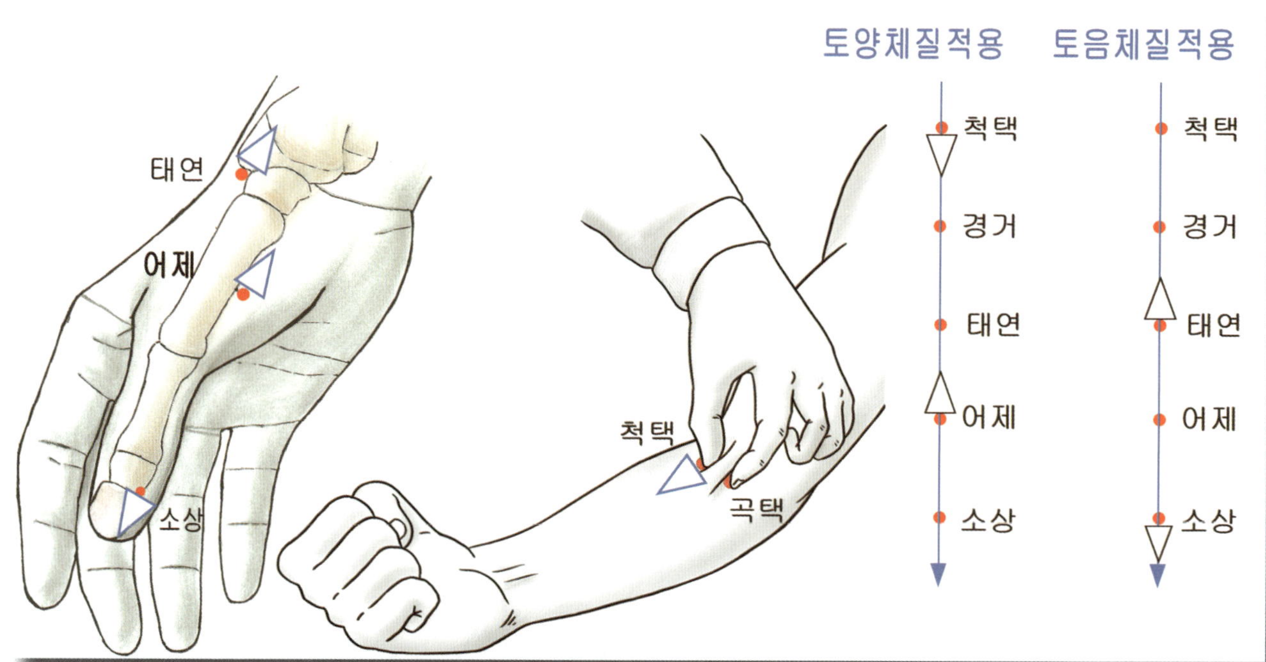

위 그림에서 손의 폐 경락 위에 혈자리가 있고, 그림에서 왼쪽의 라인은 그 폐 경락을 선으로 상징화한 것이다. 라인의 끝 부분에 화살표(↑)가 있는데 이는 폐 경락의 순방향을 의미한다. 빨강 점은 혈자리이다.

혈자리 척택 및 소상 옆의 흰색 이등변삼각형은 폐 경락의 흐름 방향이니 이는 보한다는 의미이다. 혈자리 어제 및 태연 옆의 흰색 이등변삼각형은 폐 경락의 흐름 반대 방향이니 이는 사한다는 의미이다.,

침을 가하기 전에 먼저 피측정자의 오링 힘을 측정한다. 이어서 어제와 척택에 살짝 닿게 위에 예시된 그림과 같이 레이저침을 1초 정도 조사하고 오링의 힘을 측정한다. 이 힘이 강해지면 토양체질이다. 어제와 척택은 침이 향하는 방향이 서로 반대방향이다. 즉 척택은 폐 경락의 순방향이고, 어제는 역방향이다.

침을 가하기 전에 먼저 피측정자의 오링 힘을 측정한다. 이어서 태연와 소상에 살짝 닿게 위에 예시된 그림과 같이 레이저침을 1초 정도 조사하고 오링의 힘을 측정한다. 이 힘이 강해지면 토음체질이다. 태연과 소상은 침이 향하는 방향이 서로 반대방향이다. 즉 소상은 신 경락의 순방향이고, 태연은 반대 방향이다.

혈자리 옆에 부착하는 이등변삼각형은 침처럼 생체에너지에 영향을 미친다. 따라서 레이저침을 사용하여 체질감별을 하는 경우는 이등변삼각형을 제거해야 한다. 레이저침을 조사하는 대신 이등변삼각형만으로 체질감별을 할 수도 있다. 즉 침을 조사하는 대신 같은 혈자리에 이등변삼각형을 붙인 채 오링의 힘을 측정해 그 세기를 비교해서 체질을 판단한다.

먼저 이등변삼각형을 부착하기 전 오른손 오링의 세기를 측정한다. 이어서 앞페이지 그림처럼 어제와 척택에 이등변삼각형을 부착하고 오링 세기를 측정한다. 오링 세기가 더 강해지면 토양체질이다. 태연과 소상에 이등변삼각형을 부착하고 오링 세기를 측정한다. 오링 세기가 더 강해지면 토음체질이다.

체질감별이 아닌 치료를 하는 경우 이등변삼각형을 붙인 채 레이저침을 가하면 보다 쉽게 정확한 혈자리를 식별할 수 있고 더욱이 레이저침과 이등변삼각형이 한꺼번에 자극하기 때문에 더 강력하게 작용한다.

- 소음인을 수양체질과 수음체질로 세분하기

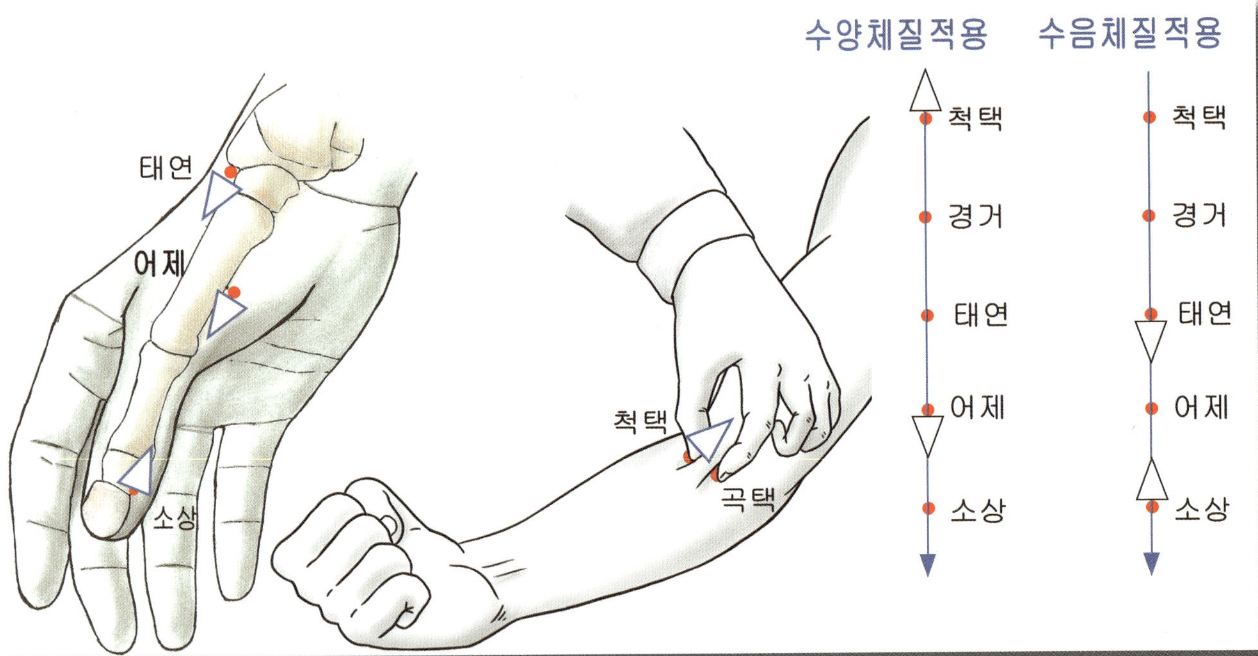

소음인을 수양체질과 수음체질로 세분하는 방법은 보하고 사하는 방향이 정반대인 것을 제외하고는 앞에서 설명한 소양인을 토양체질과 토음체질로 세분하는 방법과 같다.

위 그림에서 손의 폐 경락 위에 혈자리가 있고, 그림에서 왼쪽의 라인은 그 폐 경락을 선으로 상징화한 것이다. 라인의 끝 부분에 화살표(↑)가 있는데 이는 폐 경락의 순방향을 의미한다. 빨강 점은 혈자리이다.

혈자리 척택 및 소상 옆의 흰색 이등변삼각형은 폐 경락의 흐름 반대 방향이니 이는 사한다는 의미이다. 혈자리 어제 및 태연 옆의 흰색 이등변삼각형은 폐 경락의 흐름 방향이니 이는 보한다는 의미이다.,

침을 가하기 전에 먼저 피측정자의 오링 힘을 측정한다. 이어서 어제와 척택에 살짝 닿게 위에 예시된 그림과 같이 레이저침을 1초 정도 조사하고 오링의 힘을 측정한다. 이 힘이 강해지면 수양체질이다. 어제와 척택은 침이 향하는 방향이 서로 반대방향이다. 즉 척택은 폐 경락의 반대 방향이고, 어제는 순방향이다.

침을 가하기 전에 먼저 피측정자의 오링 힘을 측정한다. 이어서 태연와 소상에 살짝 닿게 위에 예시된 그림과 같이 레이저침을 1초 정도 조사하고 오링의 힘을 측정한다. 이 힘이 강해지면 수음체질이다. 태연과 소상은 침이 향하는 방향이 서로 반대방향이다. 즉 소상은 신 경락의 반대 방향이고, 태연은 순방향이다.

혈자리 옆에 부착하는 이등변삼각형은 침처럼 생체에너지에 영향을 미친다. 따라서 레이저침을 사용하여 체질감별을 하는 경우는 이등변삼각형을 제거해야 한다. 레이저침을 조사하는 대신 이등변삼각형만으로 체질감별을 할 수도 있다. 즉 침을 조사하는 대신 같은 혈자리에 이등변삼각형을 붙인 채 오링의 힘을 측정해 그 세기를 비교해서 체질을 판단한다.

먼저 이등변삼각형을 부착하기 전 오른손 오링의 세기를 측정한다. 이어서 앞페이지 그림처럼 어제와 척택에 이등변삼각형을 부착하고 오링 세기를 측정한다. 오링 세기가 더 강해지면 수양체질이다. 태연과 소상에 이등변삼각형을 부착하고 오링 세기를 측정한다. 오링 세기가 더 강해지면 수음체질이다.

체질감별이 아닌 치료를 하는 경우 이등변삼각형을 붙인 채 레이저침을 가하면 보다 쉽게 정확한 혈자리를 식별할 수 있고 더욱이 레이저침과 이등변삼각형이 한꺼번에 자극하기 때문에 더 강력하게 작용한다.

(3) 대분류 4체질과 그 섭생

8체질섭생은 다음 장에서 다룰 것이다. 4가지 체질에 대한 간단한 섭생표는 다음과 같다.

<table>
<tr><th>체질</th><th colspan="2">섭생</th></tr>
<tr><td rowspan="3">태양인</td><td colspan="2">태양인은 채식체질이다. 뿌리채소보다 녹색잎채소가 맞다. 담즙분비가 적기 때문에 육고기, 기름기 많은 식품이 해롭다. 간의 해독기능이 약하기 때문에 약을 멀리해야 하고, 간에 기운을 주는 탄수화물 섭취를 충분히 한다. 포도당과 흰쌀밥은 이 체질에 필수 영양소를 공급해준다.</td></tr>
<tr><td>유익하다</td><td>포도당링거, 녹색잎채소, 바다생선, 대부분의 해산물, 조개류, 냉수샤워</td></tr>
<tr><td>해롭다</td><td>금(장신구, 금니), 육고기, 민물고기, 우유, 인삼/홍삼, 고추가루, 녹용, 사우나</td></tr>
<tr><td rowspan="3">태음인</td><td colspan="2">태음인은 육식체질이다. 잎채소보다 뿌리채소가 맞다. 지나친 탄수화물은 강한 간을 보하기 때문에 섭취를 줄인다. 설탕, 밀가루로 만든 빵이 유익한 식품이다. 다만 수입밀은 추수 및 제분과정의 문제 때문에 섭취량을 줄인다.</td></tr>
<tr><td>유익하다</td><td>금(장신구, 금니), 육고기, 민물고기, 우유, 고추가루, 녹용, 사우</td></tr>
<tr><td>해롭다</td><td>포도당링거, 바다생선, 조개류</td></tr>
<tr><td rowspan="3">소양인</td><td colspan="2">소양인은 잡식체질이다. 이런 점이 건강에 유리하다.</td></tr>
<tr><td>유익하다</td><td>돼지고기</td></tr>
<tr><td>해롭다</td><td>미역, 고추가루, 녹용</td></tr>
<tr><td rowspan="3">소음인</td><td colspan="2">소양인은 잡식체질이다. 물을 지나치게 많이 마시는 것은 해롭다.</td></tr>
<tr><td>유익하다</td><td>닭고기, 양고기, 인삼/홍삼, 고추가루</td></tr>
<tr><td>해롭다</td><td>돼지고기, 보리, 알로에</td></tr>
</table>

아래 표에 나타난 바처럼, 같은 태양인인 금양체질과 금음체질은 최강 장기가 폐, 대장이고, 최약 장기는 간, 담으로 같다. 이런 특성 때문에 이 두 체질은 채식체질이고, 섭생표가 비슷한 점이 많다. 이 두 체질의 최강, 최약 장기가 동일하지만, 그러나 중간의 장기들은 강약 서열이 다르기 때문에 섭생표도 약간 차이가 있다.

태양인에서 금양체질과 금음체질 간의 이러한 유사성은 태음인(목양체질, 목음체질), 소양인(토양체질, 토음체질), 소음인(수양체질, 수음체질)에서도 나타난다.

태양인과 태음인은 최강 장기 및 최약 장기가 정반대이다. 태음인과 소음인은 최강장기 및 최약장기가 정반대이다. 장부의 구조가 정반대이면 섭생표도 정반대이다.

예를 들면, 돼지고기는 음양(陰陽)에서 음에 속하는 성질이고, 오행(木火土金水)에서 수에 속하는 식품이라 양에 속하고 수 기운이 약한 소양인(토양체질, 토음체질)에게 매우 유익한 식품이다. 즉 음양이 맞고, 수 기운이 약한 소양인에게 돼지고기가 수 기운을 보해주기 때문이다.

이와는 반대로, 소음인은 음에 속하고 수 기운이 강하기 때문에 돼지고기는 소음인의 음을 보해 더 음으로 치우치게 하고, 강한 수 기운을 더 강하게 해서 장부의 불균형이 심화되어 해로운 것이다. 그러나 돼지고기를 강한 양적 성질인 생강에 재워 요리하거나, 혹은 카레에 사용할 때 강황, 양파, 당근, 감자 등과 같은 반대 성질의 재료에 서로 섞여 음양오행이 완충되기 때문에 별 문제가 없다.

체질에 맞지 않더라도 젊거나 장년이라도 건강한 사람은 면역력이 높아 음식물의 처리능력이 강하기 때문에 단기간에는 큰 문제될 게 없다. 또한 골고루 먹게 되면 음식 서로 간에 완충이 작용하기 때문에 환자, 노약자가 아니라면 너무 지나치게 체질섭생에 얽매일 필요는 없다.

체질		장부 강약 서열				
태양인	금양체질	금(金)	토(土)	화(火)	수(水)	목(木)
		폐 / 대장	비 / 위	심 / 소장	신 / 방광	간 / 담
	금음체질	금(金)	수(水)	토(土)	화(火)	목(木)
		폐 / 대장	신 / 방광	비 / 위	심 / 소장	간 / 담

체질		장부 강약 서열				
태음인	목양체질	목(木)	수(水)	화(火)	토(土)	금(金)
		간 / 담	신 / 방광	심 / 소장	비 / 위	폐 / 대장
	목음체질	목(木)	화(火)	토(土)	수(水)	금(金)
		간 / 담	심 / 소장	비 / 위	신 / 방광	폐 / 대장

체질		장부 강약 서열				
소양인	토양체질	토(土)	화(火)	목(木)	금(金)	수(水)
		비 / 위	심 / 소장	간 / 담	폐 / 대장	신 / 방광
	토음체질	토(土)	금(金)	화(火)	목(木)	수(水)
		비 / 위	폐 / 대장	심 / 소장	간 / 담	신 / 방광

체질		장부 강약 서열				
소음인	수양체질	水(水)	금(金)	목(木)	화(火)	토(土)
		신 / 방광	폐 / 대장	간 / 담	심 / 소장	비 / 위
	수음체질	水(水)	목(木)	화(火)	금(金)	토(土)
		신 / 방광	간 / 담	심 / 소장	폐 / 대장	비 / 위

[3] 체질에 따른 생체에너지 반응 차이

우리 몸의 생체에너지는 음식이나 물질에 의해 강화되거나 약화되는 식으로 반응한다. 이러한 강약 반응은 체질에 따라 다르다.

와이즈만연구소(Weizmann Institute of Science)는 자연 과학과 정밀 과학 분야에서 세계 최고의 기초학문 연구 기관 중 하나다. 독일 막스플랑크, 프랑스 파스퇴르 등과 함께 세계 3대 기초과학 연구소로 꼽힌다.

이 연구소가 2015년 11월 19일자 저널 Cell에 발표한 연구에 의하면 각 음식에 대한 혈당치 반응은 사람마다 차이가 있다. 이러한 와이즈만 연구소의 연구는 당뇨병환자의 섭생에서 당지수만을 척도로 삼던 세계 내분비학계 전문가들에게 충격적이었다.

과학으로 검증 가능한 것만을 기반으로 발전해온 서양의학으로 볼 때 이러한 와이즈만 연구소의 연구결과는 충격적이겠지만, 그러나 8체질 관점에서 생체에너지에 관여하는 보이지 않는 기운을 고려하면 같은 음식이라도 개인에 따라 당지수 반응이 다른 와이즈만 연구소 연구결과는 그리 새로운 것도 아니다.

8체질의 음양오행에 기반한 새로운 패러다임은 천동설에서 지동설로 전환된 코페르니쿠스적 사고와 같이, 세계의 의료사를 새롭게 써나갈 인류 역사상 가장 중요한 이론이다.

동일한 물질이나 식품에 대해 왜 사람마다 그렇게 생체반응이 다른가?

다음 표는 각 체질별 오장육부의 강약 서열을 표시하고 있다.

장부 강약 서열

체질		장부 강약 서열				
태양인	금양체질	금(金)	토(土)	화(火)	수(水)	목(木)
		폐/ 대장	비/ 위	심/ 소장	신/ 방광	간/ 담
	금음체질	금(金)	수(水)	토(土)	화(火)	목(木)
		폐/ 대장	신/ 방광	비/ 위	심/ 소장	간/ 담
태음인	목양체질	목(木)	수(水)	화(火)	토(土)	금(金)
		간/ 담	신/ 방광	심/ 소장	비/ 위	폐/ 대장
	목음체질	목(木)	화(火)	토(土)	수(水)	금(金)
		간/ 담	심/ 소장	비/ 위	신/ 방광	폐/ 대장
소양인	토양체질	토(土)	화(火)	목(木)	금(金)	수(水)
		비/ 위	심/ 소장	간/ 담	폐/ 대장	신/ 방광
	토음체질	토(土)	금(金)	화(火)	목(木)	수(水)
		비/ 위	폐/ 대장	심/ 소장	간/ 담	신/ 방광
소음인	수양체질	수(水)	금(金)	목(木)	화(火)	토(土)
		신/ 방광	폐/ 대장	간/ 담	심/ 소장	비/ 위
	수음체질	수(水)	목(木)	화(火)	금(金)	토(土)
		신/ 방광	간/ 담	심/ 소장	폐/ 대장	비/ 위

아래 그림은 금양체질 및 금음체질에서 오장육부의 강약 서열을 표현한 것이다. 그래프의 높낮이가 해당 장기의 강약을 표시한다. 태양인(금양체질, 금음체질)은 오장육부에서 간/담이 가장 약한 장기다.

오행에서 간/담에 해당하는 기운은 목(木) 기운인데, 간 경락 및 담 경락을 통해 침법으로 다스려진다. 이러한 8체질 침법과 같은 원리로서, 간 경락 혹은 담 경락 상에 파스를 부착하면 간/담이 강화되어 한쪽으로 쏠려있던 장부의 불균형이 완화되면서 면역력이 올라간다. 이러한 변화는 아래 그림에서 검정 선이 빨강 선으로 바뀌면서 그래프가 완만해지는 식으로 표현되었다.

이러한 그래프의 기울기를 변화시키는 힘은 여러가지가 있다. 사람과 사람 사이에 작용하는 기운, 8체질 침법 및 섭생 등이 대표적인데 작용하는 원리는 같다.

폐 경락 혹은 대장 경락 상의 혈자리에 침을 가해 가장 강한 폐/대장을 사하면 가장 약한 간/담이 상대적으로 강해지고 그 결과 그래프의 기울기가 완만해진다. 이는 면역력이 상승하며 인체의 자연치유가 활발해짐을 의미한다. 혹은 간 경락이나 담 경락 상의 혈자리에 침을 가해 가장 약한 간/담을 보하면 가장 강한 폐/대장이 상대적으로 약해지고 그 결과 그래프의 기울기가 완만해지는 식으로 같은 결과를 얻는다.

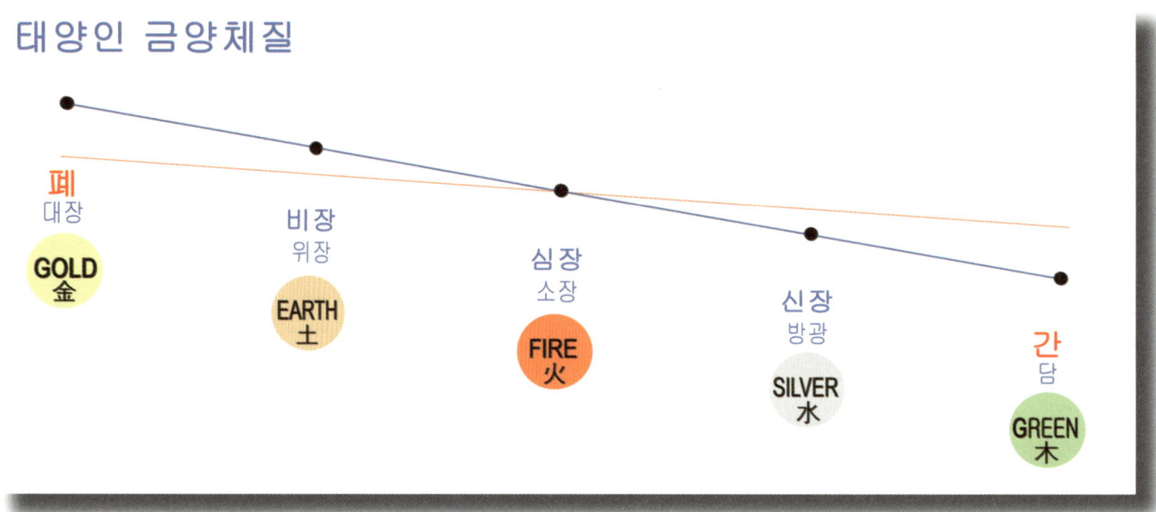

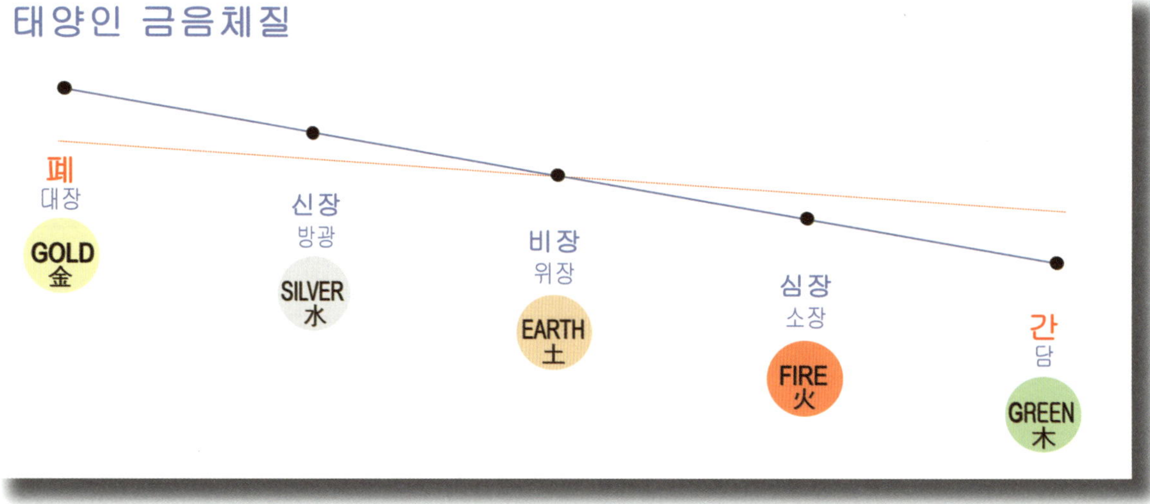

다음 문장은 모두 같은 의미다.

- 생체에너지의 불균형을 완화한다.
- 그래프의 기울기를 완화한다.
- 면역력을 높인다.
- 생체기능이 활발해진다.

(1) 금(**gold**)는 폐를 보한다(오행의 금(金) 기운을 보한다)

1988 서울올림픽 탁구 금메달리스트 양영자는 올림픽을 앞두고 연습하는 중 쓰러졌다. 몸이 계속 불편해 연습을 제대로 수행할 수 없어 한의원을 찾았다. 최근 덧씌운 금니가 원인이라고 권도원 박사가 판단했다. 금니를 제거하자 몸이 정상으로 회복되어 계속 훈련을 할 수 있었고 올림픽에서 금메달을 땄다.

그녀의 체질은 태양인 금양체질이다. 이 체질은 폐가 가장 강한 장기인데 금니가 폐를 보해 강한 폐가 더 강력해지고, 그 결과 장부의 불균형이 심화되어 면역력이 급격히 떨어져 건강문제를 야기한 것이다. 이를 설명한 것이 아래 그림인데, 검정 선이 빨강 선으로 바뀌어 기울기가 가팔라졌다..

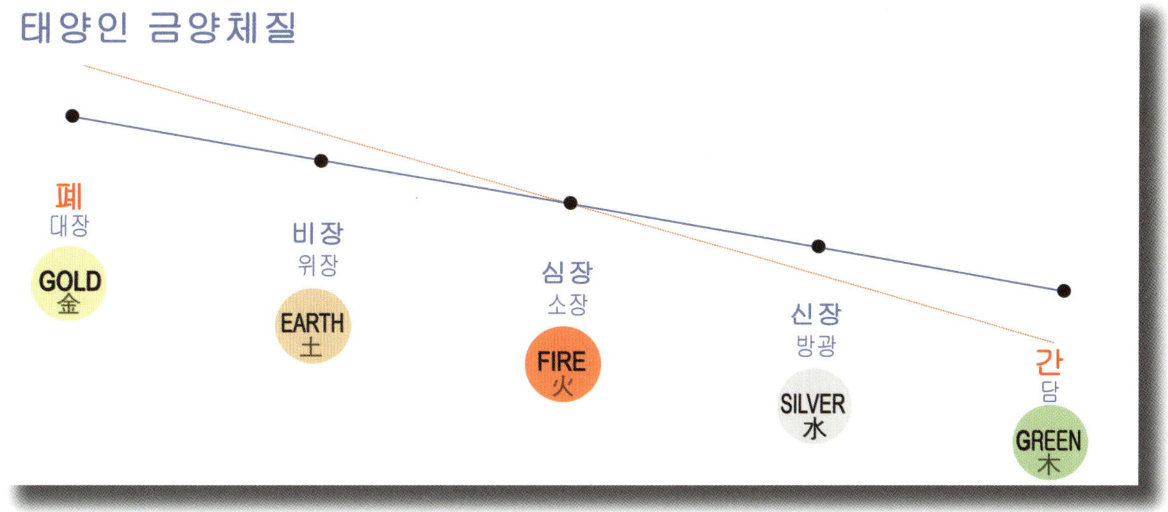

다음 페이지 그림에서 표시한 바처럼, 태음인 목양체질 장부에서 각 장기의 강약 서열은 태양인 금양체질과 정반대이다. 목양체질이 금니를 하거나 금 장신구를 착용하는 경우 가장 약한 폐를 보하기 때문에 폐 기운이 상승하면서 그래프의 기울기가 완만해진다. 그 결과 면역력이 높아지면서 자연치유가 촉진된다.

태음인 목양체질

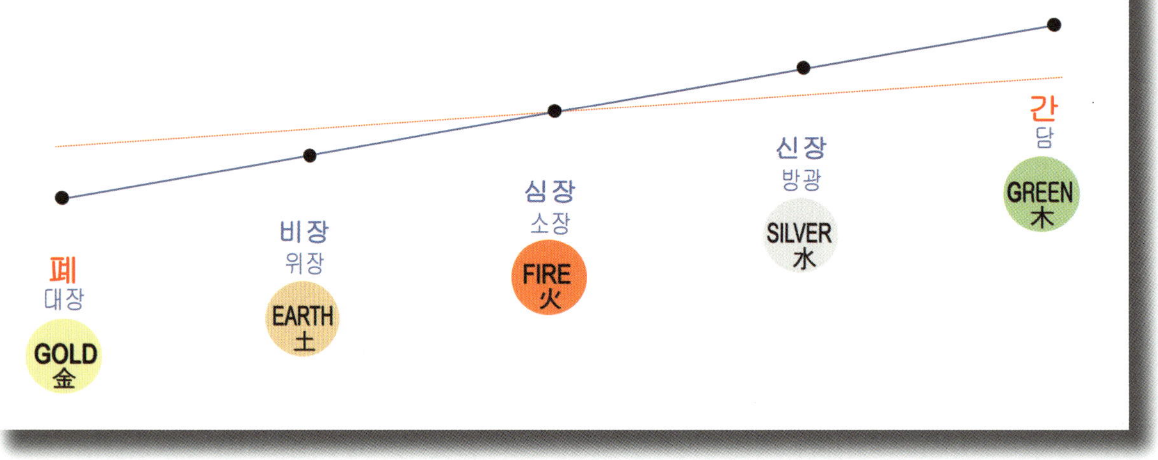

폐 대장 GOLD 金
비장 위장 EARTH 土
심장 소장 FIRE 火
신장 방광 SILVER 水
간 담 GREEN 木

(2) 포도당링거는 간을 보한다(오행에서 금(金) 기운을 보한다)

다음은 내가 상담했던 한 여성에게 들었던 얘기다. 그녀의 아버지는 40대 때 뇌졸중으로 쓰러져 중환자실에 입원했다. 식물인간 상태라서 음식물 공급을 받지 못하고 포도당링거만 15일 정도 맞았는데 기적적으로 회복했고, 스스로 운전해서 퇴원했다. 그는 태양인 금양체질이다.

또 다른 사례에서 70대 남성이 뇌졸중으로 쓰러졌고 그는 살아날 가능성이 없어 보였다. 그는 오직 포도당링거만 맞았고 기적적으로 살아났다. 그 역시 태양인 금양체질이다.

다음은 포도당링거에 대한 체험담이다:

- "저는 태양인 금음체질입니다. 위경련으로 인해 응급실에 실려갔는데, 포도당링거를 맞고 몸이 날아갈 듯이 가볍게 느껴졌습니다."
- "제 아버지는 의사인데 제가 감기에 걸리면 절대 약을 먹이지 않고 포도당링거만 놔줍니다."

포도당링거에 대한 유의사항:

- 비타민B는 비/위장에 해당하는 토(土) 기운을 보한다. 따라서 토 기운이 강한 금양체질은 포도당링거를 맞을 때 비타민B를 투입하면 강한 토 기운이 더 강해져 장부의 불균형이 심화되니 투입하지 않도록 한다.

  이에 비해, 토 기운이 약한 금음체질은 포도당링거를 맞을 때 비타민B를 투입하면 약한 토 기운이 힘을 얻어 장부의 불균형이 완화되어 면역력이 향상된다. 비타민E는 신/방광에 해당하는 수(水) 기운을 보하기 때문에 수 기운이 강한 금음체질은 비타민 E를 투입하면 안 된다. 오장육부에서 장기의 강약 서열을 결정할 때 심/소장은 빼고 판단한다. 가령 금음체질은 장부의 강약 서열이 폐/대장 > 신/방광 > 비/위 > 심/소장 > 간/담 인데 심/소장을 제외하고 왼쪽에 있는 폐/대장 및 신/방광을 강하다고 하고, 오른쪽에 있는 비/위 및 간/담을 약하다고 본다.

금양체질은 혈관에 투입된 포도당이 약한 간을 보하기 때문에 면역력이 급격히 강화된다. 이는 아래 그림에서 검정 선과 빨강 선의 기울기 변화로 표현되었다. 즉, 검정 선이 빨강 선으로 변화되었다.

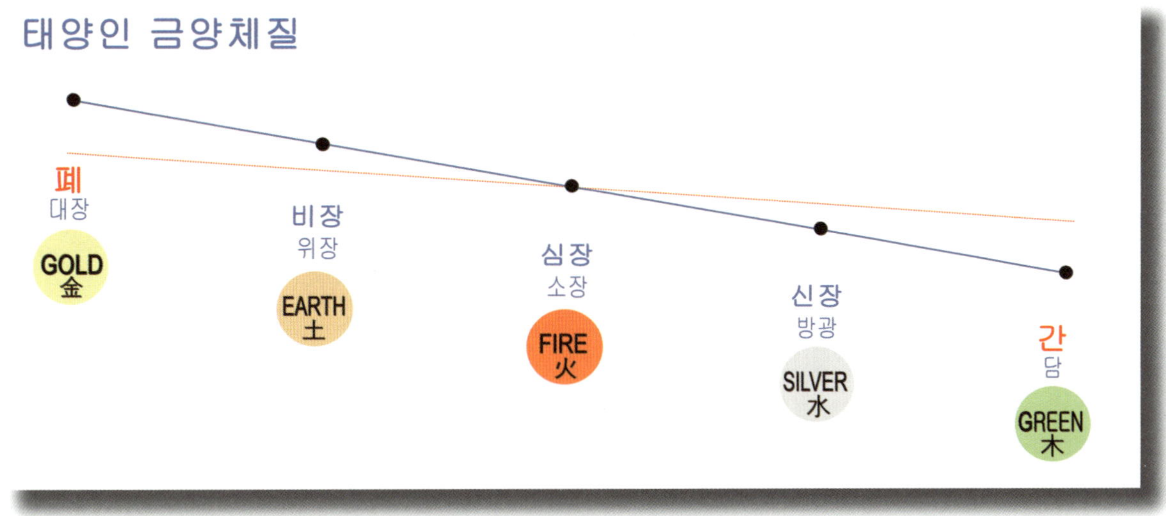

이와는 반대로, 간/담에 해당하는 목(木) 기운이 강한 태음인 목양체질이 포도당링거를 맞으면 강한 간이 더 강해져 장부의 불균형이 심화되어 면역력이 급격히 저하된다. 아래 그림에서 검정 선과 빨강 선의 기울기 변화로 표현되었다. 즉 검정 선이 빨강 선으로 변화되었다.

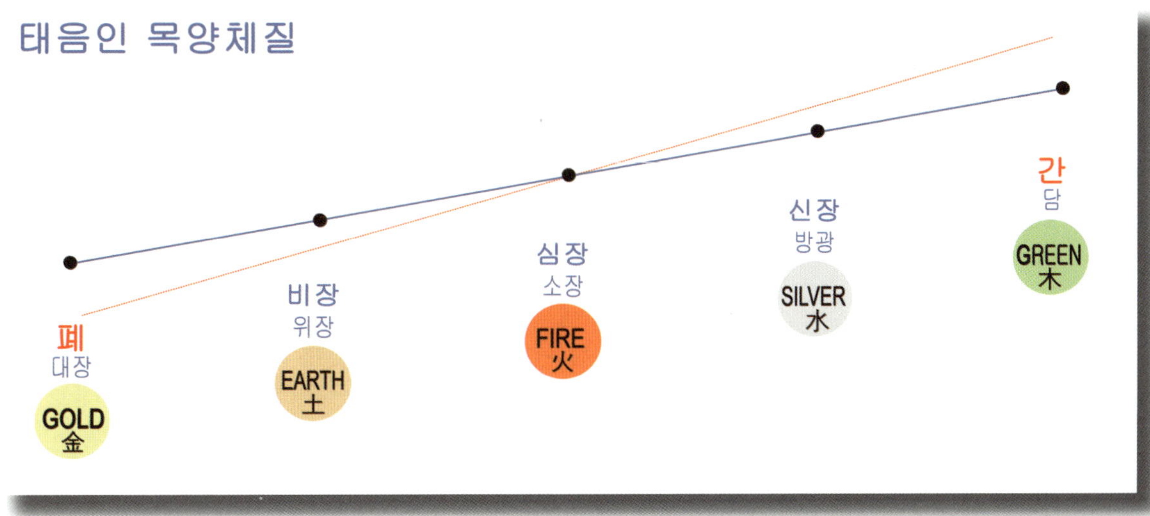

목양체질의 경우 포도당링거로 인해 혼수상태에 빠지거나 갑작스럽게 사망하는 경우도 발생한다. 따라서 간이 가장 강한 체질인 태음인(목양체질, 목음체질)은 포도당(dextrose solution) 대신 식염수(saline solution)를 사용해야 의료사고를 피할 수 있다.

서울대병원 해부학교수로 40년간 근무한 이명복 교수(1913-2007)는 포도당링거로 인한 의료사고를 여러 번 목격하고서 그의 8체질 저서에 이를 상세히 기술했다.

(3) 체질에 따른 음양(陰陽)의 역학관계

태양인(금양체질, 금음체질) 및 소양인(토양체질, 토음체질)은 음양(陰陽)의 측면에서 양적 기운이 음적 기운보다 강하다. 사람과 사람 사이에 그리고 사람과 식품 사이에는 상호작용을 주고받는데 음양의 상호작용도 일어난다. 양적인 체질인 사람은 음적인 성질의 식품이 좋고, 음적인 체질인 사람은 양적인 식품이 좋다.

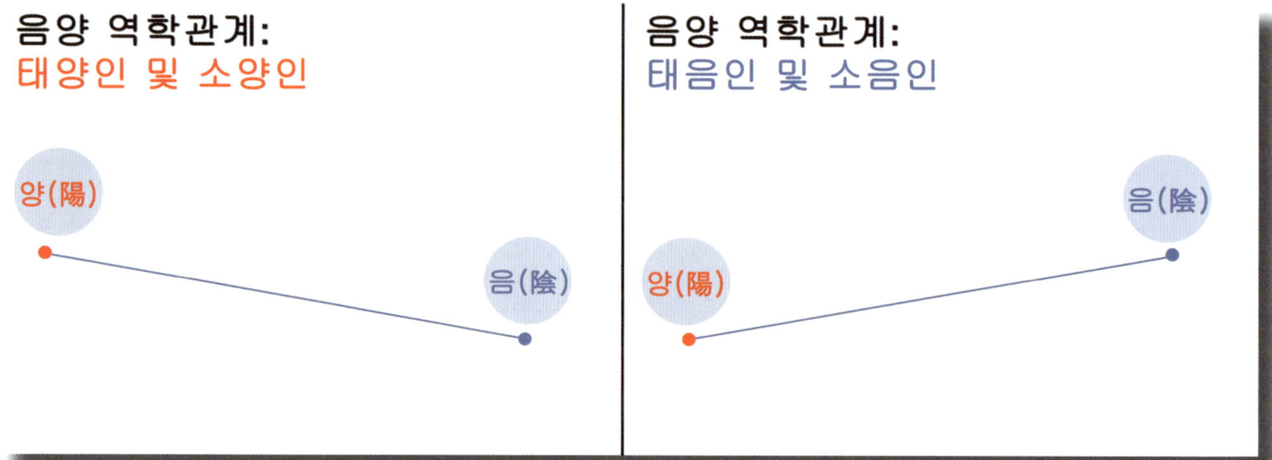

생강, 고추가루는 양적 성질의 식품이라 섭취하는 사람의 양적 성질을 북돋는다. 이러한 식품을 섭취할 때 음양의 기운에 어떤 변화가 일어나는지 아래 그림에 나타나 있다.

양적 기운에 비해 음적인 기운이 더 강한 태음인, 소음인이 이런 양적 성질의 식품을 섭취할 때 영향이 다음 그림의 오른쪽에 나타나 있다. 검정 선일 때에 비해 빨강 선의 기울기가 완만하다는 것은 장부의 불균형이 완화되어 면역력이 올라갔음을 의미한다.

양적인 기운이 강한 태양인, 소양인이 양적 성질의 생강, 고추가루가 많이 들어간 식품을 섭취하면 다음 그림의 왼쪽에서 보는 바처럼 음양의 기운이 양적으로 더 치우쳐 좋지 않다. 검정 선이 빨강 선으로 바뀌며 기울기가 가팔라졌다.

보리는 음적 성질이 강한 식품이라 태음인, 소음인에게 안 맞다. 보리에 싹을 내서 말린 엿기름은 식혜의 원료로 쓰기 때문에 식혜 역시 태음인, 소음인에게 안 맞다. 그런데 여기에 양적 성질의 생강을 충분히 넣으면 식혜의 음적 성질을 완충해주기 때문에 태음인, 소음인도 식혜를 즐길 수 있다. 그러나 식혜에 생강을 많이 넣으면 양적 성질이 강한 태양인 금양체질은 불편함을 느낄 수 있다.

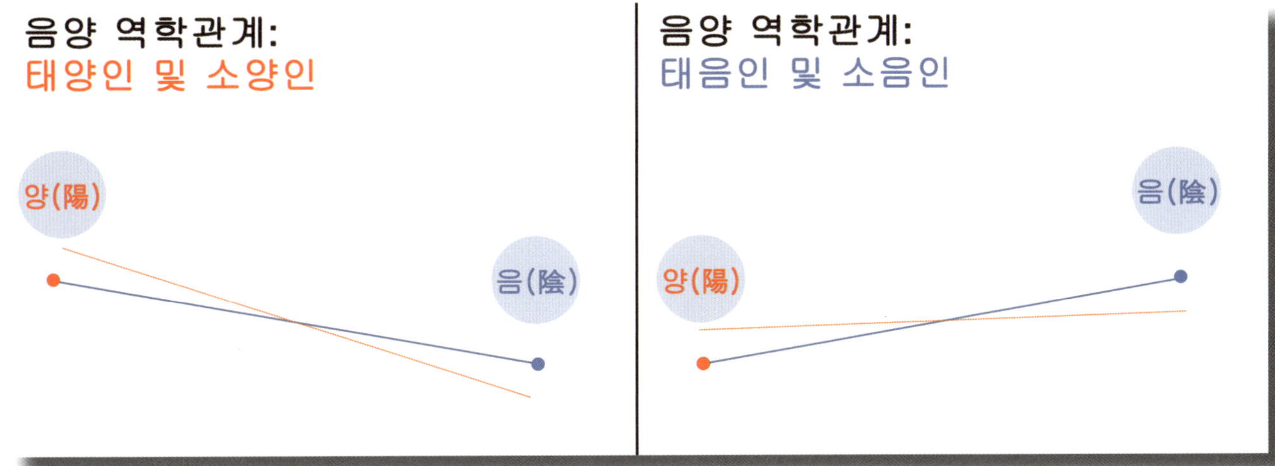

사람이 음적 체질이냐 양적 체질이냐 여부는 측정보조물을 이용해 오링테스트를 해보면 된다. 가령 황칠나무 혹은 황칠식초는 강한 양적 성질인데, 이것으로 오링테스트를 해보면 어렵지 않게 음양 여부를 파악할 수 있다.

음양 여부에 따른 섭생표

	양적 체질	음적 체질
	태양인, 소양인	태음인, 소음인
인삼 / 홍삼(양적 성질)	부적합	적합
녹용(양적 성질)	부적합	적합
꿀(양적 성질)	부적합	적합
찬물 마시기	적합	-
따뜻한 물 마시기	-	적합
고추가루(양적 성질)	부적합	적합

사람이 양적 체질과 음적 체질로 구분되는 것처럼, 식품도 성질이 음적이냐 양적이냐로 구분된다. 일반적으로 뿌리식품은 양적 성질이고, 푸른잎채소는 음적 성질이다. 그러나 단순히 양적 체질인 태양인, 소양인은 양적 성질의 뿌리식품이 안 맞고, 음적 체질인 태음인, 소음인은 음적 성질의 잎채소가 안 맞다는 식으로 단순화시킬 수 없는 이유는 사람에게 영향을 미치는 것은 식품의 음양만 있는 것이 아니고 식품의 오행 성질도 사람에게 영향을 미치기 때문에 이를 감안해 종합적으로 판단한다.

태양인 금양체질인 경우 어떤 식품이 양적이라도 그 양적 성질이 약하고 오행 중 목(木)과 수(水) 기운이 강하게 보완적일 때는 유익이 해로움을 상쇄하고도 남기 때문에 전체적으로 유익하다. 배추김치에는 강한 양적 성질의 생강, 고추가루가 부재료로 들어가지만 그러나 양이 많지 않고 원료에서 배추(음적이고 목 기운임)가 재료의 대부분을 차지하면서 생강, 고추가루의 양적 성질을 완충하기 때문에 종합적으로 유익한 식품이 되는 것이다.

(4) 체질에 따른 자율신경계의 역학관계

아래 그림에서 표현한 바처럼, 교감신경긴장체질인 태양인 및 소음인은 교감신경이 항시 활성화된 상태이다. 부교감신경긴장체질인 태음인 및 소양인은 교감신경이 항시 억눌린 상태이다.

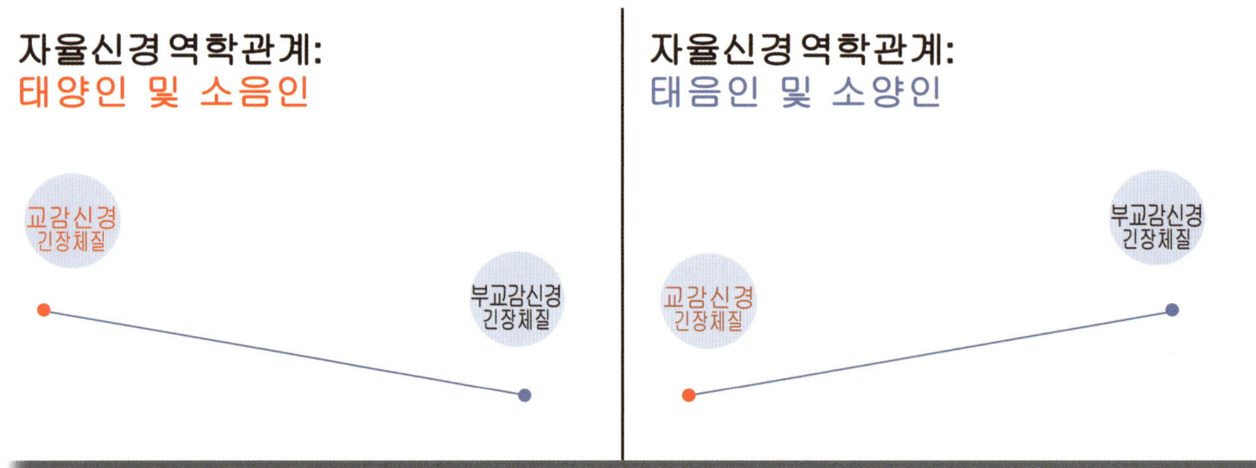

아래 그림 왼쪽에 표현한 바처럼, 카페인은 부교감신경을 억누르기 때문에 상대적으로 태양인 및 소양인의 교감신경이 더 활성화되고, 그 결과 검정 선이 빨강 선으로 바뀌며 장부의 불균형이 심화되면서 면역력이 감소한다. 이에 비해, 아래 그림 오른쪽에 표현한 바처럼, 태음인 및 소양인은 카페인이 억눌린 교감신경을 활성화하기 때문에 검정 선이 빨강 선으로 바뀌며 장부의 불균형이 완화되면서 면역력이 증가한다. 카페인은 음식이라기보다 약물에 가깝기 때문에 태음인 및 소양인에게 카페인이 유익하더라도 섭취량을 제한하는 것이 바람직하다.

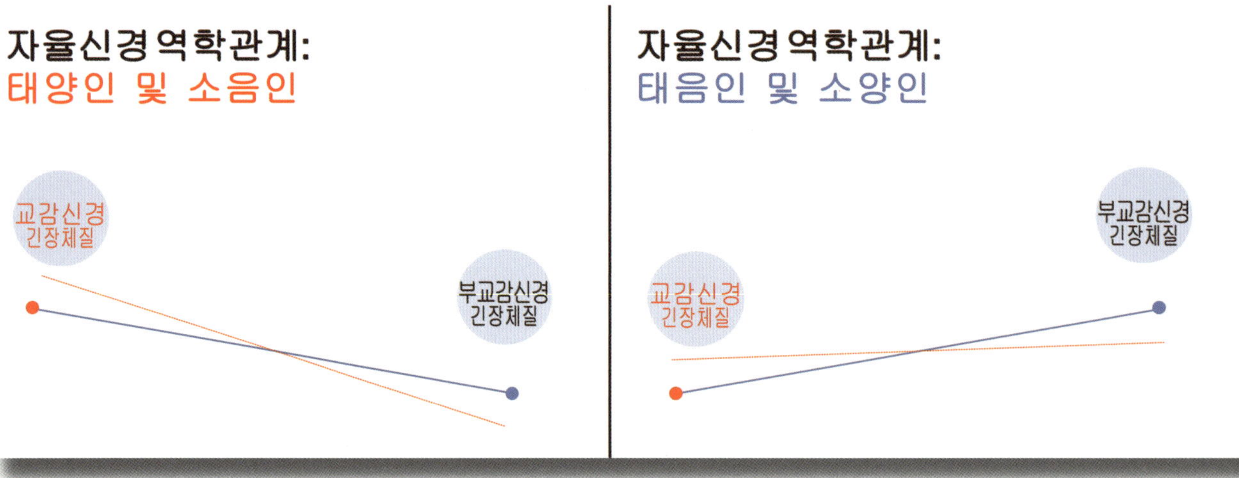

자율신경 타입을 구분하기 위하여 오링테스트를 이용한다. 먼저 마스크를 쓰지 않거나 일반 마스크를 쓰고 오링의 세기를 측정한다. 이어서 천연쪽염색마스크를 쓰고 오링의 세기를 측정한다.

천연쪽염색마스크를 썼을 때 오링의 힘이 세지면 교감신경긴장체질(태양인 및 소음인)이다. 부교감신경긴장체질(태음인, 소양인)은 천연쪽염색마스크 썼을 때 오링의 힘이 약해진다. 천연황토염색마스크를 사용하는 경우 위와 정반대의 결과가 나온다. 교감신경긴장체질은 오링이 약해지고, 부교감신경긴장체질은 오링이 세진다.

자율신경 타입을 구분하기 위한 오링테스트

	교감신경긴장체질	부교감신경긴장체질
	태양인, 소음인	태음인, 소양인
천연쪽염색 마스크	오링이 세짐	오링이 약해짐
천연황토염색 마스크	오링이 약해짐	오링이 세짐

자율신경 타입에 따른 섭생표

	교감신경긴장체질	부교감신경긴장체질
	태양인, 소음인	태음인, 소양인
천연쪽염색면으로 만든 제품	유익하다	해롭다
천연황토염색면으로 만든 제품	해롭다	유익하다
원적외선치료기	해롭다	유익하다
냉수샤워	유익하다 (소양인은 보통)	해롭다
사우나	해롭다	유익하다 (토음체질은 보통)
산성수	유익하다	해롭다
알칼리수	해롭다	유익하다
커피	해롭다	유익하다 (하루 한두 잔)

(5) 체질 사이의 상호작용

앞에서 설명한 바처럼, 개인의 고유 음양오행은 주변 음식이나 물질이 가하는 음양오행의 영향을 받는다. 특히 사람과 사람 사이에 작용하는 음양오행의 상호작용은 건강을 좌우하는 가장 강력한 요소 중 하나이다. 직장과 같이 많은 사람들이 근무하는 환경에서는 서로 체질이 다른 사람이 섞여 있기 때문에 완충이 작용하여 문제가 되지 않는다.

그러나 가정에서는 좁은 공간에서 같은 가재도구를 사용하고 음식물을 같이 먹기 때문에 손, 발, 호흡, 체액 등을 통해 발산되고 묻어나는 음양오행의 기운이 강력하게 작용한다. 체질이 서로 달라 상호 완충이 작용하는 경우는 오히려 건강에 큰 도움이 되지만, 그러나 체질이 같거나 유사한 경우 음양오행의 강약이 중복되어 한쪽으로 치우치기 때문에 건강에 막대한 해를 끼친다.

즉 가족의 체질이 서로 반대면 8체질침법보다 더 강력한 치료의 기운이 작용하고, 서로 같은 체질끼리 살면 잘못된 8체질침법을 가하여 부작용이 나는 것처럼 건강에 막대한 해를 끼치는데, 단기간이라면 몸이 버티지만 이런 상태가 장기간 지속될 때는 결국 병이 나게 된다.

주변에 부부 둘 다 80세가 넘어 건강하게 사는 경우 서로 반대체질이라 보면 틀림없다. 그만큼 체질은 가족 상호간의 건강에 강력하게 작용한다.

아래 표는 서로 정반대 체질인 태양인 금양체질과 태음인 목양체질의 장부 강약 서열을 표시했다. 이는 다음 페이지 [상호작용 전] 밑의 그림에서도 표현되었다.

체질	장부 강약 서열				
금양체질	금(金)	토(土)	화(火)	수(水)	목(木)
	폐 / 대장	비 / 위	심 / 소장	신 / 방광	간 / 담
목양체질	목(木)	수(水)	화(火)	토(土)	금(金)
	간 / 담	신 / 방광	심 / 소장	비 / 위	폐 / 대장

다음 페이지 그림에서 [상호작용 전]과 [상호작용 후]로 나누어 서로 정반대 체질 사이에서는 일어나는 상호작용을 그래프로 표현했다. 즉 체질이 정반대인 사람 사이에 상호작용이 일어나면 두 사람 모두 그래프의 기울기가 검정색에서 빨강색으로 완만해진다. 이는 면역력이 높아져 건강이 호전됨을 의미한다.

상호작용 전

음양 역학관계:
태양인금양체질

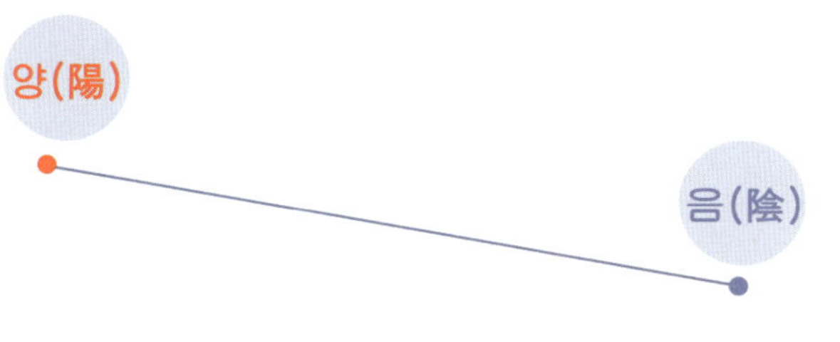

음양 역학관계:
태음인목양체질

음(陰)
양(陽)

오장육부의 강약 서열
태양인 금양체질

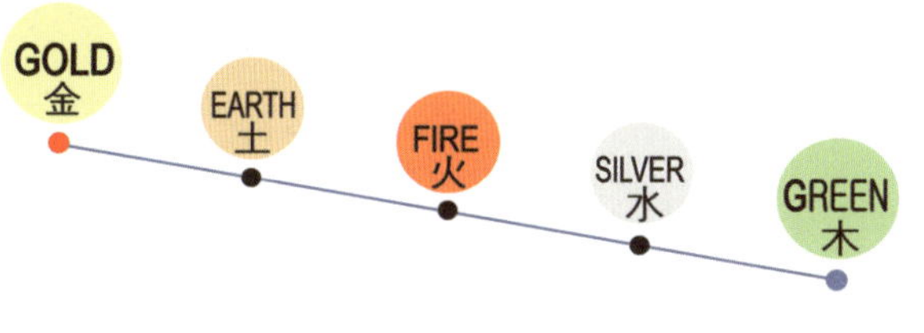

오장육부의 강약 서열
태음인 목양체질

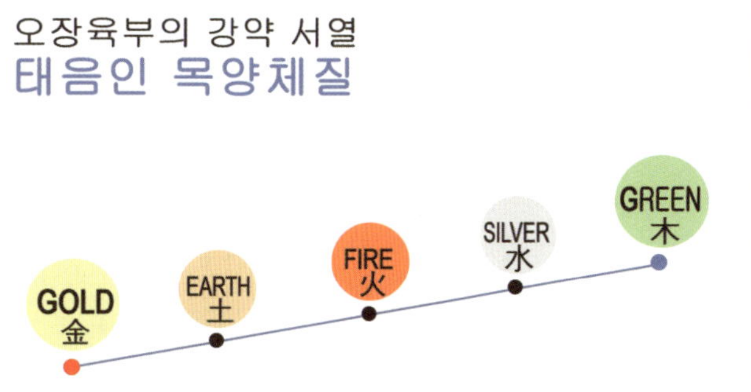

상호작용 후

음양 역학관계:
태양인금양체질

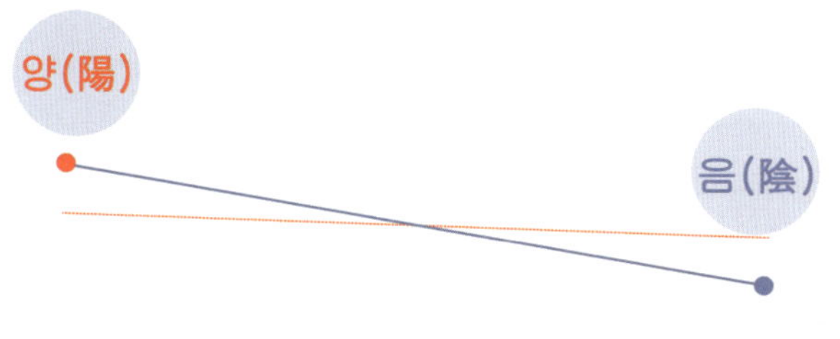

음양 역학관계:
태음인목양체질

음(陰)
양(陽)

오장육부의 강약 서열
태양인 금양체질

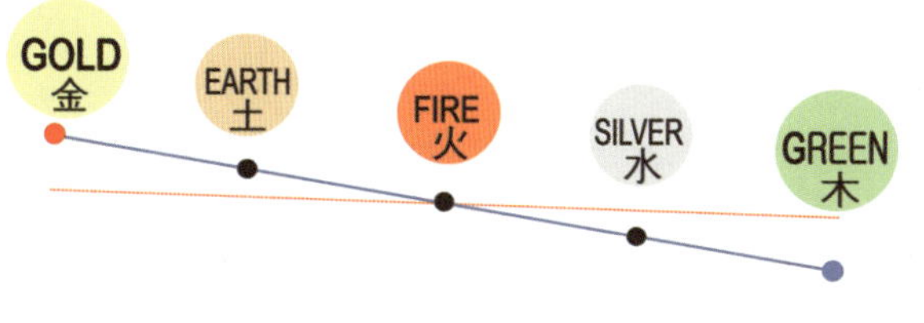

오장육부의 강약 서열
태음인 목양체질

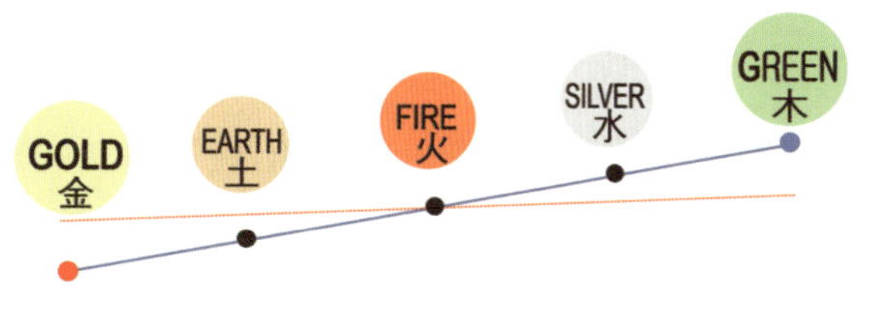

• 사례 **1:** 결혼 전에는 상추를 못 먹었던 소음인 수음체질 여성

	음양	오행					자율신경 타입
		목(木)	화(火)	토(土)	금(金)	수(水)	
수음체질	음	강함	보통	약함	약함	강함	교감신경긴장체질
목양체질	음	강함	보통	약함	약함	강함	부교감신경긴장체질
상추	음	강함					

그녀는 상추를 먹을 때마다 몸에 탈이 나서 상추를 먹지 못했고 친구들 놀림을 받기도 했다. 그녀는 수음체질이라 음(陰)적인 기운이 강하고 간이 강한 장기에 속한다. 이에 비해 비장/위장은 최약 장기라 위장의 연동운동이 약하다. 상추도 음적인 기운이 강하고 간을 보하기 때문에 상추를 먹는 경우 그녀의 기운은 더 음적으로 치우치고 간은 더 강해져서 음양오행의 균형이 한쪽으로 쏠린다. 더욱이 그녀는 위장의 연동운동이 약하기 때문에 소화력이 더욱 위축되어 몸이 버티지 못하고 상추를 먹으면 탈이 났던 것이다.

위의 표에서 보는 바처럼, 소음인 수음체질과 태음인 목양체질은 장부구조가 매우 유사하다. 따라서 상추는 목양체질에도 해롭다. 수음체질과 목양체질은 음적인 기운이 강하고 신장/방광에 해당하는 수(水) 기운이 매우 강하다. 돼지고기도 음적인 성질이고 수 기운을 보하기 때문에 이 체질인 사람이 돼지고기를 상추에 싸서 먹는 경우 탈이 나기 쉽다.

같은 체질끼리 결혼하는 경우는 최악이고, 체질이 비슷한 수음체질인 사람과 목양체질인 사람이 결혼을 하는 경우에도 음양오행의 기운이 한쪽으로 쏠리기 때문에 부부가 건강을 유지하기 힘들다.

	음양	**5 forces**					**Nervous system**
		목(木)	화(火)	토(土)	금(金)	수(水)	
수음체질	음	강함	보통	약함	약함	강함	교감신경긴장체질
금양체질	양	약함	보통	강함	강함	약함	교감신경긴장체질
상추	음	강함					

그런데 그녀가 금양체질 남성과 결혼하고 나서부터 상추를 먹어도 더 이상 탈이 나지 않았다. 위의 표에서 나타난 바처럼, 수음체질과 금양체질은 장부구조 정반대이다. 즉 그녀는 음적이고 남편은 양적이라 상호보완적이다. 그녀는 금(金)과 토(土) 기운이 약하지만 남편은 금(金)과 토(土) 기운이 강해 보완적이다. 남편은 목(木)과 수(水) 기운이 약하지만 그녀가 목(木)과 수(水) 기운이 강해 보완적이다. 음양오행이 서로 완전히 보완적인 관계이기 때문에 이런 부부는 늘 최고의 건강을 누릴 수 있다. 8체질침보다 더 강력한 것이 사람 사이에 서로 보하는 음양오행의 기운이다. 침은 잠시 맞지만 부부의 음양오행 보완관계는 하루종일 지속되기 때문이다.

이런 이유 때문에 부부의 체질이 같거나 유사하면 자녀들도 건강문제를 겪게 되고, 8체질

침법이나 섭생도 제한된 효과밖에 없다.

위의 표에서 글씨의 색깔이 같은 경우는 음양오행의 기운이 겹친다는 의미이니 서로 상충해서 해롭고, 파랑과 빨강으로 서로 반대 색깔인 경우는 서로 보완적이라 좋다는 의미다.

• 사례 2: 갑자기 재발한 아토피성 피부염

그녀는 어릴 적부터 아토피성 피부염을 앓았는데 초등학교 졸업 무렵 사라졌다. 그녀는 22세부터 남자친구와 동거를 시작했다. 남자친구는 손, 발, 목에 아토피가 있었고 그가 가려움에 몸을 긁을 때마다 그를 위해 대신 긁어줬다.

그러던 중 그녀도 갑자기 아토피가 재발해 가려움에 손 접힌 곳을 피가 날 정도로 긁어댔다. 아토피는 전염성이 아닌데도 불구하고 지난 10여 년간 아토피 없이 지낸 그녀에게 왜 갑자기 아토피가 재발했을까?

원인은 그녀와 남자친구는 같은 체질이라 장부의 강약서열이 서로 겹치기 때문에 강한 금(金) 및 토(土) 기운은 더 강해지고 약한 목(木) 및 수(水) 기운은 더 약해지면서 장부의 불균형이 심화되어 면역력이 떨어지고 그로 인해 생체기능이 제 역할을 못했기 때문이다.

• 사례 3: 같은 체질에게 지압 마사지를 받고 겪은 부작용

그는 지압 마사지를 받은 직후 컨디션이 올라가 몸이 가뿐했다. 지압 마사지는 혈액순환을 촉진하고 대사가 활발해지는 효과가 있기 때문이다. 그런데 약 3시간이 지나자 갑자기 몸이 아프고 열이 났다. 마사지 직후에는 신체 자극으로 좋았지만, 그와 마사지를 해준 사람이 같은 체질이라 장부의 불균형이 심화되어 시간이 지남에 따라 점차 그 부정적인 효과가 나타났던 것이다.

이런 현상은 태양인 금양체질이 쇠고기를 먹었을 때도 겪을 수 있다. 가령, 그가 쇠고기를 먹으면 칼로리가 제공되고 긍정적인 플라시보 효과까지 작용해 기력이 세진 듯 느끼게 된다. 그러나 시간이 지남에 따라 점차 쇠고기의 부정적 영향이 나타나기 시작한다. 금양체질은 가장 강한 양적 체질이고 폐/대장이 가장 강한 체질인데 쇠고기도 양적 성질이고 특히 폐/대장을 강하게 보하기 때문에 극도로 장부의 불균형이 심화된다. 쇠고기에 야채를 충분히 곁들여 먹고 감식초까지 곁들였다면 쇠고기로 인한 과부하를 상당히 완충해줄 것이다.

금양체질이 쇠고기를 잔뜩 먹고 사우나까지 했다면 몸이 천근만근 무거워질 것이다. 사우나 역시 금양체질에 매우 해롭기 때문이다. 심하면 기절해 쓰러지는 경우도 있다.

금양체질이라도 8체질에 대한 지식이 없어 식품의 유익 혹은 비유익에 대한 관점이 없으면 무심코 넘기기 때문에 이러한 부정적 영향을 겪고도 알아채기 힘들다.

태양인 금양체질과 정반대 체질인 태음인 목양체질이라면 쇠고기을 먹고 사우나까지 했다면 몸이 날아갈 듯 가뿐해질 것이다. 이 체질은 쇠고기만 꾸준히 먹어도 어지간한 건강문제는 다 해결된다.

• 사례 4: 건강이 좋아지는 90대 여성

2017년 나의 외숙모는 89세였고 고령이라 건강상태가 매우 나빴다. 3년 후인 2020년 외갓집을 방문할 때 나는 나이로 볼 때 외숙모의 건강이 훨씬 나빠졌을 거라 짐작했다. 이전부터 기억력이 떨어지고 있었기 때문에 과연 나를 알아볼까 라는 의문도 들었다.

놀랍게도 외숙모는 92세 나이에도 건강이 훨씬 좋아졌고 지난번보다 더 정신이 총총하셨다. 무엇이 이런 믿기지 않는 결과를 낳았을까? 2017년 무렵 입주가정부가 새로 들어왔다. 그 여성의 체질이 태양인 금음체질인 외숙모와 정반대인 태음인 목음체질이었다.

외숙모와 그 여성은 주로 화투로 동전 따먹기를 하며 소일하곤 했다. 화투 패를 돌리다 보면 땀으로 체액이 배어 나오며 서로에게 기운이 전달된다. 가정에서는 좁은 공간에서 같은 가재도구를 사용하고 음식물을 같이 먹기 때문에 손, 발, 호흡, 체액 등을 통해 발산되고 묻어나는 음양오행의 기운이 강력하게 작용한다.

이렇게 두 사람 사이에 상호 교환되는 음양오행의 기운보다 더 강력한 치료수단은 없다. 침법은 제한된 시간에 음양오행의 기운을 조절하지만, 같은 공간에 사는 사람 사이에는 계속 음양오행의 상호작용이 유지되기 때문에 침법에 비할 바 없이 치료효과가 거대하다.

외숙모님의 큰 아들이 기획예산처장관을 역임하고 3선 국회의원을 했던 장병완씨다. 효도란 재력으로 할 수 있는 것이 아니다. 입주가장부 한 사람 잘 들이면 이렇게 어마어마하게 효도를 할 수 있다. 연로하신 부모님이 병마로 시달린다면 이런 방법으로 효도할 수 있다.

이에 대비되는 불효 사례가 있다. 홀로 사시는 80대 노모가 노환으로 기력이 떨어지자 효심이 극진한 자녀들이 매일 쇠고기를 대접하느라 일년 내내 냉장고에 쇠고기가 떨어질 날이 없었다. 이렇게 일 년이 지났고, 어느 날 딸이 나에게 전화를 했다. 어머니가 뇌졸중으로 쓰러졌다는 것이다. 태양인 금양체질인 노모는 쇠고기가 아주 해로웠고 결국 그 부작용으로 쓰러진 것이다.

• 체질 사이의 건강 적합도

체 질	이상적	매우좋음	좋음1	좋음2	보통1	보통2	나 쁨	최 악
금양체질	목양체질	수음체질	목음체질	수양체질	토양체질	금음체질	토음체질	금양체질
금음체질	목음체질	토양체질	목양체질	토음체질	수음체질	금양체질	수양체질	금음체질
목양체질	금양체질	토음체질	금음체질	토양체질	수양체질	목음체질	수음체질	목양체질
목음체질	금음체질	수양체질	금양체질	수음체질	토음체질	목양체질	토양체질	목음체질
토양체질	수양체질	금음체질	수음체질	금양체질	목양체질	토음체질	목음체질	토양체질
토음체질	수음체질	목양체질	수양체질	목음체질	금음체질	토양체질	금양체질	토음체질
수양체질	토양체질	목음체질	토음체질	목양체질	금양체질	수음체질	금음체질	수양체질
수음체질	토음체질	금양체질	토양체질	금음체질	목음체질	수양체질	목양체질	수음체질

위의 표는 각 체질별로 다른 체질과의 적합도를 순서로 매겼다. 주변에 부부 둘 다 80세가 넘어 건강하게 사는 경우 서로 반대체질이라 보면 틀림없다. 그만큼 체질은 가족 상호간의 건강에 강력하게 작용한다. 표에서 '이상적'이라 분류된 체질조합은 건강을 누리는데 가장 바람직한 조합이다. 엘리샤베스 2세 영국여왕(94세, 금음체질 추정)과 남편 필립공 (99세, 목음체질 추정)이 이런 조합으로 추정된다.

표의 맨 끝에 있는 '최악' 조합은 서로 건강에 악영향을 미친다. 전 세계 최강의 골키퍼로 명성을 떨친 이케르 카시야스(Iker Casillas, 39세)는 2020년 심장마비를 겪고 쓰러졌다. 그의 부인 사라 카르보네로(Sara Carbonero, 37세)는 2019년에 난소암 진단을 받았다. 같은 체질의 부부에게 흔한 건강상 불행이다. 이런 류의 건강문제는 8체질이 아니고서는 해결할 방법이 없다. 이렇게 부부가 체질이 같으면 자녀도 그 체질 특유의 난치병을 갖고 태어날 가능성이 높다.

부부가 같은 체질일 때는 강한 장부가 더 강해지고 약한 장부는 더 약해져서 장부의 불균형이 심화된다. 소아난치병는 체질이 같은 부부의 특성이 한 방향으로 더 치우친 것이 원인이 되어 타고난다. 물론 같은 체질의 부부 사이에 출생한다고 해서 모두 난치병에 걸리는 것은 아니다.

체질이 유전된다는 점을 감안할 때 같은 맥락으로 거론될 수 있는 것이 혈족간 결혼으로 인한 질병과 유전병의 문제다. 고대 이집트 프톨레마이오스 왕조, 신성로마제국 합스부르크 가문 그리고 러시아 제국의 로마노프 왕조는 가족이나 친척간의 혼인으로 그들의 순수혈통을 이어갔다. 그 결과 비슷한 유전자를 가진 부모로부터 열성유전자를 물려받을 확률이 높아져 질병과 유전병의 원인으로 작용했다. 합스부르크 자식들은 간질·통풍·수종에 시달렸고, 로마노프 가문 아들들은 혈우병에 시달렸다.

다음은 같은 체질의 부부에게서 나타날 수 있는 선천적인 질환의 사례이다.

토양체질 부부 : 불임
금양체질 부부 : 골수구성백혈증, 백혈구감소증, 재생불량성 빈혈
금음체질 부부 : 근무력증
목양체질 부부 : 뇌성마비, 지체부자유아
수음체질 부부 : 선천성 뇌수종, 임파구성백혈증

자식이 없는 부부가 아이를 입양했는데 얼마 후 부부가 임신했다는 사례가 종종 있다. 입양된 아이가 부부와 반대 체질이라 부부에게 부족했던 음양오행의 기운을 보완해준 덕분에 부부의 면역력이 높아지면서 임신까지 이어졌을 가능성이 높다.

• 가족 구성원 사이의 상생 및 상극

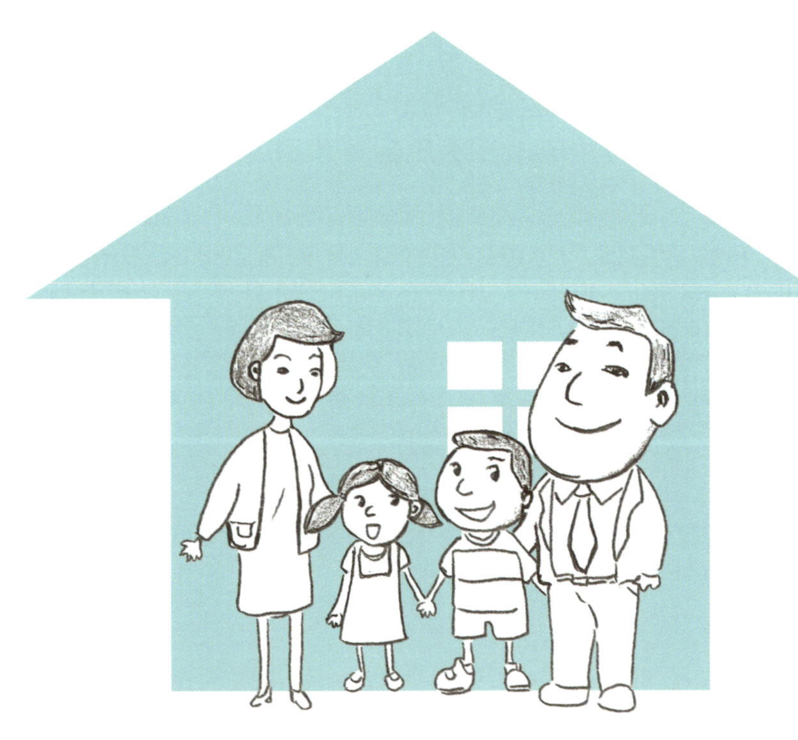

거대한 나무가 되기 위해서는 좋은 토양에서 싹이 트고 자라야 한다. 이 시기는 틀이 잡히는 때라서 나중에 따라잡을 수 없다. 한번 틀이 잡히면 되돌릴 수 없는 것이다.

사람도 마찬가지다. 부모가 서로 반대 체질이어야 아이가 나면서부터 음양오행의 기운이 한쪽으로 쏠리지 않아 튼튼한 골격이 형성된다. 이 시기에 부모가 체질이 같거나 유사체질이면 아이는 음양오행의 기운이 한쪽으로 쏠려 튼튼한 골격이 형성되지 않고, 그런 식으로 틀이 고정되면 나중에 틀을 되돌릴 수 없다.

메시와 더불어 세계 축구계 수퍼 스타인 호날두는 태양인 금양체질이다. 그의 어머니는 정반대 체질인 태음인 목양체질이다. 호날두가 강철 같은 강인한 몸을 가질 수 있었던 것은 그와 정반대 체질인 어머니 덕분이다.

호날두는 양적인 체질이다. 그의 어머니는 음적인 체질이다. 호날두의 양적인 기운을 그의 어머니의 음적이 기운이 보완해준다. 호날두는 간/담에 대응되는 목(木)과 신장/방광에 대응되는 수(水) 기운이 약한데 그의 어머니는 목과 수 기운이 강해 호날두의 약한 목과 수 기운을 보완해준다.

나는 미디어 사진을 통해 호날두의 어머니 체질이 태음인 목양체질임을 단번에 알아챌 수 있었다. 그렇다면 유전적으로 호날두는 아버지 체질을 닮았을 것이다. 태양인 금양체질은 간의 해독기능이 약해 술을 오래 즐기면 건강에 치명적이다. 나는 이런 인과관계를 알기 때문에 태양인 금양체질인 그의 아버지가 술에 대한 자신의 치명적 약점을 모르고 술을 즐겼다면 큰 화를 당했을 거라 생각해서 '호날두 아버지'라는 검색어로 웹검색을 해봤다.

나의 추정대로 그의 아버지는 술을 즐기다 간경화로 52세에 세상을 떠났다. 다행히 아버지의 불행을 목격한 호날두는 술을 입에도 대지 않는다.

호날두와 호날두 어머니의 상호보완적 상생관계는 손흥민과 그의 어머니 사이에도 작용한다. 거의 모든 축구선수는 금양체질, 금음체질, 수양체질 중 하나에 속한다. 세계적인 선수는 거의가 금양체질이다. 이 체질이 체력적으로 월등하기 때문이다. 손흥민의 아버지는 축구선수이니 당연히 손흥민과 같은 태양인 금양체질이다. 그렇다면 그의 어머니는 그와 정반대 체질인 태음인 목양체질이나 소음인 수음체질일 것이다. 호날두처럼 손흥민도 어머니와 체질이 반대라서 뛰어난 체력을 지닐 수 있었다.

아이가 어머니와 체질이 같더라도 건강을 누리는 경우는 그럴 만한 이유가 있다. 두 달 전 금융회사 투자담당 임원 건강상담해준 적이 있다. 그는 최근 건강이 극도로 나빠져 마치 바람 빠진 풍선처럼 늘 온몸에 힘이 없고 피곤했다. 온몸이 가려워 오랜 기간 피부과에 다니며 스테로이드제를 복용하고 나서부터 건강이 더 나빠졌다.

그의 회사에 방문해 회의실에서 상담을 했는데 그것만으로는 그의 건강악화의 원인을 파악할 수 없어서 며칠 뒤 그의 집을 방문했다. 그의 형님 부부와 자녀, 누님 부부가 체질감별을 위해 한자리에 모였다.

그와 그의 어머니는 같은 태양인 금양체질이었다. 그렇다면 그는 어린 적부터 건강이 나빠야 했지만 매우 건강하게 컸다. 이를 어떻게 설명할 것인가? 그의 형과 누나가 그와 반대체질인 소음인 수음체질이었다. 그의 아버지는 현재는 돌아가셨지만 소음인 수음체질이었다는 의미다. 서로 반대체질인 가족 사이에서 자랐으니 당연히 그가 건강하게 컸던 것이다.

그는 결혼하고 분가를 했다. 그러던 중 그의 부인과 아들이 독일로 간 후로 그는 어머니 집으로 돌아와 홀로 사시는 어머니와 함께 지냈다. 이미 형과 누나는 분가를 했기 때문에 같은 체질인 어머니와 단둘이 살기 시작했고 3년이 넘어가자 그동안 누적되었던 동일 체질의 부작용으로 큰 병이 난 것이다.

어떤 병이라도 하루아침에 생기지 않는다. 체질에 해로운 음식이든 오염된 공기든 혹은 음양오행이 상극관계인 가족으로부터의 부정적인 기운이든 알아채지 못할 만큼 서서히 부정적 영향이 누적되고 임계치를 넘으면 마침내 병이 드러나는 것이다.

그가 병이 난 것도 이런 과정을 거쳤다. 같은 체질이라 상극관계인 어머니와 음양오행이 충돌해도 처음에는 그런대로 버텼지만 3년의 기간에 서서히 부정적 영향이 누적되어 이런 저런 건강문제가 대두된 것이다. 그가 젊은 나이였다면 더 오래 버텼겠지만 50대라 면역력이 취약해 더 빨리 부작용이 나타난 것이다.

사람의 건강에 영향을 미치는 요인은 매우 다양하다. 그 여러 요인 중 특히 나는 8체질 관점에서 체질에 해로운 식품, 상극 관계인 같은 체질의 가족을 거론했다. 그러나 왜 많은 사람들이 이런 나의 주장을 전적으로 신뢰하지 못할까? 위에서 언급했지만, 사람은 하루 아침에 병이 나지 않는다. 부정적 영향이 서서히 누적되고 병이 날 때쯤이면 원인과 결과는 시간적으로도 너무 동떨어져 인과관계로 연결지을 수 없기 때문이다.

건강했던 사람이 하루아침에 쓰러지는 경우가 있다. 정말 돌발적으로 우연히 쓰러진 것일까? 건강할수록 외부의 부정적 영향을 잘 버틴다. 그렇다고 그 부정적 영향이 사라지는 것이 아니다. 그것은 오래도록 누적된다. 그리고 임계치에 이르면 몸이 버티지 못하고 꽝 터지는 것이다. 이런 과정을 생각하지 않고 중간을 생략하고 그냥 표면적으로 드러난 병만 생각한다. 운 좋게 증상이 해결되어도 병을 야기한 환경은 그대로다. 결국 다시 탈이 나게 마련이다. 이는 마치 어항의 탁한 물과 불량한 먹이로 인해 금붕어가 병이 나자 치료하고 다시 그 어항으로 보내는 것과 같다. 전과 같은 물과 먹이를 먹는 금붕어는 당연히 병이 재발한다.

몸이 약해 음식이나 주변 생활환경에 민감한 사람은 자주 몸에 탈이 나고 이것이 센서로 작용하니 늘 조심할 수밖에 없다. 그러니 해로운 것이 몸에 누적되는 정도도 더디다. '골골 백세(시원치 않는 건강으로 장수한다는 의미)이고, 건강한 사람이 아프면 갑자기 죽는다.'는 세간의 말은 이런 연유로 생긴 것이다.

• 체질과 유전

태양인, 소양인, 태음인, 소음인 여부는 혈액형처럼 유전된다. 그러나 사상체질에서 다시 8체질로 세분되는 것은 다를 수 있다. 예를 들면, 부모 한쪽이 태양인 금양체질이면 자식은 금양체질 혹은 금음체질이 될 수도 있다.

(6) 8체질 섭생의 원리

	음양	오행					자율신경타입
		목(木)	화(火)	토(土)	금(金)	수(水)	
태양인 금양체질	양	약함	보통	강함	강함	약함	교감신경긴장체질
태음인 목양체질	음	강함	보통	약함	약함	강함	부교감신경긴장체질
상추	음	강함					
포도당링거		매우 강함					
순은 장신구 (반지, 목걸이						강함	
우슬(약재)		약간 강함				강함	
천연쪽염색면 마스크							부교감신경긴장체질
돼지고기	음					강함	
인삼, 홍삼	강한 양						
양념류(생강, 고추가루 등)	양						
쇠고기	양				매우 강함		
금니					매우 강함		
비타민 A / D					매우 강함		
비타민 B				매우 강함			
천연황토염색면 마스크							교감신경긴장체질
커피							교감신경긴장체질

사람의 체질과 마찬가지로 식품이나 물질도 음양오행의 기운을 가지고 있고, 어느 기운을 어느 정도 가지고 있냐가 제각기 다르기 때문에 사람의 체질에 따라 안 맞고 다르다. 위의 표에서 글씨의 색깔이 같은 경우는 음양오행의 기운이 겹친다는 의미이니 서로 상충해서 해롭고, 파랑과 빨강으로 서로 반대 색깔인 경우는 서로 보완적이라 좋다는 의미다.

가령 위 표에 나타난 바처럼, 금양체질과 목양체질은 모든 것이 정반대의 색깔이다. 음양오행의 기운 및 자율신경타입조차 정반대다. 따라서 서로 강력하게 보완하는 상생의 관계라 서로 최고의 건강을 누릴 수 있다.

목양체질과 쇠고기를 보면 장반대의 색깔이다. 음양이 보완적이고, 목양체질의 약한 폐/대장(금 기운)을 쇠고기가 강력하게 보하고, 더욱이 목양체질은 간이 강해 담즙분비가 넘치기 때문에 이를 충분히 소진해야 하는데 쇠고기가 이런 역할을 하니 쇠고기는 목양체질에게 가장 강력한 보양식이다. 따라서 목양체질은 쇠고기만 꾸준히 먹어도 어지간한 건강문제는 다 해결된다.

이에 비해 금양체질과 쇠고기는 빨강색이 겹친다. 음양이 겹치고, 금양체질의 강한 폐/대장(금 기운)을 쇠고기가 더 강력하게 날뛰게 하고, 더욱이 금양체질은 간이 약해 담즙분비가 부족한데 쇠고기는 담즙분비를 쥐어짜니 간/담에 과부하가 걸린다. 따라서 쇠고기는 금양체질에게 가장 해로운 식품이다. 면역력이 떨어진 금양체질 노인들은 쇠고기의 이런 해로움 때문에 더 쉽게 쓰러진다.

예외적인 경우가 있다. 위의 표에서 보면 금양체질과 돼지고기는 색깔이 서로 정반대라서 음양오행의 측면에서는 아주 이상적인 상생관계이다. 음양이 서로 보완적이고, 돼지고기가 금양체질의 약한 신장/방광(수 기운)을 보한다. 따라서 간이 오장육부에서 약한 장기에 속한 금양체질이라도 간에서 생성되는 담즙분비가 과부족상태가 아니라면 기름기를 잘 제거하고 상추와 같은 충분한 야채와 곁들여 먹으면 건강상 큰 문제는 없다.

그러나 건강상태가 안 좋거나 나이가 들면 금양체질은 체질상 담즙분비가 줄기 때문에 돼지고기가 간/담에 큰 부담을 줌으로써 음양오행에서 얻는 이로움을 상쇄해버린다.

체질에 안 맞는 식품은 절대 먹어서는 안 되는가?

- 모든 식품는 음양오행의 기운뿐 아니라 다양한 영양성분을 포함하고 있다. 인삼/홍삼도 마찬가지다. 인삼/홍삼은 양적인 성질이라 양적 기운이 강한 태양인 금양체질에는 안 맞지만 금양체질이 감당할 수 있는 정도의 소량을 다른 완충해주는 약재와 함께 단기간 사용하는 것은 인삼/홍삼의 영양성분 및 약성을 활용한다는 측면에서 긍정적이다. 그러나 섭취양이 많거나 혹은 섭취량이 적더라도 장기간 사용하면 금양체질의 양적 기운이 극강해져 장부의 불균형이 심화되어 좋지 않다. 금양체질 중에서도 양적 기운이 강한 사람은 한두 번의 인삼/홍삼 섭취로도 부작용을 겪는다.

  즉 음식이든 약재든 독이냐 약이냐는 섭취량에 달렸다. 알고 보면 약은 독이지만 소량으로 약의 역할을 하는 것이다.

  아래 표는 체질에 안 맞는 식품이라도 체질에 잘 맞는 식품과 함께 섭취하면 상호간 완충이 작용해 몸에서 무난하게 받아들이는 사례를 소개한 것이다. 이렇게 음양오행이 서로 반대되는 성질을 함께 쓰는 것이 약재의 처방원리이기도 하다.

  건강한 사람이라면 지나친 체질식품으로 편식하는 불편보다 골고루 잘 먹으면 음식간에 상호 완충이 작용하기 때문에 괜찮다. 그러나 허약한 건강 때문에 음식에 민감한 경우라면 체질에 맞게 섭생하는 것이 바람직하다.

반대되는 음식 간의 상호작용을 통한 음양오행의 균형

<table>
<tr><td colspan="2">낙지 + 참기름 양념</td></tr>
<tr><td></td><td>음적인 성질인 낙지는 태양인 및 소양인 체질에 좋은 식품이다. 그러나 태음인 및 소음인에는 안 맞다.</td></tr>
<tr><td></td><td>낙지에 양적인 성질의 참기름과 고추가루를 넣은 양념을 곁들이면 음적인 기운의 태음인 및 소음인도 무난히 먹을 수 있다.</td></tr>
<tr><td colspan="2">맥주 + 치킨</td></tr>
<tr><td></td><td>맥주의 주원료인 보리는 음적인 성질이다. 그래서 맥주도 음적인 성질이라 같은 음적인 기운이 우세한 태음인 및 소음인에게 안 맞다. 양적인 기운이 우세한 태양인 및 소양인에게는 맥주가 맞다.</td></tr>
<tr><td></td><td>닭고기는 양적인 성질이라 이를 튀긴 치킨은 음적인 성질의 맥주와 잘 맞는다. 이런 원리 때문에 맥주에는 안주로 치킨이 주로 쓰이고, 태음인이나 소음인도 무난하게 맥주를 마실 수 있다.

양적인 성질의 닭은 같은 양적인 기운이 우세한 태양인 소양인에게 안 맞지만 음적인 성질의 맥주가 완충해주기 때문에 괜찮다. 다만 기름으로 튀긴 닭은 간의 담즙생성이 적은 태양인에게 부담스러울 수 있는데, 특히 나이가 들거나 몸이 아파 면역력이 떨어진 경우 몸의 처리능력도 떨어지기 때문에 문제가 될 수 있고, 젊고 건강한 경우라면 괜찮다.</td></tr>
<tr><td></td><td>생선회는 음적인 성질이라 같은 음적인 성질의 맥주와 안 맞다. 소주는 양적인 성질이라 안주로 생선회가 좋다.</td></tr>
<tr><td colspan="2">김치: 배추 + 양념</td></tr>
<tr><td></td><td>한국의 대표적인 식품인 배추김치는 음양오행의 균형이 잘 어우러진 식품이다. 각종 식물 및 해산물이 섞여 생성된 김치유산균은 특히 태양인 및 소양인에게 최고의 건강식품이다.

주원료인 배추는 음적인 성질이고 간/담에 해당하는 목(木) 기운의 야채라서 양적 기운이 우세하고 목 기운이 약한 태양인에게 맞다. 그러나 부재료로 양적인 성질의 생강, 마늘, 고추가루, 무우채, 당근, 양파 등과 같은 양념이 들어가서 음양오행의 균형을 맞춰주기 때문에 어느 체질이든 즐길 수 있다. 태음인, 소음인에게는 무우김치가 더 유익하다.

생강은 그 유익한 영양 및 약성으로 치료식품으로도 널리 쓰인다. 그러나 양적 성질이 강하기 때문에 양적 기운이 아주 강한 금양체질이 차로 마시는 것은 해롭다. 저울에 아주 미세한 무게를 더하면 저울추가 움직이지 않고 평형을 유지한다. 마찬가지로 생강이 양적인 성질이라도 양을 적게 쓰고 다른 식품을 가미해 완충이 작용하면 금양체질이라도 생강을 유익하게 활용할 수 있다.

식품 간의 이런 음양오행 상호 완충의 원리를 잘 알면 체질식품만 편식해야 한다는 제약에서 벗어나 보다 폭넓게 식품을 활용할 수 있다.</td></tr>
<tr><td colspan="2">하와이 원주민: 타로(taro: 주식), 생선(부식)</td></tr>
</table>

	하와이는 바다 한 가운데 있어서 생선이 풍족하다. 그런데 생선은 하와이 원주민의 대부분을 차지하는 태음인에게는 안 맞다. 이런 환경에서 그들은 어떻게 오늘날까지 생존을 이어왔을까? 그들은 태음인에 아주 잘 맞는 타로라는 식품을 주식으로 삼아 생선의 성질을 완충했던 것이다. 타로를 주 원료로 하는 포이(poi)라는 하와이의 전통음식은 오늘날까지 이어져오는데 원주민 아이들의 음식으로 애용된다.
냉면(메밀국수	
	메밀은 음적 성질이 매우 강한 식품이라 이를 원료한 냉면은 태음인 및 소음인에게 안 맞다. 메밀의 이런 강한 음적인 성질을 완충하기 위해 참기름, 생강, 양파, 고추가루, 쇠고기, 당근, 겨자 같은 재료가 쓰인다. 이런 부재료들은 태음인, 소음인에게 매우 유익하기 때문에 냉면의 강한 음적인 성질을 완충해준다. 태양인이라면 냉면에서 참기름, 고추가루, 쇠고기 등은 굳이 먹지 않아도 된다.

- 비타민C 혹은 비타민E 한 알은 7~8개의 멜론이나 혹은 1,670개의 아몬드에 해당하는 양의 해당 성분을 함유하고 있다. 따라서 비타민C 혹은 비타민E가 맞는 체질이라도 이런 양이라면 몸이 처리하려면 과부하가 걸릴 수밖에 없다.

  비타민A, D는 폐를 보하기 때문에 폐가 최강 장기인 태양인(금양체질, 금음체질)에게 소량이라도 해로운데 거기다 농축된 양까지 막대하니 더욱 해롭다.

  더욱이 일상의 음식속의 비타민과 합성조제한 비타민은 질적으로 다르다. 2012년에 Cochrane Library 과학저널에 발표된 한 연구에 의하면 비타민A, E 및 베타카로틴을 함유한 식이보충제가 사망률을 상당히 높인다.

  건강보충제를 통해 영양소를 섭취하는 것보다 일상의 음식을 통해 자연스럽게 섭취하는 것이 바람직하다. 한 예를 들자면, 오메가-3는 생선의 기름을 추출해 캡슐로 만들어지는데 생선기름은 추출 후 공기에 노출되자마자 바로 산폐가 시작된다. 뉴질랜드에서 행해진 한 연구에 의하면 판매되는 오메가-3의 83%가 산폐된 것으로 밝혀졌다. 이렇게 산폐된 오메가-3는 염증과 심혈관에 문제를 야기시킨다.

  동일한 음식이라도 체질에 따라 반응이 다르다는 점을 감안해볼 때 모든 사람에게 동일한 기준을 적용해 제시한 WHO의 권장량이라는 것은 의미가 없다. 각 체질마다 요구되는 비타민의 종류가 다르기 때문에 종합비타민제를 섭취하는 것은 바람직하지 않다.

- 음식이 돈이냐 약이냐는 섭취량에 달렸다. 곡식, 과일, 야채, 육고기, 생선 혹은 무엇이든 모든 식품은 본질적으로 천연 화학물질이다. 따라서 체질에 맞는 식품이라도 필요량 이상 섭취하는 것은 좋지 않다.

카페인 함유 커피를 예를 들면, 그것이 체질에 맞더라도 빈번히 마시기보다 필요할 때 마시는 약물로 받아들여야 한다. 섭생표에는 커피가 부교감신경긴장체질인 태음인 및 소양인에 맞는 것으로 표시되었지만 이 체질이라도 하루 한두 잔으로 제한하는 것이 좋다.

이러한 섭취량 제한은 커피뿐 아니라 녹차, 국화차, 생강차, 모과차, 대추차, 율무차, 인삼차/홍삼차 등과 같은 모든 차에 적용된다.

Chapter 3
8체질 섭생

Chapter 3
8체질 섭생

[1] 8체질 섭생의 원리

앞 Chapter에서 음양오행의 힘에 대한 체질별 다양한 반응에 대해 설명했다. 이 Chapter에 있는 각 체질별 섭생표는 이러한 원리로 작성된 것이다.

모든 식품은 음양오행의 기운뿐 아니라 다양한 영양소 및 약성을 함유하고 있다. 이런 모든 요소 중에서 음양오행이 주인이고 영양소는 종이다. 음양오행에 맞춰 음식을 선택하면 각 체질별로 다르게 요구되는 영양소는 자연적으로 충족된다.

가장 상징적인 예를 들어보자. 보리에는 디아스타제라는 소화효소가 풍부하기 때문에 소화력이 가장 약한 수음체질에 가장 좋은 식품이 일 것 같지만 보리는 가장 냉한 음적인 식품이기 때문에 가장 음적인 체질의 수음체질은 위가 냉해져서 무력해지기 때문에 가장 해로운 식품이다. 즉, 영양소가 음양오행에 종속되는 예이다. 이에 비해 소화력이 가장 강한 토양체질은 보리가 위열을 꺼주기 때문에 혈당조절을 용이하는 등 이로운 식품이고, 미역은 위열을 상승시키는 역할을 하기 때문에 토양체질이 미역국을 먹으면 좋지 않다.

즉, 식품이 가지는 음양오행의 성질이 사람의 약장부에 기운을 주면 생체에너지를 높이니까 좋은 식품, 반대로 강장부에 기운을 주면 생체에너지를 저하시키니까 나쁜 식품으로 구분한다.

간이 약한 금양체질, 금음체질을 예로 들어보자. 이 체질은 간이 약하기 때문에 양질의 탄수화물을 충분히 섭취해야 대사를 거쳐 충분한 포도당을 얻을 수 있다. 포도당은 약한 간에 기운을 준다. 이러한 생리적 필요 때문에 이 체질은 침에서 탄수화물 분해 효소인 아밀라제가 풍부하게 배출되어 탄수화물 식품이 입에서 땅기고 소화도 쉽게 잘 시킨다.

기계나 로버트는 그것을 구성하는 부품을 교체하고 소모품을 보충해주면 작동을 유지할 수 있다. 그러나 생명체는 부품을 모아 전체를 완성하는 조립의 개념이 아니다. 다 자란 나무는 그 부피만큼의 현 구성물질을 공급받아 완성된 것이 아니고, 전혀 이질적인 바람, 햇빛, 물, 영양분을 공급받아 생명현상을 통해 거대한 나무로 성장한 것이다. 소는 그 만큼의 뼈와 살을 섭취해서 성장한 것이 아니고, 전혀 이질적인 풀과 물을 섭취하고 햇빛을 받아 생명현상을 통해 뼈와 살을 이룬다. 호랑이는 고기만 먹고도 소처럼 뼈와 살을 갖춘다.

사람의 생명현상도 이와 같다. 우리 몸을 구성하는 무슨 무슨 성분을 보충해주는 식이 아니라 그 체질에 필요한 음식을 섭취해 경이로운 생명현상을 통해 섭취한 것과 전혀 다른 몸으로 변환한다. 소처럼 채식 위주의 식생활이 필요한 태양인(금양체질, 금음체질), 호랑이처럼 육식과 뿌리식품 위주의 식생활이 필요한 태음인(목양체질, 목음체질) 식으로 구분이 필요하다. 현대의 영양학, 과학만으로 이런 생명현상을 풀어낼 수 없다.

건강검진을 통해 무슨 무슨 영양소가 부족하다 하면 그 영양소를 보충하기 위해 건강식품을 섭취한다. 그러나 특정 영양소 부족은 병의 원인이 아니라 결과이다. 구멍난 항아리에 아무리 물을 넣어도 새나간다. 물이 새지 않게 구멍을 막아야 하듯이 영양소 부족을 야기한 근본 원인을 제거해야 한다. 근본원인은 대부분 식생활과 관련된다. 8체질 섭생을 통해 장부불균형이 완화되고 면역력이 회복되면 영양소 결핍 문제는 저절로 해소된다. 외부에서 강제적으로 결핍 영양소를 주입하게 되면 간과 신장에 부담만 가중된다.

영양소는 식품을 통해 자연스럽게 섭취해야 한다. 예를 들면, 천연 칼슘제인 모싯잎은 우유의 48배이고, 톳은 15배의 칼슘을 함유한다. 천연 철분제인 톳은 우유의 550배의 철분을 함유한다. 새우젓, 함초, 소금에도 칼슘, 철분, 마그네슘, 타우린, 요오드 등의 미네랄이 많아 평소 짭잘하게 먹으면 걱정할 게 없다. 나는 약사인 와이프가 세 아들에게 건강식품 먹인 것을 본 적이 없다. 건강전문가이니 영향보충제의 장기적 효과가 오히려 부정적이라는 것을 알기 때문이다.

나는 30대 때 푸르덴셜생명보험 가입을 위해 정밀피검사를 받았는데 검사결과가 나빠 생명보험 가입을 거절당했다. 그동안 어떤 약이나 건강식품도 섭취하지 않았지만 수십 년의 세월이 흐른 현재 8체질 섭생 덕분에 어떤 질병도 없이 건강을 누리고 있다.

왜 병이 나는가? 각 체질 고유 음양오행 상태를 무시하고 종의 위치에 있는 영양소를 주인 위치에 놓고 식품을 잘못 선택해 체질 고유의 음양오행의 상태가 와해되어 면역력이 약해졌기 때문이다. 음식으로 생긴 병이니 음식으로 바로 잡아줄수 있다.

현대의학은 제1순환계인 혈관 기반이니 종인 아날로그 기반 치료다. 8체질은 제3순환계인 경락(=프리모관) 기반이니 주인인 음양오행 기반의 치료다. 면역력 약화로 인한 원인 모를 증상을 현대의학이 대처하지 못하는 이유다. 현대의학은 이제 막 제2순환계인 림프관을 이용한 면역치료법에 첫걸음을 시작했다. 수백 년이 흐르면 현대의학이 제3순환계 경락에 첫걸음을 시작할까.

8체질은 현대의학에게는 수백 년 후의 미래이니 평범한 사람도 8체질을 알면 현대의학의 천재/수재 전문가보다 우위에 있다. 마치 총을 가진 평범한 사람이 일당백의 옛 로마검투사를 이길 수 있는 것과 같다.

• 체질섭생 상식

- 체질에 맞는 식품이라도 조리법에 따라 해로울 수 있다. 푸른잎채소 태양인에게 맞더라도 참기름, 들기름, 식용유를 많이 사용한 경우 속이 불편할 수 있다.

  이에 반해, 체질에 안 맞는 식품이라도 조리법에 따라 섭취하기에 무난할 수도 있다. 가령 푸른잎채소는 태음인에 해롭지만 충분한 참기름과 고추가루를 넣어 요리하면 재료 상호간에 완충이 작용해 괜찮다.

  낙지는 태음인, 소음인에게 맞지 않지만 이를 완충하기 위해 참기름, 고추가루, 겨자를 듬뿍 넣은 양념장에 찍어 먹는다. 간이 약하고 양적 기운이 강한 태양인은 다른 양념을 택하거나 낙지 위주로 먹는 것이 속이 편하다.

  식혜는 음적인 성질의 보리를 발아해 만든 거라 태음인, 소음인에 맞지 않지만 강한 양적 성질의 생강을 넣으면 태음인, 소음인도 무난히 섭취할 수 있다. 그러나 생강이 너무 많이 들어가면 가장 강한 양적 기운을 지닌 태양인 금양체질은 속이 불편할 수 있다.

- 체질에 맞는 식품이라도 몸의 상태에 따라 불편을 겪을 수 있다. 이를 감안해 음식을 섭취해야 한다.

  1) 마시는 물의 온도도 체질에 따라 달리 제시되었지만 너무 차거나 너무 뜨거운 것은 좋지 않다. 찬물이 태양인, 소양인에게 맞다 하더라도 몸의 상태가 좋지 않을 때는 너무 차지 않게 마시는 것이 무난하다. 태음인, 소음인에게 따뜻한 물이 좋더라도 너무 뜨거우면 식도에 부담을 줄 수 있다.

  2) 장에 탈이 났을 때는 생선회, 과일 같은 풋것이 상태를 악화시킬 수 있다. 그럴 경우는 익힌 음식 위주로 섭취해야 한다. 건강문제가 없더라도 익히지 않는 음식의 소화력이 떨어질 때는 양을 줄여서 섭취한다.

- 8체질섭생에 의하면 쇠고기, 우유, 유제품 등은 태양인에게 해로운 식품으로 구분했다. 8체질섭생을 모르는 집안에서 아이들은 자랄 때 이런 식품을 섭취하는데 이를 어떻게 설명할 것인가? 사람은 어릴수록 타고난 면역력이 강하기 때문에 체질에 안 맞는 식품이라도 성인보다 처리능력이 높다. 아이라도 체질에 해로운 식품에 민감하게 반응하는 아이도 있는데 그럴 경우 8체질섭생을 잘 지키는 것이 좋다.

[2] 체질별 섭생표

(1) 태양인 금양체질

꼭 필요한 식품	<동물성단백질> 대부분의 바다생선, 조개류(패구류), 흰살생선 <탄수화물> 쌀(백미), 메밀쌀 <채소-잎, 줄기채소> 푸른잎채소(배추, 양배추, 상추 등) <약재류> 포도당주사, 포도당가루, 오가피, 야관문, 헛개나무, 식이유황 <종합> 천연쪽염색 침구류/의복, 잘 익은 (맵지 않은) 배추김치, 체질식초 (산죽식초-가장 권장함, 감식초, 메밀식초, 어성초식초, 와송식초, 블루베리식초 등)
유익한 식품	<동물성단백질> 계란흰자, 굴, 새우/게(갑각류), 붉은살생선 <식물성단백질> 검은콩, 된장, 두부 <탄수화물> 메조, 녹두, 발아현미 <채소-잎, 줄기채소> 고사리, 오이, 취나물, 미나리, 애호박 <해조류> 김 <과일> 검정포도Campbell(한국포도), 청포도, 참외, 딸기, 파인애플, 바나나, 그린키위, 감, 복분자, 복숭아, 자두, 체리, 앵두, 살구, 무화과 <약재류> 모과 <음료> 찬물(음용), 산성수, 얼음, 모과차, 매실차(황매실), 보이차 <광물> 은(은장신구) <신체활동> 푸른색 선글라스, 수영(냉수욕), 내쉬기를 길게 하는 호흡, 각탕법 <종합> 구연산
자주 먹으면 해로운 식품	<식물성단백질> 팥, 완두콩, 강낭콩 <탄수화물> 보리, 옥수수, 숭늉, 누룽지, 호밀 <근채류-뿌리채소> 감자, 고구마 <오일> 카놀라유, 올리브유, 포도씨유, 코코넛오일 <채소-잎, 줄기채소> 무청, 시금치, 부추, 깻잎, 파프리카, 가지, 토마토, 아보카도, 두릅, 샐러리 <해조류> 미역, 다시마 <과일> 아오리사과, 골드키위, 수박, 메론, 파파야, 블루베리, 크린베리, 코코넛 <약재류> 비타민B, 비타민C, 비타민E, 알로에 <음료> 녹차(닭고기, 오리고기 같은 열성 식품 섭취시 완충역할) <기호식품, 주류> 코코아(초코렛), 맥주, 와인, 쌀막걸리(아스파탐 같은 인공감미료 무첨가제품), 정종, 증류소주 <종합> 발아현미흑초(식초)

해로운 식품	<동물성단백질> 치즈, 계란노른자 <식물성단백질> 견과류(땅콩, 아몬드, 캐슈, 너트, 은행, 호도, 밤, 잣, 도토리) <탄수화물> 찹쌀, 현미, 수수, 귀리 <근채류-뿌리채소> 무, 당근, 연근 <오일> 들기름, 참기름, 콩기름, 옥수수유 <채소-잎, 줄기채소> 누런호박, 일반버섯(송이, 표고, 느타리) <양념류> 고추(고춧가루, 청고추), 파, 양파, 생강, 계피, 겨자, 후추, 카레 등 열성향신료, 설탕 <과일> 배, 귤, 오렌지, 자몽, 레몬, 라임, 망고, 석류, 오디열매, 리치 <약재류> 구기자, 부자, 상황버섯, 유자, 매실, 산수유, 스쿠알렌, 비타민A, 비타민D <음료> 카페인음료(커피, 차, 박카스), 더운물(음용), 알칼리성 음료수, 가공음료수 <기호식품, 주류> 위스키, 데킬라, 보드카, 소주(화학주) <광물> 옥 <신체활동> 들이마시기를 길게 하는 호흡
금해야 할 식품	<동물성단백질> 쇠고기, 돼지고기, 닭고기, 오리고기, 개고기, 염소고기(흑염소중탕), 우유, 유제품, 버터, 민물생선(장어, 미꾸라지), 단백질 보충제 <식물성단백질> 두유, 메주콩, 청국장, 땅콩, 아몬드, 캐슈너트, 일반견과류, 은행, 호두, 밤, 잣, 도토리 <탄수화물> 밀가루, 율무 <근채류-뿌리채소> 우엉, 마, 비트, 생강, 도라지, 토란, 더덕 <허브, 양념류> 생강, 마늘 <과일> 사과 <약재류> 산삼, 인삼(홍삼), 녹용, 꿀, 대추, 칡, 오미자, 영지버섯 <기호식품, 주류> 술, 담배 <음료> 국화차, 페퍼민트(박하)차, 생강차, 대추차, 율무차, 쌍화차, 인삼차(홍삼차) <광물> 금(금니) <신체활동> 싸우나탕(발한), 오랜 일광욕 <종합> 브라운색 선글라스, 천연황토 침구류/의복, 원적외선찜질

- 태양인은 간의 해독기능이 약해 무슨 약이든지 효과보다 해가 더 많다. 간을 인체의 화학공장이라 하는데 취약한 간의 해독 기능 때문에 화학첨가물이 많이 함유되는 바깥 음식에 탈이 잘 난다. 간의 담즙생성이 적어 모든 육고기, 기름기 많은 음식, 식용류로 튀긴 음식이 해롭다. 태양인은 폐가 가장 강한 장기에 속하니 폐를 보하는 밀가루가 안 맞다. 소→소고기→우유→(동물성)요구르트 이런 식으로 연결되는 식품이 안 맞다.

  따라서 이 다섯 가지(화학첨가물, 육고기, 기름으로 튀긴 음식, 밀가루, 유제품) 해로운 요소를 골고루 포함하는 식품은 아주 해롭다. 피자, 햄버거, 트랜스지방이 함유된 빵/과자, 햄, 소지 등이 이런 류의 식품이다. 체질에 안 맞는 식품을 섭취하면 인체는 여러가지 부정적인 신호를 보낸다. 식욕감소, 두통, 노곤함, 졸림, 눈의 피로감, 코의 불편함, 소변 탁함, 변비 등.

산업화 이전 농경사회에서 곡식과 채식 위주의 식생활을 하던 시절에는 건강하던 태양인은 산업화로 위에 언급한 식품이 식단을 차지하면서 건강문제를 겪고 있다.

◇ 8체질과 식품반응 사례 https://cafe.naver.com/8sunway/365

- 간이 상대적으로 적기 때문에 복부에서 차지하는 면적이 적어 숙여지지 않도록 항상 허리를 펴고 서있는 시간을 많이 갖는 것이 건강의 비결이다.

- 태양인 금양체질은 신장/방광에 해당하는 수(水) 기운이 부족하다. 은(silver)은 수 기운을 보하기 때문에 은 장신구가 금양체질에 매우 유익하다. 이에 비해 태양인 금음체질은 신장/방광에 해당하는 수(水) 기운이 매우 강하기 때문에 은이 해롭다. 금양체질과 금음체질을 구분할 때 이런 차이를 이용해 오링테스트를 할 수 있다.

  필자는 금양체질인데 상한 게를 먹고 3시간후 두드러기를 겪었는데 양손에 은반지를 끼고 30분이 지나자 증상이 사라진 경험을 한 적이 있다.

(2) 태양인 금음체질

꼭 필요한 식품	<동물성단백질> 대부분의 바다생선, 조개류(패구류), 흰살생선 <탄수화물> 발아현미, 쌀(백미), 메밀쌀 <채소-잎, 줄기채소> 푸른잎 채소(배추, 양배추, 상추 등) <약재류> 포도당주사, 포도당가루, 오가피, 헛개나무, 식이유황 <종합> 천연쪽염색 침구류/의복, 잘 익은 (너무 맵지 않은) 배추김치, 체질식초(감식초, 어성초식초, 오가피식초, 블루베리식초 등)
유익한 식품	<동물성단백질> 계란흰자, 붉은살생선, 복어 <식물성단백질> 완두콩, 강남콩, 된장, 두부 <탄수화물> 메조, 녹두, 숭늉, 누룽지 <채소-잎, 줄기채소> 부추, 시금치, 고사리, 오이, 애호박, 취나물, 미나리, 깻잎, 숙주나물, 참나물, 청경채, 취나물, 가지, 브로콜리, 셀러리, 세발나물, 비름나물, 포항초, 겨자채, 콜리플라워 <해조류> 김 <과일> 검정포도Campbell(한국포도), 청포도, 참외, 딸기, 파인애플, 바나나, 키위, 감, 복분자, 복숭아, 자두, 체리, 앵두, 살구, 무화과 <약재류> 모과 <음료> 찬물(음용), 산성수, 얼음, 모과차, 유자차, 매실차(황매실), 보이차 <신체활동> 푸른색 선글라스, 수영(냉수욕), 내쉬기를 길게 하는 호흡, 각탕법 <종합> 구연산, 발아현미흑초(식초)

자주 먹으면 해로운 식품	<동물성단백질> 새우 / 게(갑각류) <식물성단백질> 팥, 완두콩, 강낭콩 <탄수화물> 찹쌀, 보리, 옥수수, 호밀 <근채류-뿌리채소> 감자, 고구마 <오일> 카놀라유, 올리브유, 포도씨유, 코코넛오일, 옥수수유 <근채류-뿌리채소> 생강 <채소-잎, 줄기채소> 깻잎, 파프리카, 토마토, 아보카도, 두릅, 무청, 샐러리 <해조류> 미역, 다시마 <양념류> 고추(고춧가루, 청고추), 파, 양파, 생강, 계피, 겨자, 후추, 카레 등 열성향신료 <과일> 아오리사과, 수박, 메론, 귤, 오렌지, 자몽, 레몬, 라임, 망고, 파파야, 블루베리, 크린베리, 코코넛 <약재류> 비타민B, 비타민C, 비타민E <음료> 생강차, 더운물(음용) <기호식품, 주류> 코코아(초코렛), 맥주, 와인, 쌀막걸리(아스파탐 같은 인공감미료 무첨가제품), 정종, 소주(증류소주)
해로운 식품	<동물성단백질> 치즈, 계란노른자, 굴 <식물성단백질> 견과류(땅콩, 아몬드, 캐슈, 너트, 은행, 호도, 밤, 잣, 도토리) <탄수화물> 현미, 수수, 귀리 <근채류-뿌리채소> 무, 당근, 연근 <오일> 들기름, 참기름, 콩기름, 옥수수유 <채소-잎, 줄기채소> 누런호박, 일반버섯(송이, 표고, 느타리) <양념류> 설탕 <과일> 사과, 배, 석류, 오디열매, 리치 <약재류> 산삼, 인삼(홍삼), 꿀, 유자, 대추, 구기자, 부자, 상황버섯, 매실(청매실), 산수유, 스쿠알렌, 알로에, 비타민A, 비타민D <음료> 카페인음료(커피, 차, 박카스), 녹차, 옥수수차, 대추차, 알칼리성음료수, 가공음료수, 인삼차(홍삼차), 페퍼민트(박하)차, 두충차, 둥글레차, 구기자차, 결명자차, 홍차 <기호식품, 주류> 위스키, 데길라, 보드카, 소주(화학주) <광물> 은, 옥 <신체활동> 들이마시기를 길게 하는 호흡

금해야 할 식품	<동물성단백질> 쇠고기, 돼지고기, 닭고기, 오리고기, 개고기, 염소고기(흑염소중탕), 우유, 유제품, 버터, 민물생선(장어, 미꾸라지), 단백질 보충제 <식물성단백질> 두유, 콩, 메주콩, 청국장, 땅콩, 아몬드, 캐슈너트, 일반견과류, 은행, 호두, 밤, 잣, 도토리 <탄수화물> 밀가루, 율무 <근채류-뿌리채소> 우엉, 마, 비트, 도라지, 토란, 더덕 <허브, 양념류> 마늘 <약재류> 녹용, 칡, 오미자, 영지버섯 <기호식품, 주류> 술, 담배 <음료> 이온음료수, 국화차, 율무차, 쌍화차, 칡차, 가공음료수 <광물> 금(금니) <신체활동> 브라운색 선글라스, 싸우나탕(발한), 오랜 일광욕 <종합> 천연황토 침구류/의복, 원적외선찜질

- 태양인은 간의 해독기능이 약해 무슨 약이든지 효과보다 해가 더 많다. 간을 인체의 화학공장이라 하는데 취약한 간의 해독 기능 때문에 화학첨가물이 많이 함유되는 바깥 음식에 탈이 잘 난다. 간의 담즙생성이 적어 모든 육고기, 기름기 많은 음식, 식용류로 튀긴 음식이 해롭다. 태양인은 폐가 가장 강한 장기에 속하니 폐를 보하는 밀가루가 안 맞다. 소→소고기→우유→(동물성)요구르트 이런 식으로 연결되는 식품이 안 맞다.

  따라서 이 다섯 가지(화학첨가물, 육고기, 기름으로 튀긴 음식, 밀가루, 유제품) 해로운 요소를 골고루 포함하는 식품은 아주 해롭다. 피자, 햄버거, 트랜스지방이 함유된 빵/과자, 햄, 소지 등이 이런 류의 식품이다. 체질에 안 맞는 식품을 섭취하면 인체는 여러가지 부정적인 신호를 보낸다. 식욕감소, 두통, 노곤함, 졸림, 눈의 피로감, 코의 불편함, 소변 탁함, 변비 등.

  산업화 이전 농경사회에서 곡식과 채식 위주의 식생활을 하던 시절에는 건강하던 태양인은 산업화로 위에 언급한 식품이 식단을 차지하면서 건강문제를 겪고 있다.

  ◇ 8체질과 식품반응 사례 https://cafe.naver.com/8sunway/365

- 태양인 금음체질에 거의 모든 해산물이 유익하지만 몸의 상태에 따라 처리능력이 떨어지는 경우 섭취량을 줄이는 것이 바람직하다. 등푸른생선, 비늘 없는 고기(갈치 등), 붉은살생선(참치 등) 등이 이에 해당된다.

- 같은 태양인이어도 금양체질은 더 양(陽)적이라 인삼/홍삼 같은 양적인 식품에 대한 부작용이 빨리 나타난다. 금음체질은 서서히 나타나는 편이다. 태양인은 양(陽)적이고 간이 약해 푸른잎채소가 좋지만 금음체질은 건강이 좋지 않은 상태에서 추위를 타는 경우 푸른잎채소를 너무 많이 섭취하면 속이 차져서 불편할 수 있다. 이런 때는 생강차이나 대추차 같은 양(陽)적 음료를 조금 마셔주면 나아진다.

- 만약 새우알러지가 있는 금음체질이라면 머리와 내장을 제거하고 먹으면 괜찮다. 굴은 익혀서 먹으면 탈날 염려가 없다. 장부구조상 물을 많이 마시는 경우 대사가 떨어지니 물이 땅기는 만큼 적당히 마신다. 특히 식사 때 수분섭취가 많으면 불편할 수 있으니 식후 따로 수분을 섭취하는 것이 좋다.

(3) 태음인 목양체질

꼭 필요한 식품	<동물성단백질> 쇠고기 <식물성단백질> 된장 <탄수화물> 밀가루 <오일> 들기름, 참기름, 콩기름, 옥수수유, 카놀라유 <근채류-뿌리채소> 무, 당근, 마, 연근, 감자, 고구마 <양념류> 마늘 <과일> 배 <신체활동> 싸우나탕(발한)
유익한 식품	<동물성단백질> 닭고기, 오리고기, 개고기, 염소고기(흑염소중탕), 우유(온하게), 유제품, 버터, 치즈, 계란노른자 <식물성단백질> 콩, 메주콩, 완두콩, 강남콩, 청국장, 두유, 두부, 땅콩, 아몬드, 캐슈너트, 일반견과류, 은행, 호두, 밤, 잣, 도토리 <탄수화물> 쌀(백미), 현미, 찹쌀, 수수, 옥수수, 율무, 숭늉, 누룽지, 귀리 <근채류-뿌리채소> 비트, 생강, 도라지, 토란, 더덕, 우엉 <채소-잎, 줄기채소> 호박(누런호박, 애호박), 가지, 토마토, 아보카도, 일반버섯(송이, 표고, 느타리) <양념류> 파, 양파, 생강, 계피, 겨자, 후추, 카레 등 열성향신료, 설탕, 열성향신료가 맞으니 매운 김치 맞음 <과일> 사과, 귤, 오렌지, 자몽, 레몬, 라임, 망고, 수박, 메론, 리치 <약재류> 산삼, 인삼(홍삼), 꿀, 녹용, 칡, 대추, 유자, 스쿠알렌, 비타민A, D <음료> 국화차, 생강차, 대추차, 율무차, 인삼차(홍삼차), 더운물(음용), 알칼리성 음료수 <광물> 금(금니), 옥 <신체활동> 들이마시기를 길게 하는 호흡, 일광욕, 등산(자연림)
자주 먹으면 해로운 식품	<동물성단백질> 돼지고기, 민물생선(장어, 미꾸라지), 계란흰자 <탄수화물> 보리, 메조, 녹두, 호밀 <오일> 올리브유, 코코넛오일 <채소-잎, 줄기채소> 시금치, 취나물, 미나리, 파프리카, 깻잎, 부추, 두릅, 샐러리 <해조류> 미역, 다시마, 김 <양념류> 고추(고춧가루, 청고추) <과일> 참외, 딸기, 바나나, 파인애플, 키위, 석류, 파파야, 복숭아, 자두, 체리, 앵두, 살구, 블루베리, 오디열매, 코코넛 <약재류> 부자, 오미자, 매실, 상황버섯, 비타민B <음료> 카페인음료(커피, 차, 박카스), 쌍화차, 찬물(음용), 얼음 <기호식품, 주류> 코코아, 정종, 청주, 소주(증류소주), 위스키, 보드카

해로운 식품	<탄수화물> 메밀, 보리 <오일> 포도씨유 <채소-잎, 줄기채소> 푸른잎 채소(배추, 양배추, 상추), 고사리, 오이, 무청 <과일> 검정포도Cambell(한국포도), 크랜베리, 감, 복분자, 무화과, 크랜베리 <약재류> 구기자, 영지버섯, 모과, 산수유, 비타민E <음료> 녹차, 모과차, 산성수, 가공음료수 <기호식품, 주류> 맥주, 데킬라, 쌀막걸리, 소주(화학주) <신체활동> 수영(냉수욕), 내쉬기를 길게 하는 호흡
금해야 할 식품	<동물성단백질> 대부분의 바다생선, 조개류(패구류), 굴, 새우, 게(갑각류), 흰살생선, 붉은살생선, 복어 <식물성단백질> 팥 <과일> 청포도 <약재류> 포도당주사, 포도당가루, 알로에 <기호식품, 주류> 담배, 와인 <광물> 은

- 72세의 건강한 목양체질 남성이 있는데 젊었을 때부터 고혈압이었다. 그는 고혈압 말고는 다른 질환이 없이 건강했다. 그가 젊었을 적부터 고혈압인데 72세인 지금까지 건강하다는 게 이상하지 않는가? 고혈압이 지속되면 당뇨나 여러 혈관질환이 있어야 하는데 다른 데는 다 정상이다. 이는 무엇을 의미하냐면 그는 타고난 고혈압 체질이라 약을 쓰기보다 그런 상태를 유지하는 것이 건강에 좋다는 의미이다.

  건강한 목양체질은 권장 혈압 140-150mmHg 범위보다 높은 것이 정상이다. 이 체질이 고혈압 상태를 병으로 여겨 약을 복용해 강제로 혈압을 떨어뜨리면 오히려 몸에 기력이 빠져 일을 하지 못한다. 혈압이 180/90mmHg인 목양체질이 의사의 권고로 140mmHg으로 낮추자 아파서 일을 못한 사례가 있다.

- 육식은 담즙의 분비를 촉진하고 이런 소진활동으로 인해 지나치게 강한 간/담에 해당하는 목(木)의 기운이 가라앉으면서 상대적으로 약한 토(土: 비장/위장에 대응되는 기운)과 금(金: 폐/대장에 대응되는 기운) 기운이 올라가면서 장부의 불균형이 완화되고, 그 결과 면역력이 강화된다. 반대로, 푸른잎채소는 강한 간/담에 해당하는 목(木)의 기운을 더 날뛰게 하고, 그 결과 장부의 불균형이 심화되면서 면역력이 저하되니 섭취를 최소화한다.

(4) 태음인 목음체질

꼭 필요한 식품	<동물성단백질> 쇠고기, 돼지고기 <식물성단백질> 된장 <탄수화물> 밀가루, 율무 <근채류-뿌리채소> 무, 당근, 마, 연근 <양념류> 마늘 <과일> 배 <음료> 율무차 <신체활동> 싸우나탕(발한)
유익한 식품	<동물성단백질> 우유(온하게), 유제품, 버터, 치즈, 계란노른자 <식물성단백질> 콩, 메주콩, 완두콩, 강남콩, 팥, 청국장, 두유, 두부, 땅콩, 아몬드, 캐슈너트, 일반견과류, 은행, 호두, 밤, 잣, 도토리 <탄수화물> 쌀(백미), 수수, 옥수수, 귀리 <오일> 들기름, 콩기름, 옥수수유, 카놀라유 <근채류-뿌리채소> 감자, 고구마, 비트, 도라지, 토란, 더덕, 우엉 <채소-잎, 줄기채소> 호박(누런호박, 애호박), 가지, 아보카도, 일반버섯(송이, 표고, 느타리) <양념류> 설탕 <과일> 수박, 메론, 리치 <약재류> 녹용, 칡, 오미자, 스쿠알렌, 비타민A, D <음료> 국화차, 더운물(음용), 알칼리성 음료수 <광물> 금(금니), 옥 <신체활동> 들이마시기를 길게 하는 호흡, 일광욕, 등산(자연림)
자주 먹으면 해로운 식품	<동물성단백질> 닭고기, 오리고기, 개고기, 염소고기(흑염소중탕), 민물생선(장어, 미꾸라지), 계란흰자 <탄수화물> 현미, 보리, 메조, 녹두, 숭늉, 누룽지, 호밀 <오일> 참기름, 올리브유, 코코넛오일 <근채류-뿌리채소> 생강 <채소-잎, 줄기채소> 시금치, 토마토, 취나물, 미나리, 파프리카, 깻잎, 부추, 두릅, 샐러리 <해조류> 미역, 다시마, 김 <양념류> 고추(고춧가루, 청고추), 파, 양파, 계피, 겨자, 후추, 카레 등 열성향신료 <과일> 사과, 귤, 오렌지, 자몽, 레몬, 라임, 망고, 참외, 딸기, 바나나, 키위, 파인애플, 석류, 파파야, 복숭아, 자두, 체리, 앵두, 살구, 무화과, 오디열매, 블루베리, 코코넛 <약재류> 매실, 알로에, 상황버섯, 비타민B, C, E <음료> 카페인음료(커피, 차, 박카스), 생강차, 쌍화차, 찬물(음용), 얼음 <기호식품, 주류> 코코아, 정종, 청주, 소주(증류소주), 위스키, 데킬라, 보드카

해로운 식품	<탄수화물> 메밀, 찹쌀 <오일> 포도씨유 <채소-잎, 줄기채소> 푸른잎 채소(배추, 양배추, 상추), 고사리, 오이, 무청 <과일> 검정포도Cambell(한국포도), 크랜베리, 감, 복분자 <약재류> 꿀, 대추, 부자, 산삼, 인삼(홍삼), 구기자, 부자, 영지버섯, 모과, 산수유, 유자 <음료> 녹차, 모과차, 대추차, 인삼차(홍삼차), 산성수, 가공음료수 <기호식품, 주류> 맥주, 쌀막걸리, 소주(화학주) <광물> 은 <신체활동> 수영(냉수욕), 내쉬기를 길게 하는 호흡
금해야 할 식품	<동물성단백질> 대부분의 바다생선, 조개류(패구류), 굴, 새우, 게(갑각류), 흰살생선, 붉은살생선, 복어 <과일> 청포도 <약재류> 포도당주사, 포도당가루 <기호식품, 주류> 담배, 와인

- 육식은 담즙의 분비를 촉진하고 이런 소진활동으로 인해 지나치게 강한 간/담에 해당하는 목(木)의 기운이 가라앉으면서 상대적으로 약한 수(水: 신장/방광장에 대응되는 기운)과 금(金: 폐/대장에 대응되는 기운) 기운이 올라가면서 장부의 불균형이 완화되고, 그 결과 면역력이 강화된다. 반대로, 푸른잎채소는 강한 간/담에 해당하는 목(木)의 기운을 더 날뛰게 하고, 그 결과 장부의 불균형이 심화되면서 면역력이 저하되니 섭취를 최소화한다.

(5) 소양인 토양체질

꼭 필요한 식품	<동물성단백질> 쇠고기, 돼지고기, 복어 <식물성단백질> 된장 <약재류> 산수유
유익한 식품	<동물성단백질> 우유(냉), 유제품, 버터, 치즈, 계란노른자/흰자, 대부분의 바다생선, 민물생선(장어, 미꾸라지), 조개류(패구류), 굴, 새우, 게(갑각류), 흰살생선 <식물성단백질> 콩, 메주콩, 완두콩, 강낭콩, 팥, 청국장, 두유, 두부, 땅콩, 아몬드, 캐슈너트, 일반 견과류, 검은콩 <탄수화물> 쌀(백미), 보리, 메밀, 메조, 녹두, 밀가루, 귀리, 호밀 <오일> 들기름, 콩기름, 카놀라유, 올리브유, 포도씨유, 코코넛오일 <근채류-뿌리채소> 무, 당근, 연근 <채소-잎, 줄기채소> 푸른잎 채소(배추, 양배추, 상추 등), 고사리, 오이, 무청, 취나물, 미나리, 호박(누런호박, 애호박), 아보카도, 두릅, 일반버섯(송이, 표고, 느타리 등) <양념류> 설탕 <과일> 아오리사과, 배, 수박, 메론, 검정포도Campbell(한국포도), 청포도, 참외, 딸기, 파인애플, 바나나, 그린키위, 석류, 블루베리, 감, 복분자, 크린베리, 오디열매, 코코넛, 무화과, 리치 <약재류> 구기자, 영지버섯, 알로에, 비타민E, 포도당주사, 포도당가루 <음료> 찬물(음용), 알칼리성 음료수, 얼음 <광물> 금, 금니, 은 <신체활동> 싸우나탕(발한), 들이마시기를 길게 하는 호흡, 일광욕, 등산(자연림)
자주 먹으면 해로운 식품	<동물성단백질> 붉은살 생선 <탄수화물> 수수, 옥수수, 율무 <오일> 옥수수유 <근채류-뿌리채소> 비트, 감자, 고구마 <채소-잎, 줄기채소> 시금치, 부추, 깻잎, 파프리카, 가지, 샐러리 <양념류> 마늘 <해조류> 김 <과일> 골드키위, 파파야, 복숭아, 자두, 체리, 앵두, 살구 <약재류> 모과, 스쿠알렌, 비타민A, D, C <음료> 카페인 음료(커피, 차, 박카스 등), 녹차, 율무차, 모과차, 더운물(음용) <기호식품, 주류> 코코아(초코렛), 위스키, 데길라, 보드카, 맥주, 와인, 쌀막걸리, 정종, 청주, 소주(증류소주) <광물> 옥 <신체활동> 수영(냉수욕)

해로운 식품	<식물성단백질> 은행, 호두, 밤, 잣, 도토리 <탄수화물> 숭늉, 누룽지 <오일> 참기름 <근채류-뿌리채소> 마 <채소-잎, 줄기채소> 토마토 <약재류> 녹용, 상황버섯, 매실, 오미자, 칡, 비타민B <음료> 국화차, 더운물(음용), 산성수, 가공음료수 <주류> 소주(화학주) <신체활동> 내쉬기 길게 하는 호흡
금해야 할 식품	<동물성단백질> 닭고기, 오리고기, 개고기, 염소고기(흑염소중탕) <탄수화물> 현미, 찹쌀 <근채류-뿌리채소> 생강, 도라지, 토란, 더덕, 우엉 <허브, 양념류> 고추(고춧가루, 청고추), 파, 양파, 생강, 계피, 겨자, 후추, 카레 등 열성향신료) <해조류> 미역, 다시마 <과일> 사과, 귤, 오렌지, 자몽, 레몬, 라임, 망고 <약재류> 산삼, 인삼(홍삼), 꿀, 대추, 부자, 유자 <기호식품, 주류> 담배 <음료> 생강차, 대추차, 쌍화차, 인삼차(홍삼차)

- 강한 식욕에도 불구하고 소양인(토양체질, 토음체질)은 소화력이 강하기 때문에 좀체 탈이 나지 않는다.
- 토양체질은 장부의 구조적 특정 때문에 정상적인 140~150mmHg 정도의 혈압보다 낮는 저혈압상태가 건강한 상태다.

(6) 소양인 토음체질

꼭 필요한 식품	<동물성단백질> 돼지고기, 복어
유익한 식품	<동물성단백질> 우유(냉), 유제품, 치즈, 계란흰자, 대부분의 바다생선, 조개류(패구류), 굴, 새우, 게(갑각류), 흰살생선 <식물성단백질> 된장, 두부, 완두콩, 강낭콩, 팥, 땅콩, 아몬드, 캐슈너트, 일반 견과류 <탄수화물> 쌀(백미), 메밀, 메조, 녹두, 호밀, 검은콩 <오일> 카놀라유, 올리브유, 포도씨유, 코코넛오일 <채소-잎, 줄기채소> 푸른잎채소(배추, 양배추, 상추 등), 고사리, 오이, 무청, 취나물, 미나리, 애호박, 아보카도, 두릅 <과일> 아오리사과, 수박, 메론, 검정포도Campbell(한국포도), 청포도, 참외, 딸기, 파인애플, 바나나, 그린키위, 석류, 블루베리, 감, 복분자, 크린베리, 코코넛, 무화과, 리치 <약재류> 영지버섯, 알로에, 비타민E, 포도당주사, 포도당가루 <음료> 찬물(음용), 알칼리성 음료수, 얼음 <광물> 은 <신체활동> 내쉬기를 길게 하는 호흡
자주 먹으면 해로운 식품	<동물성단백질> 쇠고기, 버터, 계란노른자, 민물생선(장어, 미꾸라지), 붉은살 생선 <식물성단백질> 메주콩, 청국장, 두유, 보리 <탄수화물> 수수, 옥수수, 밀가루, 율무, 귀리 <오일> 옥수수유, 콩기름 <근채류-뿌리채소> 무, 당근, 연근 <채소-잎, 줄기채소> 시금치, 깻잎, 누런호박, 부추, 파프리카, 가지, 일반버섯(송이, 표고, 느타리), 샐러리 <해조류> 김 <양념류> 설탕 <과일> 골드키위, 배, 파파야, 오디열매, 복숭아, 자두, 체리, 앵두, 살구 <약재류> 구기자, 산수유, 모과, 스쿠알렌, 비타민C <음료> 녹차, 율무차, 모과차, 더운물(음용) <기호식품, 주류> 코코아(초코렛), 맥주, 와인, 정종, 청주, 소주(증류소주) <광물> 금(금니), 옥 <신체활동> 수영(냉수욕), 싸우나탕(발한), 오랜 일광욕

해로운 식품	<식물성단백질> 도토리 <탄수화물> 숭늉, 누룽지 <오일> 들기름, 참기름 <근채류-뿌리채소> 감자, 고구마, 비트, 마, 우엉 <채소-잎, 줄기채소> 토마토 <양념류> 마늘 <약재류> 상황버섯, 매실, 오미자, 칡, 비타민A, D, B <음료> 카페인음료(커피, 차, 박카스), 국화차, 산성수, 가공음료수 <기호식품, 주류> 위스키, 데킬라, 보드카, 쌀막걸리, 소주(화학주) <신체활동> 들이마시기를 길게 하는 호흡
금해야 할 식품	<식물성단백질> 은행, 호두, 밤, 잣 <동물성단백질> 닭고기, 오리고기, 개고기, 염소고기(흑염소중탕) <탄수화물> 현미, 찹쌀 <근채류-뿌리채소> 생강, 도라지, 토란, 더덕 <허브, 양념류> 고추(고춧가루, 청고추), 파, 양파, 생강, 계피, 겨자, 후추, 카레 등 열성향신료 <해조류> 미역, 다시마 <과일> 사과, 귤, 오렌지, 자몽, 레몬, 라임, 망고 <약재류> 녹용, 산삼, 인삼(홍삼), 꿀, 대추, 부자, 유자 <기호식품, 주류> 담배 <음료> 생강차, 대추차, 쌍화차, 인삼차(홍삼차)

- 강한 식욕에도 불구하고 소양인(토양체질, 토음체질)은 소화력이 강하기 때문에 좀체 탈이 나지 않는다.

(7) 소음인 수양체질

꼭 필요한 식품	<동물성단백질> 닭고기, 개고기, 오리고기, 염소고기(흑염소중탕) <탄수화물> 현미, 찹쌀 <근채류-뿌리채소> 생강 <해조류> 미역, 다시마 <과일> 사과 <약재류> 산삼, 인삼(홍삼), 꿀, 대추 <음료> 생강차, 대추차, 인삼차(홍삼차)

유익한 식품	<동물성단백질> 계란노른자, 흰살생선 <식물성단백질> 된장, 두부, 콩, 메주콩, 완두콩, 강남콩, 땅콩, 아몬드, 캐슈너트, 일반견과류, 은행, 호두, 밤, 잣, 도토리 <탄수화물> 쌀(백미), 수수, 옥수수, 숭늉, 누룽지 <오일> 참기름, 옥수수유, 카놀라유 <근채류-뿌리채소> 감자, 고구마, 도라지, 토란, 더덕, 우엉 <채소-잎, 줄기채소> 푸른잎채소(배추, 양배추, 상추 등), 시금치, 취나물, 부추, 애호박, 가지, 토마토 <해조류> 김 <양념류> 고추(고추가루, 청고추), 파, 양파, 생강, 계피, 겨자, 후추, 카레 등 열성향신료, 마늘, 열성향신료가 맞으니 매운 김치가 맞음 <과일> 귤, 오렌지, 자몽, 레몬, 라임, 망고, 청포도 <약재류> 매실, 비타민B <음료> 쌍화차, 더운물(음용), 산성수 <신체활동> 수영(냉수욕), 내쉬시기를 길게 하는 호흡
자주 먹으면 해로운 식품	<동물성단백질> 쇠고기, 우유(온하게), 유제품, 버터, 치즈, 계란흰자, 대부분의 바다생선, 민물생선(장어, 미꾸라지) <식물성단백질> 청국장, 두유 <탄수화물> 메밀, 녹두, 밀가루, 율무, 귀리, 호밀 <오일> 들기름, 콩기름, 올리브유, 포도씨유, 코코넛오일 <근채류-뿌리채소> 무, 당근, 연근, 마, 비트 <채소-잎, 줄기채소> 오이, 무청, 고사리, 미나리, 깻잎, 누런호박, 아보카도, 파프리카, 일반버섯(송이, 표고, 느타리), 샐러리 <양념류> 설탕 <과일> 배, 수박, 메론, 검정포도Cambell(한국포도), 블루베리, 키위, 석류, 파파야, 복숭아, 자두, 오디열매, 체리, 앵두, 살구, 코코넛, 무화과, 리치 <약재류> 녹용, 부자, 모과, 유자, 오미자, 스쿠알렌, 비타민A, D, 포도당주사, 포도당가루 <음료> 국화차, 율무차, 모과차 <기호식품, 주류> 코코아(초코렛), 위스키, 보드카, 와인, 정종, 청주, 소주(증류소주) <광물> 옥

해로운 식품	<동물성단백질> 조개류(패구류), 붉은살생선 <탄수화물> 메조 <채소 : 잎, 줄기채소> 두릅 <과일> 참외, 딸기, 바나나, 파인애플, 감, 복분자 <약재류> 구기자, 영지버섯, 상황버섯, 칡, 비타민E <음료> 카페인음료(커피, 차, 박카스), 녹차, 찬물(음용), 알카리성 음료수, 가공음료수 <기호식품, 주류> 맥주, 데킬라, 쌀막걸리, 소주(화학주) <신체활동> 내쉬기를 길게 하는 호흡 <광물> 금(금니)
금해야 할 식품	<동물성단백질> 돼지고기, 굴, 복어, 새우, 게(갑각류) <식물성단백질> 팥 <탄수화물> 보리 <과일> 크랜베리 <약재류> 산수유, 알로에 <기호식품, 주류> 담배 <음료> 얼음 <광물> 은 <신체활동> 싸우나(발한), 오랜 일광욕 <종합> 천연황토 침구류/의복, 원적외선찜질

- 소음인 수양체질은 좀처럼 설사를 하지 않는다. 장부의 구조적 특성 때문에 건강한 상태에서 여러 날 배변을 하지 않아도 별다른 불편을 느끼지 않는다. 이를 병이라 여겨 약을 쓰면 오히려 건강을 해친다.
- 비장/위장에 해당하는 토(土) 기운이 가장 약한 체질인 소음인은 물을 너무 많이 마시면 몸에 아주 해롭다. 적당한 수분섭취는 정상적 생체기능을 위해 중요하니 물이 땅기는 정도에서 약간 더 챙겨마시는 정도로 한다. 특히 식사 때 수분섭취가 많으면 불편할 수 있으니 식후 따로 수분을 섭취하는 것이 좋다.
- 땀을 많이 흘릴 정도로 운동량을 늘리면 오히려 건강에 해가 되는 체질이다. 감기에 걸렸을 때도 뜨거운 목욕으로 땀을 빼면 오히려 상태가 악화된다.
- 음적인 기운이 우세한 체질이라 녹차나 보리차 같은 음적인 성질의 음료가 해롭다. 생강차, 대추차, 홍삼 등과 같은 양적인 성질의 음료가 좋다.

(8) 소음인 수음체질

꼭 필요한 식품	<동물성단백질> 쇠고기, 닭고기, 개고기, 오리고기, 염소고기(흑염소중탕) <식물성단백질> 된장 <탄수화물> 현미, 찹쌀 <근채류-뿌리채소> 생강 <해조류> 미역, 다시마 <과일> 사과 <약재류> 산삼, 인삼(홍삼), 꿀, 대추 <음료> 생강차, 대추차, 인삼차(홍삼차)
유익한 식품	<동물성단백질> 버터, 계란노른자 <식물성단백질> 두부, 콩, 메주콩, 완두콩, 청국장, 강남콩, 땅콩, 아몬드, 캐슈너트, 일반견과류, 은행, 호두, 밤, 잣, 도토리 <탄수화물> 쌀(백미), 옥수수, 밀가루, 숭늉, 누룽지 <오일> 참기름, 옥수수유, 카놀라유 <근채류-뿌리채소> 무, 당근, 연근, 우엉, 감자, 고구마, 마, 비트, 도라지, 토란, 더덕 <채소-잎, 줄기채소> 시금치, 가지, 호박(애호박, 누런호박), 부추, 토마토, 일반버섯(송이, 표고, 느타리) <양념류> 고추(고추가루, 청고추), 파, 양파, 생강, 계피, 겨자, 후추, 카레 등 열성향신료, 마늘, 설탕, 열성향신료가 맞으니 매운 김치 맞음 <과일> 배, 귤, 오렌지, 자몽, 레몬, 라임, 망고 <약재류> 매실, 칡, 비타민B <음료> 쌍화차, 더운물(음용), 산성수 <광물> 금(금니) <신체활동> 등산(자연림), 들이마시기를 길게 하는 호흡
자주 먹으면 해로운 식품	<동물성단백질> 계란흰자, 우유(온하게), 유제품, 치즈, 민물생선(장어, 미꾸라지) <식물성단백질> 두유 <탄수화물> 녹두, 수수, 율무, 귀리 <오일> 들기름, 콩기름, 올리브유, 포도씨유, 코코넛오일 <채소-잎, 줄기채소> 푸른잎채소(배추, 양배추, 상추 등), 미나리, 깻잎, 파프리카, 취나물, 아보카도 <해조류> 김 <과일> 수박, 메론, 검정포도Cambell(한국포도), 블루베리, 키위, 석류, 파파야, 복숭아, 자두, 오디열매, 체리, 앵두, 살구, 코코넛, 리치 <약재류> 녹용, 부자, 유자, 오미자, 스쿠알렌, 비타민A, D <음료> 국화차, 율무차 <기호식품, 주류> 코코아(초코렛), 위스키, 보드카, 정종, 청주, 소주(증류소주) <광물> 옥 <신체활동> 수영(냉수욕)

<table>
<tr><td>해로운
식품</td><td><동물성단백질> 대부분의 바다생선, 흰살생선, 붉은살생선
<탄수화물> 메밀, 메조, 호밀
<채소 : 잎, 줄기채소> 고사리, 오이, 무청, 두릅, 샐러리
<과일> 참외, 딸기, 바나나, 파인애플, 감, 복분자, 무화과
<약재류> 모과, 구기자, 영지버섯, 상황버섯, 비타민E, 포도당주사, 포도당가루
<음료> 카페인음료(커피, 차, 박카스), 녹차, 모과차, 찬물(음용), 알카리성 음료수, 가공음료수
<기호식품, 주류> 맥주, 쌀막걸리, 소주(화학주)
<신체활동> 내쉬기를 길게 하는 호흡</td></tr>
<tr><td>금해야 할
식품</td><td><동물성단백질> 돼지고기, 굴, 새우, 게(갑각류), 복어, 조개류(패구류)
<식물성단백질> 팥
<탄수화물> 보리
<과일> 청포도, 크랜베리
<약재류> 산수유, 알로에
<기호식품, 주류> 데킬라, 와인, 담배
<음료> 찬물(음용), 얼음
<광물> 은
<신체활동> 싸우나(발한), 오랜 일광욕
<종합> 천연황토 침구류/의복, 원적외선찜질</td></tr>
</table>

- 식사량이 적은 편이라 다른 체질의 정적량 식사도 수음체질에는 과식이 된다. 선천적으로 위가 작기 때문에 지속적으로 식사량이 많으면 위장을 약화시켜 위하수가 올 수 있다. 위가 쳐지는 걸 피하도록 식후 누워있는 것도 바람직하다. 정시 식사가 중요하니 끼니를 거르고 일하지 않도록 한다.

- 위는 약하지만 그러나 담즙분비가 충분해 육고기나 기름기 많은 식품을 잘 소화시킨다. 탄수화물을 소화시키는 아밀라아제 효소가 적게 분비되기 때문에 쌀밥과 같은 탄수화물 섭취를 줄이고 육고기를 충분히 먹는 것이 건강에 좋고 위장도 보호한다.

- 비장/위장에 해당하는 토(土) 기운이 가장 약한 체질인 소음인은 물을 너무 많이 마시면 몸에 아주 해롭다. 적당한 수분섭취는 정상적 생체기능을 위해 중요하니 물이 땅기는 정도에서 약간 더 챙겨마시는 정도로 한다. 특히 식사 때 수분섭취가 많으면 불편할 수 있으니 식후 따로 수분을 섭취하는 것이 좋다.

- 땀을 많이 흘릴 정도로 운동량을 늘리면 오히려 건강에 해가 되는 체질이다. 감기에 걸렸을 때도 뜨거운 목욕으로 땀을 빼면 오히려 상태가 악화된다.

- 음적인 기운이 우세한 체질이라 녹차나 보리차 같은 음적인 성질의 음료가 해롭다. 생강차, 대추차, 홍삼 등과 같은 양적인 성질의 음료가 좋다.

Chapter 4
8체질 침법

Chapter 4
8체질 침법

8체질을 정립해가는 초기에 권도원 박사는 기본방만으로 모든 질병을 치료할 수 있었다 한다. 이런 기본방이 위력을 발휘할 수 있었던 것은 정확한 감별에 따른 8체질 섭생 때문이다. 즉 8체질 섭생만으로도 기적같은 치유가 가능하다! 침법은 누구라도 정해진 방법에 따라 기계적으로 행하면 된다. 서투른 초보자나 최고의 전문가나 같은 결과를 얻을 수 있다. 오장육부에 대응되는 음양오행 기반의 8체질은 간단 명료하다. 모든 진리는 이렇게 간단 명료하다.

8체질에서는 총 60개의 혈자리가 있지만, 자신의 체질에 해당되는 것은 18개 정도이다. 이 18개 중에서 4개의 혈자리만으로 기본방을 적용해도 되고, 혹은 12개의 혈자리로 기본방, 장염방, 부염방을 쓸 수 있다.

밤하늘의 무한대에 가까운 별은 난해하고 어지러운 카오스 그 자체다. 그러나 별자리를 알고 보면 어렴풋이 질서가 있음을 느낀다. 우주의 별은 각각의 궤도가 있고 한치의 어긋남도 없이 우주의 섭리에 따라 질서정연하게 움직이다. 우주의 축소판인 인간의 몸도 우주의 이런 섭리와 같다. 현대의학의 프레임(제1순환계인 혈관 및 제2순환계인 림프관)에서 단순화한 관점으로 인간을 이해하기에는 부족하다. 현재의 의학 수준으로 밝힐 수 없는 그 이상의 프레임 확장이 필요하다.

현대의학은 제1순환계인 혈관의 프레임에서 발전해왔다. 제2순환계인 림프관은 그리스 시대부터 알려졌지만 머리에 림프관이 존재한다는 것조차 2015년 6월에서야 '네이처'에 발표됐을 만큼 미개척 영역이다.

제2순환계인 림프관은 면역기능을 담당하는 림프구가 함유된 림프액이 이동하는 생체 구조이다. 제1순환계에 기반한 현대의학의 한계를 극복하는 치료는 당연히 제2순관계의 면역 기능을 이용하는 의술에서 나올 수밖에 없다. 3년 전 국립암센터의 권병세 박사팀에서 의해서 림프계의 T세포를 이용해 암을 죽이는 식으로 치료하는 획기적 치료법이 개발되어 혈액암의 90%까지 완치하는 기적같은 일이 일어났다. 아직도 독한 화학물질로 머리 빠져가며 암을 치료하고 있지만, 세계적인 첨단의 암치료의료기관에서는 이 같은 면역치료가 대세라 한다.

이렇게 제2순환계는 첨단의료가 가야 할 방향으로 걸음마를 시작하고 있는데, 제3순환계라는 새로운 생체영역이 거론되고 있다. 제2순환계가 후천성 면역을 관장하는데 비해, 제3순환계는 우리 몸에서 선천성 면역을 관장하는 기관일 것이라는 가설을 세우고 막 거론되는 것이다.

제1순환계(혈관) 및 제2순환계(림프관), 이 두 가지 순환계만으로는 우리 몸의 치유체계를 다 설명할 수 없고, 우리 몸이 스스로 치유하는 자연치유를 담당하는 기관이 있을 것인데, 그것이 제3순환계(프리모 관)일 거라고 본다. 그 3순환계는 한의학에서 말하는 기를 순환시키는 경락의 개념으로 가설을 세우고 서울대학교 차세대융합기술연구원의 소광섭 교수와 국립암센터의 권병세 박사가 연구를 주도하고 있다.

8체질침법은 이미 제3순환계에 속하는 12경락의 혈자리에 침을 가해 생체신호를 조절함으로써 제3순환계의 선천적 면역 기능을 작동시켜 간염의 치료는 기본이고, 불치의 암에서조차 기적같은 자연치유를 하고 있다. 8체질 섭생도 같은 음양오행의 기반이니 원리는 같다. 이해 비해, 현대의학은 지금까지 제1순환계 차원의 치료를 하고 있고, 이제 겨우 제2순환계를 알아가고 이를 치유에 응용하는 걸음마를 시작하고 있으며, 제3순환계는 겨우 그 존재 자체를 어렴풋이 확인하는 정도에 있다.

[1] 일반인의 자가치료를 위한 침법 사례

이 Chapter의 뒷부분에 소개되었듯이, 8체질침법은 각 처방별로 치료하려는 증상 및 질병이 정해졌다. 그러나 어떤 처방을 쓰더라도 면역력을 증가시키기 때문에 인체에 광범위한 치료효과가 작용한다. 이는 어떤 처방을 쓰더라도 부작용이 없다는 것을 의미한다. 물론 체질이 정확하게 감별되었고, 올바른 방식으로 침법이 적용되었다는 전제하에서다.

이를 비유하자면, 가령 나에게 잘 맞는 약재나 음식 다섯 가지가 있을 때 그것들은 음양오행의 구성이 다르고 약성과 영양의 구성이 다르니 각자 우리 몸에 역할하는 바가 차이가 있을 것이지만, 그 중 어떤 것을 먹어도 음양오행의 구성상 문제가 없고 우리 몸에 기본 칼로리를 제공하며 약성과 영양이 작용하니 우리 몸에 유익할 것이다.

8체질침법의 기본은 각 체질별로 고유한 음양오행의 강약서열에서 강한 기운을 사하고 약한 기운을 보하는 방식이다. 모든 처방에 이런 원리가 작용하기 때문에 8체질침법은 정확한 감별과 침법이 적용되는 한 절대적으로 안전하다. 인체는 여러 부분으로 구분하긴 하지만 유기적으로 상호작용하기 때문에 한 덩어리와 같다. 따라서 어떤 침법이라 전체에 영향을 미치게 된다. 이런 원리 때문에 8체질침법의 모든 처방은 각각 광범위한 증상과 질병에 적용할 수 있는 것이다.

가령, 정신방은 특정 증상과 질병에 특화된 처방이지만 이에 구애받지 않고 광범위하게 사용할 수 있다. 아래에 소개된 사례는 증상에 상관없이 정신방, 장염방, 부염방을 단독으로 혹은 복합적으로 사용해 효과를 본 사례들이다.

(1) 사례 1: 기본방으로 가슴통증을 치료한 사례

위에서 기술한 바처럼 황토천연염색은 교감신경긴장체질(태양인, 소음인)에게는 해롭다. 금양체질인 필자는 이 그룹에 해당되기 때문에 황토염색이 몸에 해롭다. 나는 그런 위험성을 모르고 1주일간 몸에 밀착해 사용했다. 그러자 두피에 뭐가 나고 가슴이 꽉 막힌 듯하고 소화도 안 되었다. 그러한 상태가 점차 나빠져 명치 오른쪽이 수시로 쑤시기 시작했다. 1월에 시작한 가슴통증이 갈수록 심해졌다.

그러던 중 5월~6월에 매주 일요일 3시간씩 8체질의학을 배웠고, 서투른 초보의 솜씨로 기본방을 적용해 5개월씩이나 심각하게 겪고 있던 가슴 통증을 단번에 치료했다. 그 때 사용한 혈자리는 4개였고 가장 기초적인 침법인 기본방이었다.

이후에도 체질감별 봉사를 할 때 이 기본방에 정신방을 추가해 증상에 상관없이 무조건 적용했는데 그 때마다 효과를 봤다.

(2) 사례 2: 정신방으로 땀띠와 숙변을 치료

필자가 토양인 체질 50대 후반 남성의 체질감별을 해주고, 그 자리에서 바로 정신방을 연속 2회 적용했다. 2일 후 그 남성에게 전화가 왔다. 정신방을 적용받은 다음 날 산더미 같은 숙변이 나오고 나서 볼록했던 배가 쏙 들어갔고, 여름철이라 짓물렀던 궁둥이 땀띠가 아물었다는 것이다.

(3) 사례 3: 다리 경련 치료에 정신방, 장염방이 모두 효과를 보인 사례

87세인 토양체질 어머니가 새벽시간에 왼쪽 다리에 경련이 일어나 고통스러워했다. 오른쪽 다리에 정신방을 2회 적용하자 바로 경련이 풀렸다.

나도 며칠 전 오른쪽 종아리에 심한 경련이 나길래 왼쪽 다리에 황급히 침으로 장염방을 놨고 바로 정상을 회복했다. 정신방이 다양한 증상에 적용되는 것처럼, 장염방도 다양한 증상에 적용할 수 있다.

위의 두 사례에서 경련이 난 다리가 아니라 반대쪽 멀쩡한 다리에 침을 놓았다는 것이 이상하지 않는가?

현대의학에서는 머리가 아프면 머리를, 어깨가 아프면 어깨에 약물을 가하거나 수술을 한다. 증상이 나타나는 부위가 치료 타깃이 되는 것이다. 그러나 병을 야기한 근본원인은 증상이 나타난 곳이 아니다.

가령, 눈가에 경련이 일어나면 마그네슘 부족을 거론한다. 철분부족으로 빈혈이 유발된다고 한다. 현대의학의 정밀검사로 들여다보면 실제 그런 사실이 확인된다. 현대의학에서 질병의 원인은 이론 식으로 규명한다. 그러나 이전 단계가 있지 않을까? 과연 마그네슘을 보충해주고, 철분을 보충해주는 것이 올바른 접근법인가? 여름에 주전자에 찬물을 담으면 표면에 물방울이 생긴다. 이 물방울을 닦아도 다시 물방울이 맺힌다. 근본원인이 주전자 안의 찬물에 있기 때문이다. 마찬가지로 마그네슘이나 철분 부족을 야기한 이전 단계가 있을 것이다. 그러나 그 전 단계라는 것은 현대의학으로 파악할 수 없다. 몸은 분명 불편하지만 아직 신체적으로 세포단위에서 검사로 나타나지 않는 것이다. 이럴 때 8체질 침법을 구사하면 증상이 해소된다. 이는 우리 몸의 상태에 영향을 미치는 보이지 않는 뭔가의 힘이 있다는 의미다. 그 뭔가의 힘이 오장육부에서 생성되고 전신 12개경락을 통로로 상호작용한다. 이 힘을 12개 경락상의 혈자리에서 침으로 조절해서 불균형상태를 완화해 인체의 자연치유기능을 작동시키는 것이다. 컴퓨터 자판에 명령어를 입력하면 프로그램이 작동해 작업이 수행되는 것과 같은 원리다.

컴퓨터나 주변기기가 오작동하는 것은 외부충격으로 인한 기기 손상이나 노후화로 인한 것도 있지만, 대부분 소프트웨어적인 것이고, 이 소프트웨어적인 문제는 자판에서 명령어로 수리작업을 한다. 마찬가지로 우리 몸도 외부 충격으로 인한 외과적 부상에 대처하기 위한 응급의료라면 부상부위에 하드웨어적인 치료가 가해져야겠지만, 그렇지 않는 경우는 소프트웨어적인 접근이 필요하다. 그럼에도 현대의학은 수술과 약을 가해 증상을 제거하는 하드웨어적인 처리를 한다. 이 과정에서 인체는 약의 독성으로 면역력에 평생 가는 상처를 남긴다.

현대의학을 어떻게 정의할 수 있는가? 현대의학은 현미경으로 세균과 바이러스를 발견하고 이것을 제압할 수 있는 페니실린 항생제를 발견하면서 본격적으로 발전하기 시작했다. 현대의학이 눈부시게 발전했지만 결국 현미경이 확장된 개념의 초음파나 CT로 병을 더 자세히 들여다보고 페니실린에 이은 다음 세대의 더 독한 항생제를 개발한 것에 불과하다. 즉 보이는 것에서 벗어나지 못한 것이다.

응급 외상에서는 현대의학이 힘을 발휘하지만 면역질환, 대사증후군 같은 난치병에는 완치가 불가능하기 때문에 평생 약으로 상태를 조절하는 수밖에 없다. 암 치료라는 것도 5년 생존율 식으로 따지지 완치라는 개념은 아니다. 약으로, 수술로 증상을 완화하고 생존기간을 늘리는 것에 불과하다. 그러니 살아는 있지만 활동이 제약되고 약으로 인한 부작용으로 삶의 질은 다시 회복되지 않는다.

왜 의사는 항생제를 사용하는가? 현대의학의 치료수단은 수술이나 항생제가 전부이기 때문이다. 신체가 스스로 회복하는 자연치유는 현대의학의 영역이 아니다.

'항암제로 살해당하다'의 저자인 일본 의사는 "내가 항암제를 투여한 환자가 500명인데 다 죽었다"라고 고백했다.

8체질은 우리 생명을 작동시키는 힘이 보이지 않는 음양오행이라고 보고 전신에 퍼져있는 12개 경락상의 혈자리에 침을 가해 오장육부가 생성하는 음양오행의 힘을 조절하여 인체가 스스로 회복하는 자연치유를 한다.

우리 몸이 스스로 치료하는 자연치유는 강력하게 작용하며 아무런 후유증도 남지 않는다. 어지간한 병은 8체질에 기반한 식생활 개선만으로 치유된다.

8체질 전문 클리닉 류주열 박사의 다음 진료 사례를 이런 맥락에서 소개한다. 한 대학병원에서 3세 여아가 뇌종양 1차 수술과 후속 화학요법을 받은 뒤 결과가 좋지 않아 3개월밖에 살지 못할 것이라 진단받았다. 아이의 부모는 거의 포기하고 아픈 아이를 류주열 박사가 운영하는 8체질전문 클리닉에 데려갔다. 그는 아이 체질을 수음체질로 진단하고 그에 따라 한약을 처방했다. 아이는 체질에 맞는 한약만 먹고 완쾌했다.

뇌종양은 처음부터 뇌 자체에 이상이 생긴 것이 아니다. 근본 원인은 오장육부에 대응되는 음양오행의 불균형이 심화되어 생체기능이 정상적으로 작동하지 못한 데 있다. 그 결과 다양한 증상이 나타날 수 있는데 뇌종양도 그런 증상 중 하나다. 따라서 증상이 드러난 부위인 뇌종양이 아닌 음양오행의 불균형을 완화하는 것이 치료 대상이 돼야 한다. 아이의 체질에 맞게 처방한 류 박사의 한약이 이런 역할을 한 것이고 그에 따라 아이의 몸은 스스로 회복하는 자연치유가 작동한 것이다.

(4) 사례 4: 취침전 정신방 적용으로 숙면에 도움이 되고 다음날 활력이 넘침

필자는 요즘 잠자리에 들기전에 정신방을 4회 적용하는데 숙면에 도움이 되고, 다음날 활력이 높아짐을 확연히 느끼고 있다.

(5) 사례 5:

얼마전 집 근처 공원에 갔는데 나이 지긋한 어른이 말을 걸어왔습니다. 그 분은 70대이고 현직 의사였다. 개인적인 사정으로 인해 극도로 스트레스를 받아 이명이 오고 머리가 멍하고 불면증 등으로 건강이 극도로 악화되어 병원 근무를 하지 못하고 집에서 쉬고 있는 중이라 했다.

내가 그 분의 겉 모습만으로 판단해 그의 건강문제에 대해 이런 저런 말을 해주자 모두 들어맞으니 깜짝 놀랐다. 나를 믿는 눈치라서 얼른 집에 가서 전자침을 가져와 간단히 침법을 적용해주니 그 사람의 표정이 변하며 그 동안 자신을 괴롭혔던 멍한 머리가 개운해지고 살 것 같다며 이러면 다시 병원 근무를 할 수 있을 것 같다고 말했다.

다음날 다시 공원에 갔는데 그 분도 나와있어서 다시 집에 가서 전자침을 가져와 침치료를 해줬다. 그리고 다시 저녁 때 공원에서 갔더니 오랜만에 병원에 가서 근무를 하고 왔다고 좋아했다. 그날 다시 치료를 해줬는데 3일째 치료였다.

치료한다고 다 이 사람처럼 극적인 효과가 나는 것은 아니다. 건강에 영향을 미치는 것은 자율신경이 얽혔거나, 식생활 문제, 수맥, 스트레스, 사람과 사람 사이의 기운 등 여러 요인이 있고 이런 요인이 완벽히 해결되었을 때 최상의 치료효과가 나온다. 그 의사 분의 경우는 이런 조건들에 다 문제가 없어서 단번에 간단한 침법으로 기적 같은 효과를 본 것이다.

인간은 우주인데 우주의 섭리를 인간이 아직 알아내지 못한 것처럼 인간의 생명작용에 대해서도 제대로 파악하지 못하고 있다. 당연히 현대의학이 사람을 치료하는 것은 한계가 있다. 난치병을 해결하기 위해서는 현대의학의 패러다임 이상의 것이 필요하다. 8체질이 이 모든 한계를 뛰어넘는 의학이다.

그 분이 너무 고맙다며 어떻게 은혜를 갚아야 할지 모르겠다고 한다. “제가 전문의료인이 아니라서 금전적 대가를 받으면 불법이라 아무것도 받지 않습니다.” 그리고 웃으면서 “제 저서 한권만 사면 누가 요청해도 다 해줍니다.”라고 얘기하니 그럼 책을 여러 권 사서 주변에 돌리겠다고 한다. 그러나 그 분이 의사이고 내가 행하는 것은 그 분이 하는 의료 영역과 배치되기 때문에 그렇게 안 하셔도 된다고 완곡히 거절했다.

8체질은 정확한 체질감별만 된다면 전문의료인이 아니라도 일반 대중 누구나 기계적 침법 적용을 통해 나와 같은 결과를 얻을 수 있다. 진리는 간단 명료하다. 8체질의학이 그렇다.

[2] 경락 및 혈자리

(1) 측정 단위

이 책에서는 혈자리 위치를 파악하는 측정의 단위로 '촌(chon)'이라는 용어를 사용한다. 아래가 그 예다.

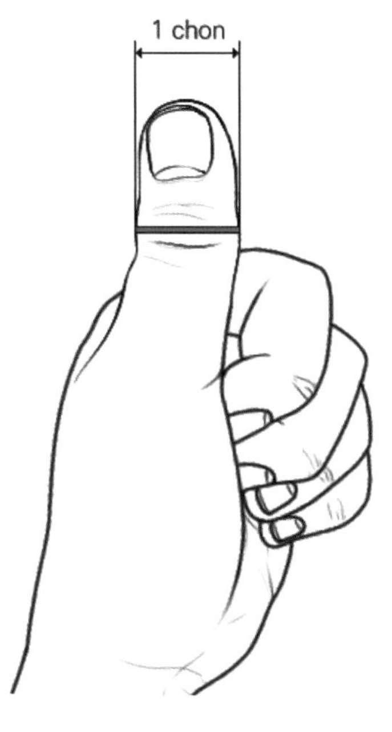

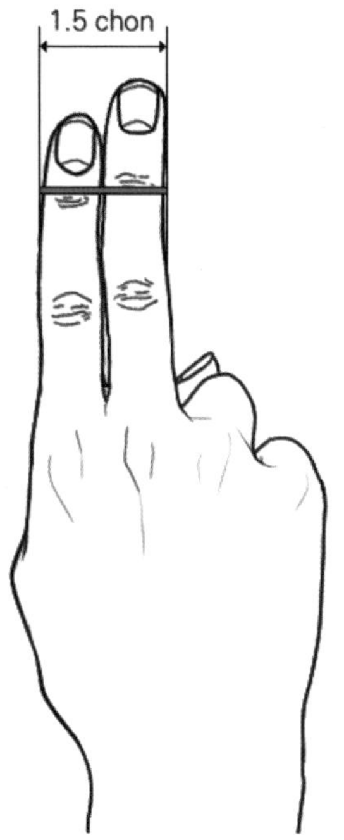

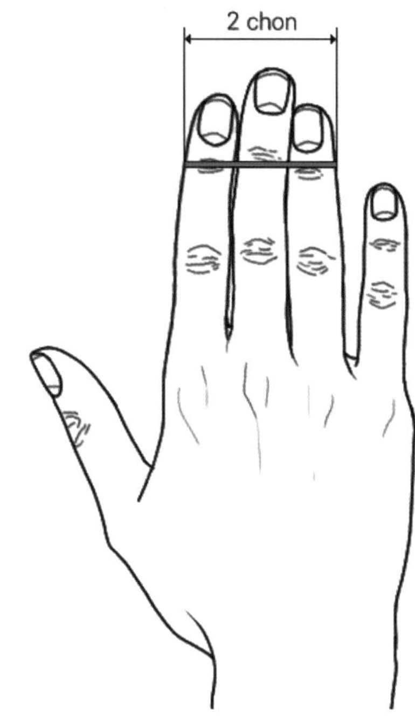

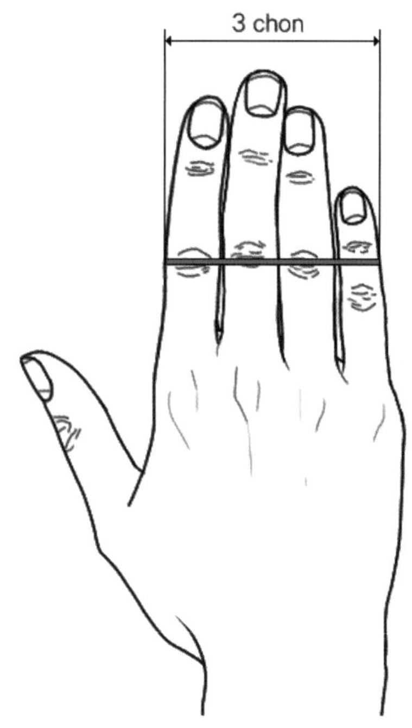

[그림 설명]

- 1촌: 엄지 첫 마디의 굵기
- 1.5촌: 검지 및 중지의 첫 마디를 합한 거리
- 2촌: 검지, 중지 및 약지의 첫 마디를 합한 거리
- 3촌: 엄지를 뺀 나머지 네 손가락 두 번째 마디를 합한 거리

(2) **12**개 경락

12 경락 및 60 혈자리

12 경락			**경락상의 혈자리**				
경락기호	경락	오행	목(木)	화(火)	토(土)	금(金)	수(水)
장경락(**Zang meridians**)							
I	간경락	목(木)	대돈 I 1	행간 I 3	태충 I 5	중봉 I 7	곡천 I 9
III	심경락(심장	화(火)	소충 III 1	소부 III 3	신문 III 5	영도 III 7	소해1 III 9
V	비경락(비장)	토(土)	은백 V 1	대도 V 3	태백 V 5	상구 V 7	음릉천 V 9
VII	폐경락	금(金)	소상 VII 1	어제 VII 3	태연 VII 5	경거 VII 7	척택 VII 9
IX	신경락(신장)	수(水)	용천 IX 1	연곡 IX 3	태계 IX 5	부류 IX 7	음곡 IX 9
XI	심포	화(火)	중충 XI 1	노궁 XI 3	대릉 XI 5	간사 XI 7	곡택 XI 9
부경락(**Fu meridians**)							
II	담경락	목(木)	입읍 II 2	양보 II 4	양릉천 II 6	규음 II 8	협계 II 10
IV	소장경락	화(火)	후계 IV 2	양곡 IV 4	소해2 IV 6	소택 IV 8	전곡 IV 10
VI	위경락	토(土)	함곡 VI 2	해계 VI 4	삼리 VI 6	여태 VI 8	내정 VI 10
VIII	대장경락	금(金)	삼간 VIII 2	양계 VIII 4	곡지 VIII 6	상양 VIII 8	이간 VIII 10
X	방광경락	수(水)	속골 X 2	곤륜 X 4	위중 X 6	지음 X 8	통곡 X 10
XII	삼초	화(火)	중저 XII 2	지구 XII 4	천정 XII 6	관충 XII 8	액문 XII 10

경락은 오장육부에서 생성된 음양오행의 기운이 소통하는 통로로서 전신에 퍼져있다. 이 경락상에 혈자리가 있고, 이 혈자리에 침으로 사하거나 보하는 식으로 오장육부에 신호를 보내 (오장육부에 상응하는) 음양오행 기운의 생성을 조절함으로써 인체가 스스로를 치유하는 자연치유를 작동시킨다.

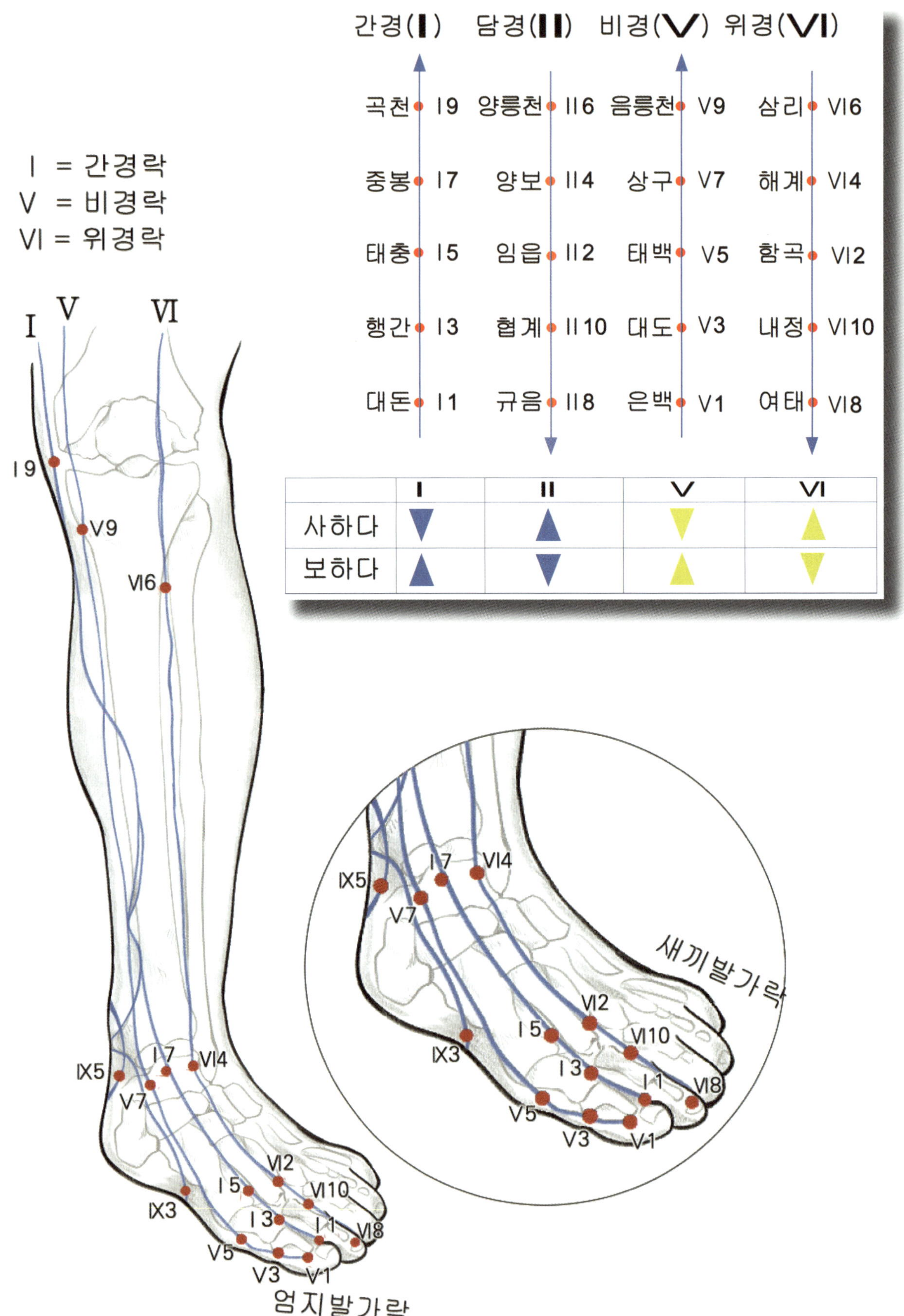
간경(I) 담경(II) 비경(V) 위경(VI)
곡천 I9 양릉천 II6 음릉천 V9 삼리 VI6
중봉 I7 양보 II4 상구 V7 해계 VI4
태충 I5 임읍 II2 태백 V5 함곡 VI2
행간 I3 협계 II10 대도 V3 내정 VI10
대돈 I1 규음 II8 은백 V1 여태 VI8
I = 간경락
V = 비경락
VI = 위경락
I V VI
I9
V9
VI6
IX5 I7 VI4
V7
VI2
I5 VI10
IX3
I3
I1 VI8
V5
V3 V1
엄지발가락
새끼발가락

	I	II	V	VI
사하다	▼	▲	▼	▲
보하다	▲	▼	▲	▼

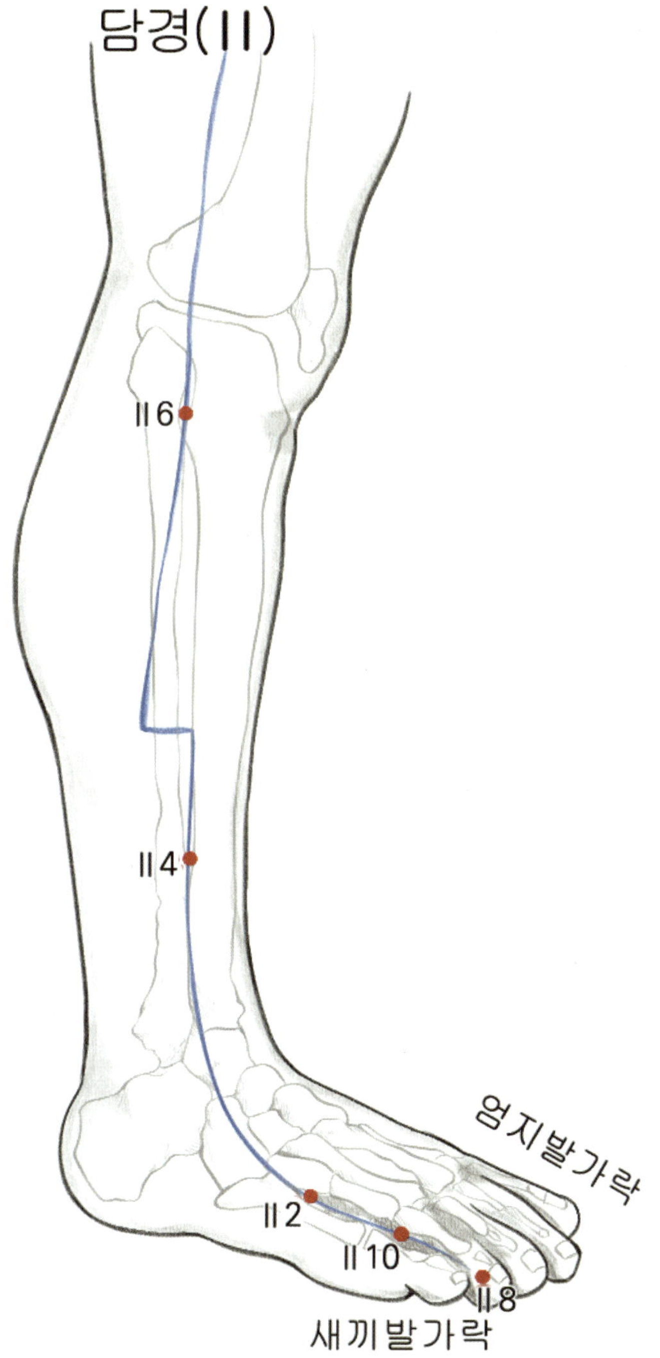
담경(II)
II6
II4
엄지발가락
II2
II10
II8
새끼발가락

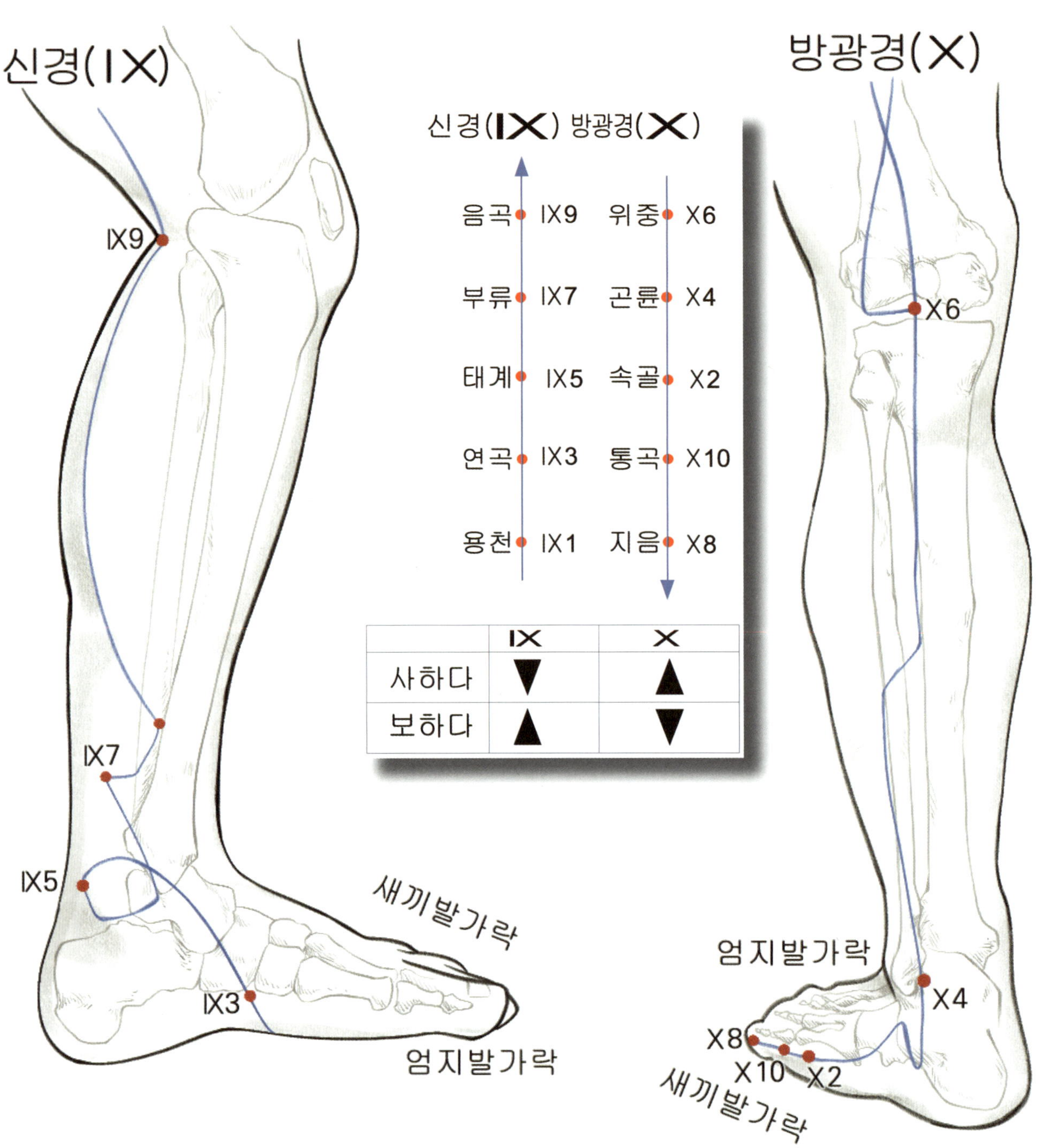
신경(IX)
방광경(X)
신경(IX) 방광경(X)
음곡 IX9 위중 X6
부류 IX7 곤륜 X4
태계 IX5 속골 X2
연곡 IX3 통곡 X10
용천 IX1 지음 X8
IX9
IX7
IX5
IX3
새끼발가락
엄지발가락
X6
X4
X8
X10
X2
엄지발가락
새끼발가락

	IX	X
사하다	▼	▲
보하다	▲	▼

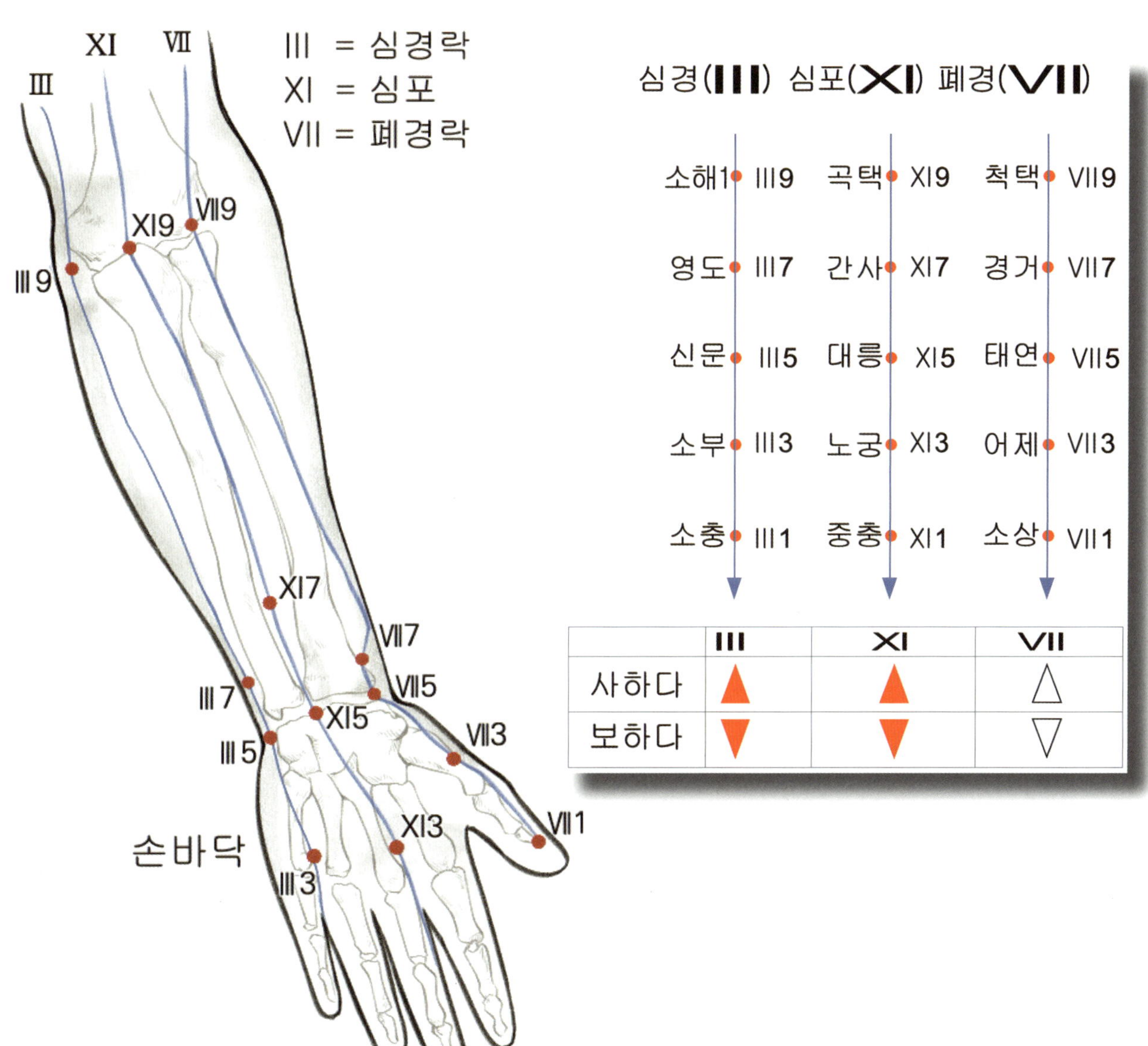

	III	XI	VII
사하다	▲	▲	△
보하다	▼	▼	▽

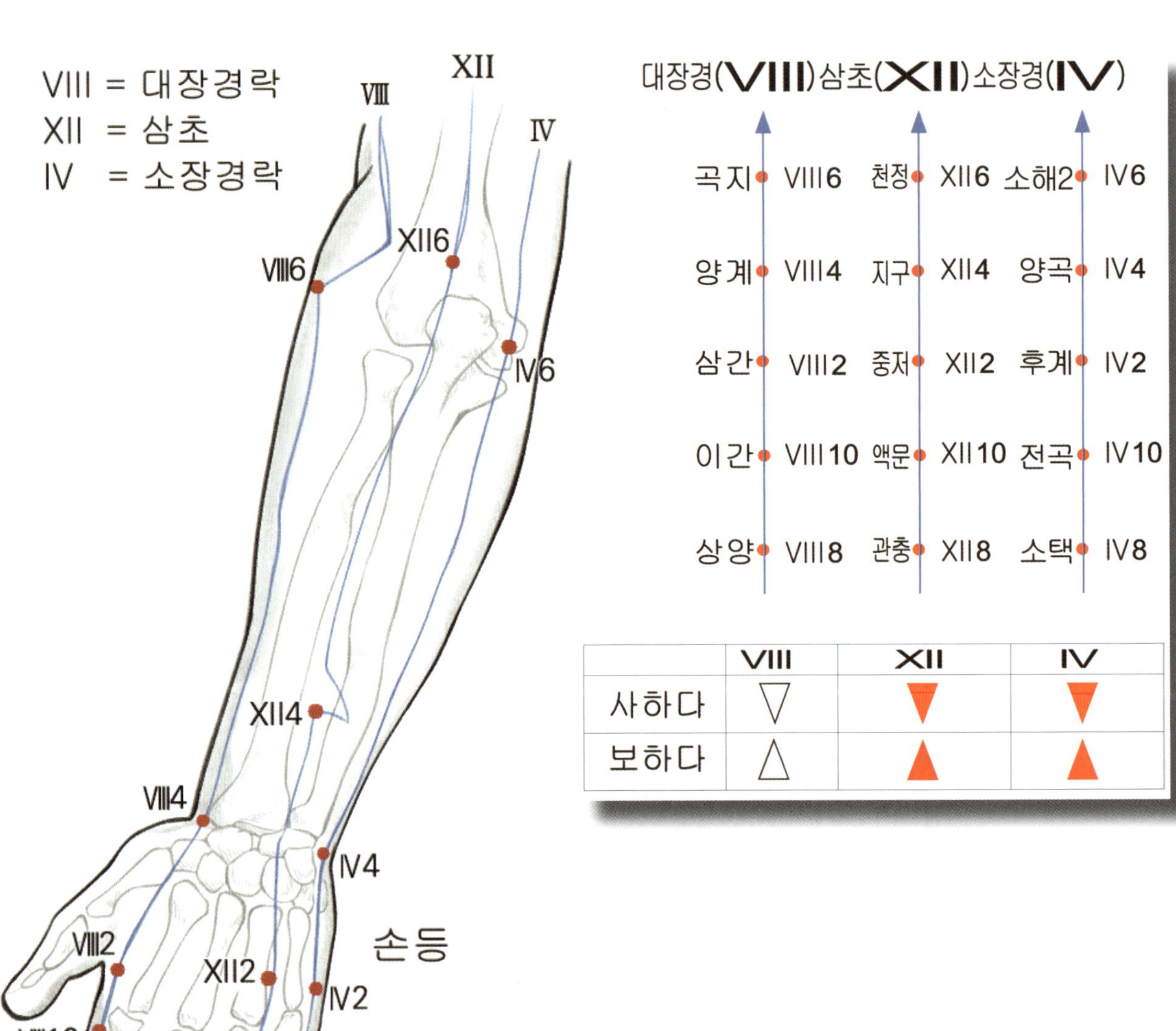

	VIII	XII	IV
사하다	▽	▼	▼
보하다	△	▲	▲

(3) 단순화한 12개 경락

아래 그림은 12개 경락을 단순화해서 표시한 것이다. 선의 끝에 있는 파랑 화살표가 각 경락에서 음양오행의 기운이 흘러가는 순방향이다. 각 경락상에는 오행을 상징하는 다섯 개의 혈자리가 위치한다.

각 혈자리에 전자침을 가하거나 혹은 전자침과 같은 효과가 있는 유색 이등변삼각형을 부착할 때 경락의 순방향으로 향하게 하면 혈자리를 보하는 것이고, 역방향으로 하면 사하는 것이다. 보다 자세한 설명은 뒤에 나온다.

손에 있는 경락

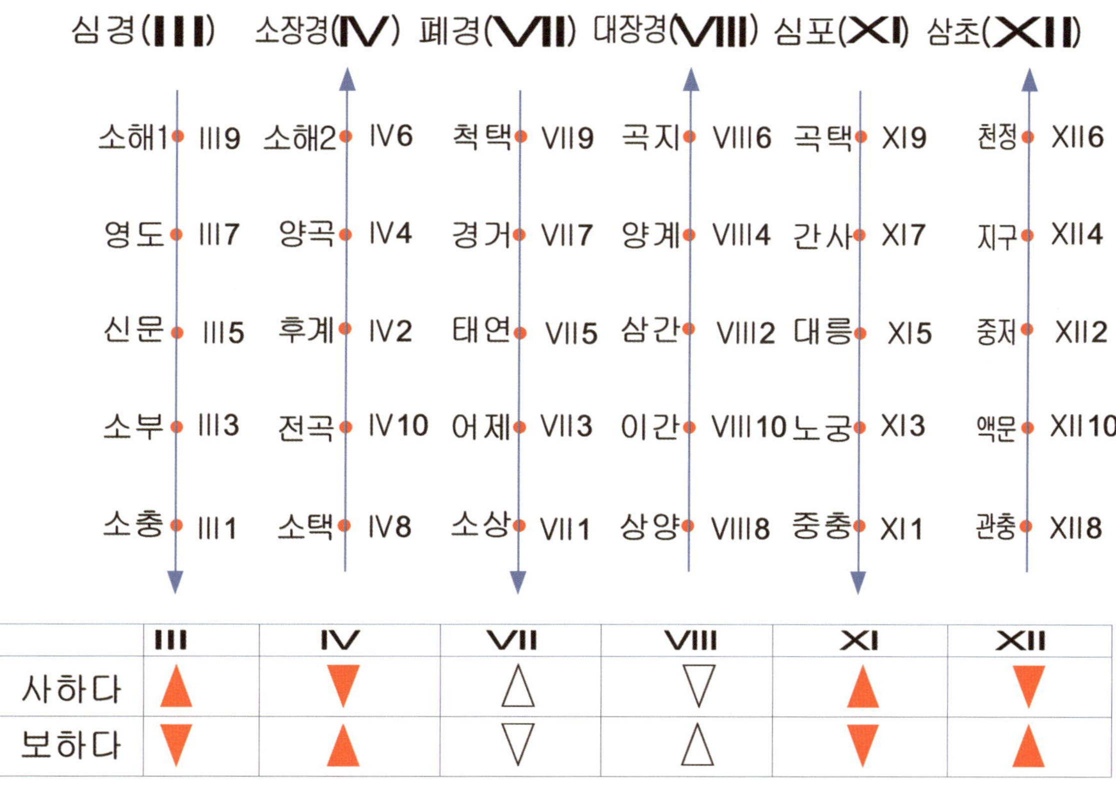

	III	IV	VII	VIII	XI	XII
사하다	▲	▼	△	▽	▲	▼
보하다	▼	▲	▽	△	▼	▲

발에 있는 경락

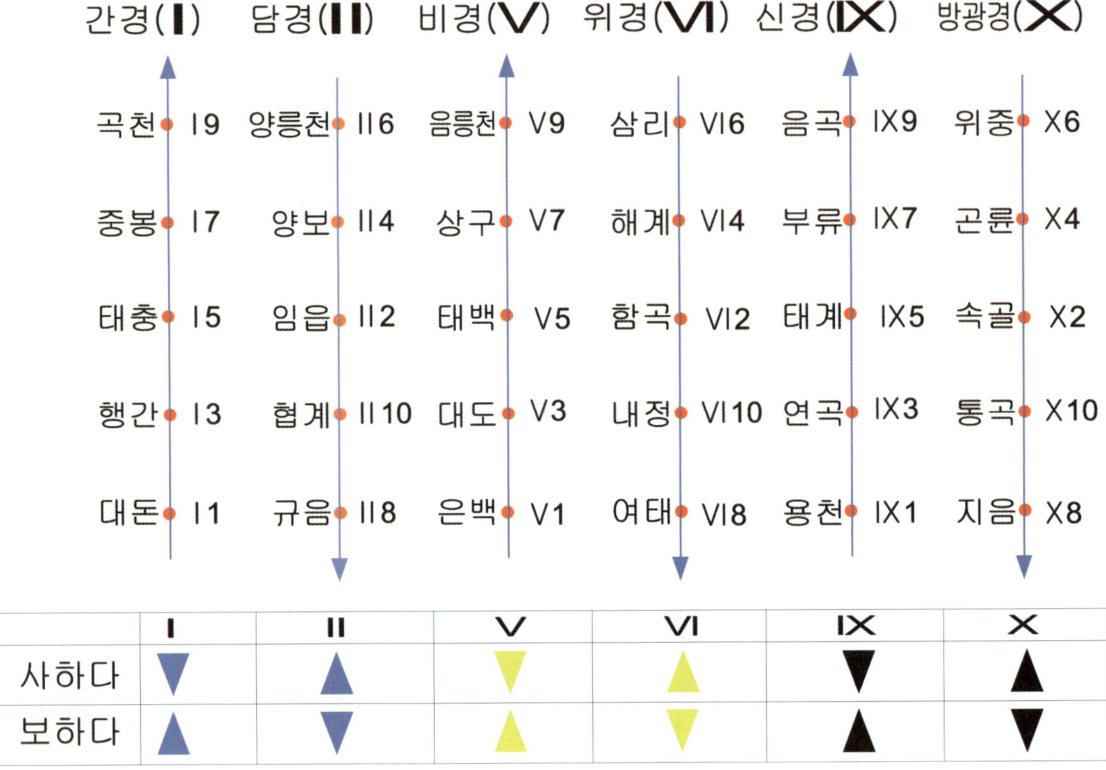

	Ⅰ	Ⅱ	Ⅴ	Ⅵ	Ⅸ	Ⅹ
사하다	▼	▲	▼	▲	▼	▲
보하다	▲	▼	▲	▼	▲	▼

(4) 혈자리

아래 표에 각각의 혈자리를 설명하고 있는 페이지가 정리되어 있다.

혈자리 설명 페이지 목록

12 경락		혈자리									
			Page		Page		Page		Page		Page
장경락(**Zang meridians**)											
I	간경락	대돈	109	행간	109	태충	109	중봉	114,115	곡천	118,120
III	심경락(심장	소충	108	소부	122	신문	124,125	영도	125	소해	127
V	비경락(비장)	은백	109	대도	112	태백	112	상구	114	음릉천	122
VII	폐경락	소상	108	어제	123	태연	123,125	경거	123,125	척택	126
IX	신경락(신장)	용천	115	연곡	113	태계	113	부류	113	음곡	116~119
XI	심포	중충	108	노궁	N/A	대릉	125	간사	125	곡택	126
부경락(**Fu meridians**)											
II	담경락	임읍	109	양보	116	양릉천	116	규음	109	협계	109
IV	소장경락	후계	111	양곡	124,125	소해2	126	소택	108	전곡	111
VI	위경락	함곡	N/A	해계	115	삼리	121	여태	109	내정	109
VIII	대장경락	삼간	112	양계	N/A	곡지	127	상양	108	이간	112
X	방광경락	속골	110	곤륜	N/A	위중	116	지음	109	통곡	110
XII	삼초	중저	N/A	지구	N/A	천정	N/A	관충	108	액문	N/A

- **Notes**

□ 전체 60개의 혈자리 중에서 다음의 13개 혈자리는 이 책에서 소개하는 침법에는 사용하지 않았기 때문에 설명이 없을 수도 있다: 양릉천, 은백, 함곡, 양계, 이간, 곤륜, 지음, 노궁, 관충, 액문, 중저, 지구, 천정

□ 다음의 혈자리는 적백육제에 위치한다: 행간, 협계, 전곡, 후계, 대도, 태백, 내정, 어제, 이간, 삼간, 연곡, 통곡, 속골, 액문.

적백육제(赤白肉際)란 손등과 손바닥 경계면 그리고 발등과 발바닥의 경계면을 말한다. 즉 붉은 빛을 띄는 손등/발등 부분과 흰빛을 띄는 발바닥/손바닥 경계면이다.

아래 그림에 적백육제 예가 표시되어 있다.

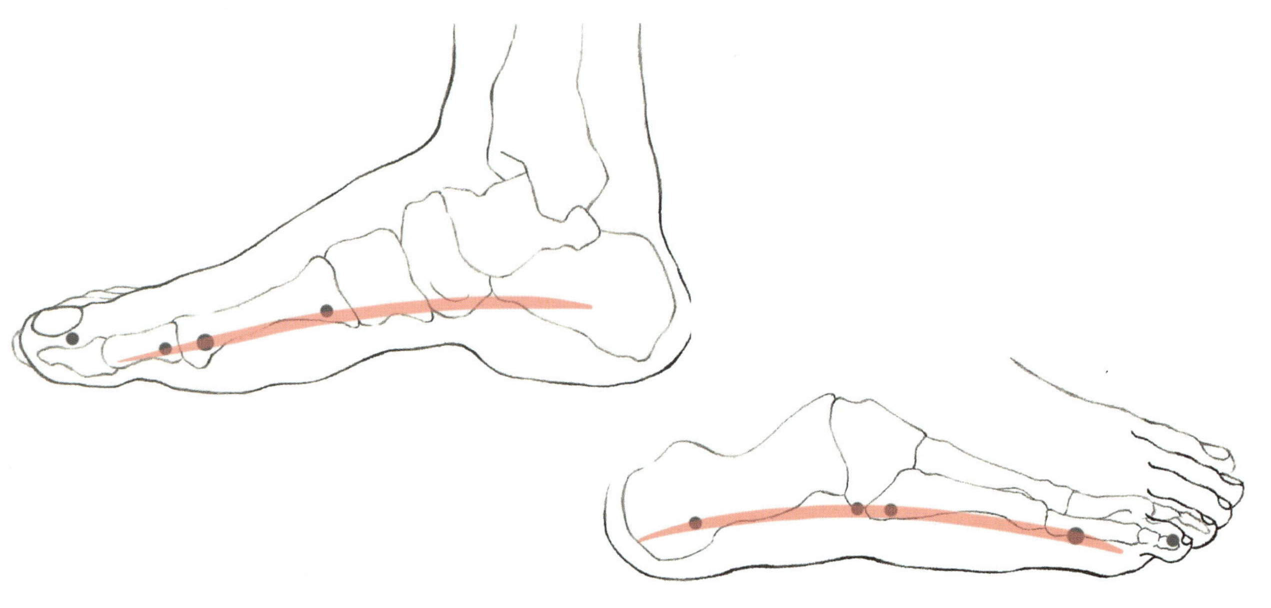

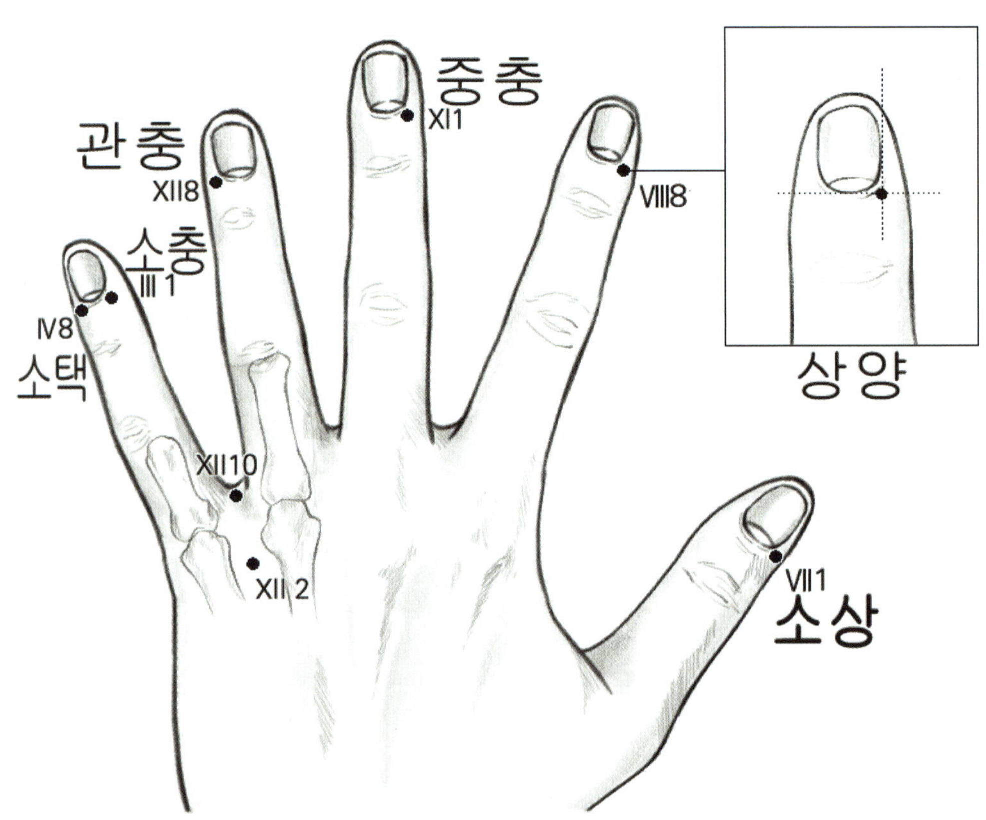

- 위의 그림에서 나타난 바처럼, 소충, 소택, 소상, 상양, 중충은 손톱 모퉁이로부터 1~2mm 떨어져 있다.

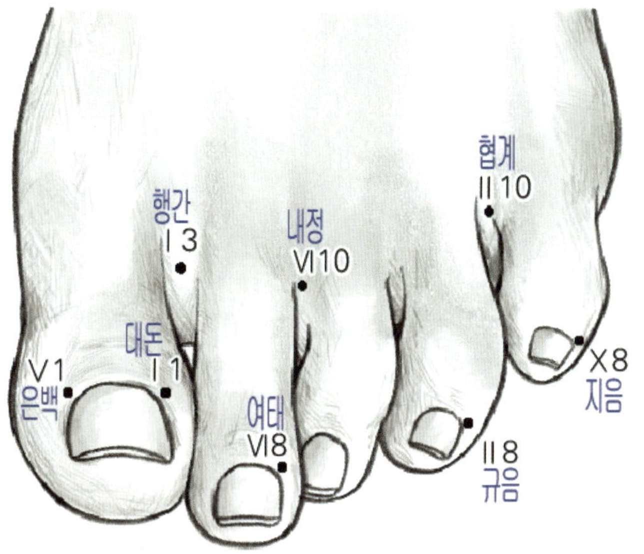

- 좌측 그림에서 나타난 바처럼, 은백, 대돈, 여태, 규음, 지음은 발톱 모퉁이로부터 1~2mm 떨어져 있다.

- 행간, 내정, 협계는 발가락 사이에 있다. 발가락 뼈가 서로 갈라지는 곳에 위치하지만 뼈를 살이 덮고 있기 때문에 살을 감안하면 가장자리에서 약간 위쪽으로 위치한다.

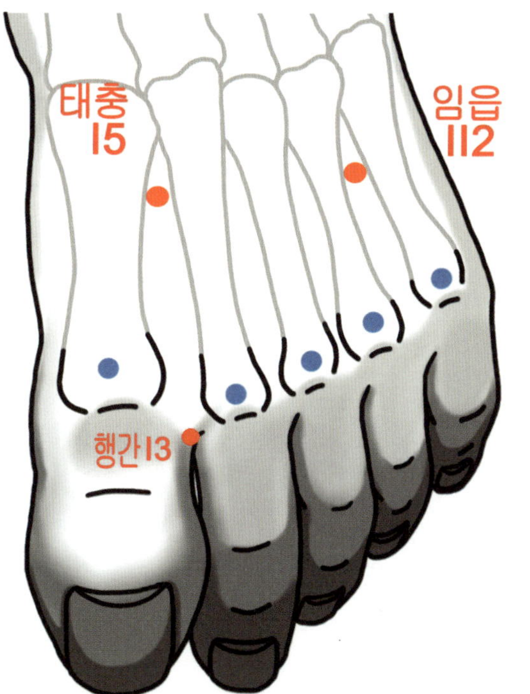

- 태충, 임읍: 발가락을 손으로 잡고 밑으로 접으면 위 왼쪽 그림(각 발가락마다 파랑 점으로 표현됨) 처럼 볼록한 마디가 돌출된다. 태충과 임읍은 이 마디 위쪽에 있다.

  a. 태충은 첫째와 둘째 발가락 뼈 사이에 있다. 그림에서처럼 첫째와 둘째 발가락의 뼈가 맞닿는 지점 바로 앞에 위치한다. 행간에서 1.5촌 위쪽에 위치한다.

  b. 임읍은 넷째와 다섯째 발가락 사이에 위치한다. 그림에서처럼 네째와 다섯째 발가락의 뼈가 맞닿는 지점 바로 앞에 위치한다. 임읍 앞으로 굵은 힘줄이 지나가기 때문에 그 힘줄 앞에 있는 파랑 점 지점을 임읍으로 잘못 착각할 수 있는데, 그 힘줄 위쪽에 임읍이 위치한다.

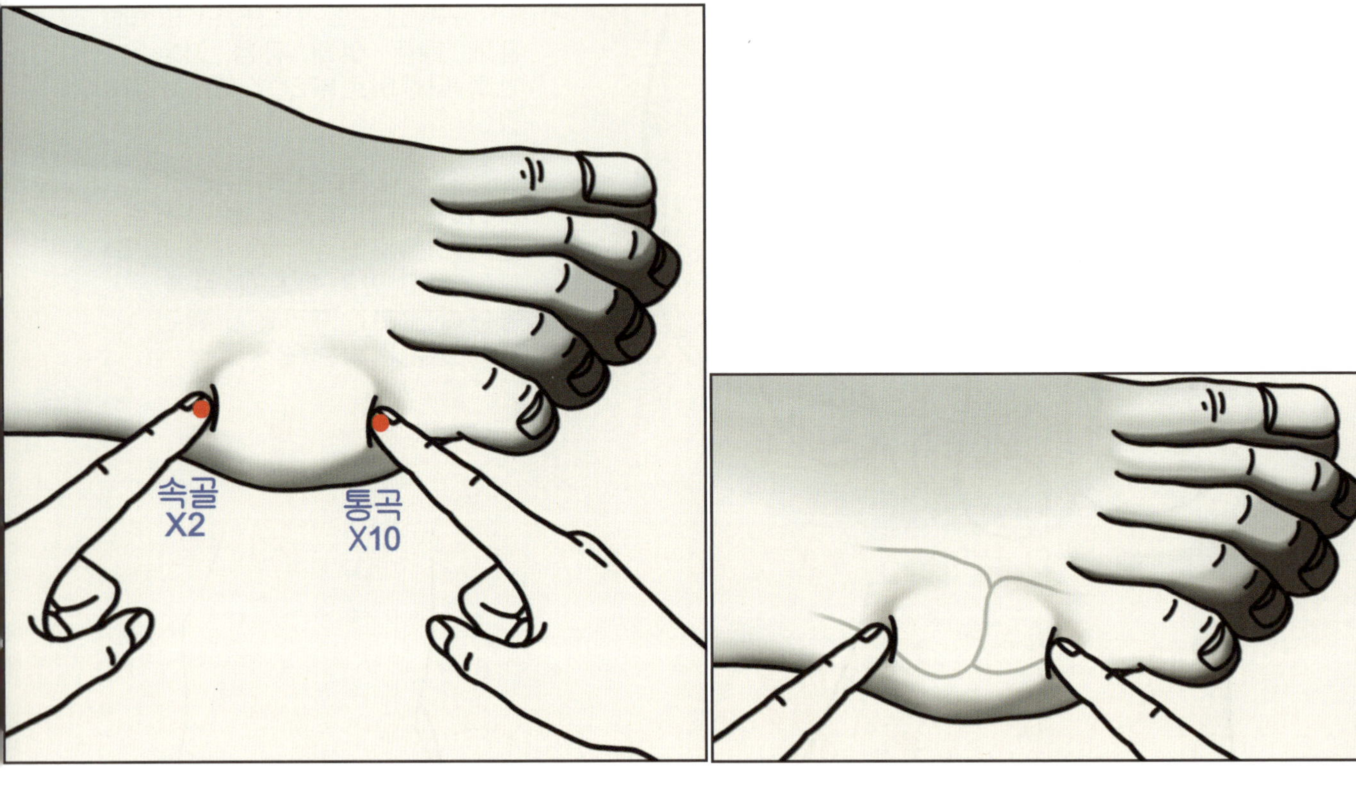

- 그림에 나타난 바처럼, 통곡과 속골 가운데 볼록한 부분을 두고 서로 마주 보고 있다. 볼록한 부분은 발등과 발바닥 경계로서 두 뼈마디가 만나는 관절부분이다.

  새끼발가락에서 볼록한 관절부분을 향해 손가락을 밀면 막히는 곳이 통곡이다. 발가락과 발의 경계지점이다. 반대방향에서 볼록한 곳을 향해 밀면 볼록한 뼈로 막히는 곳 앞이 통곡이다.

  통곡과 속골은 적백육제(손바닥과 손등의 경계면을 적백육제라 함)에 위치한다.

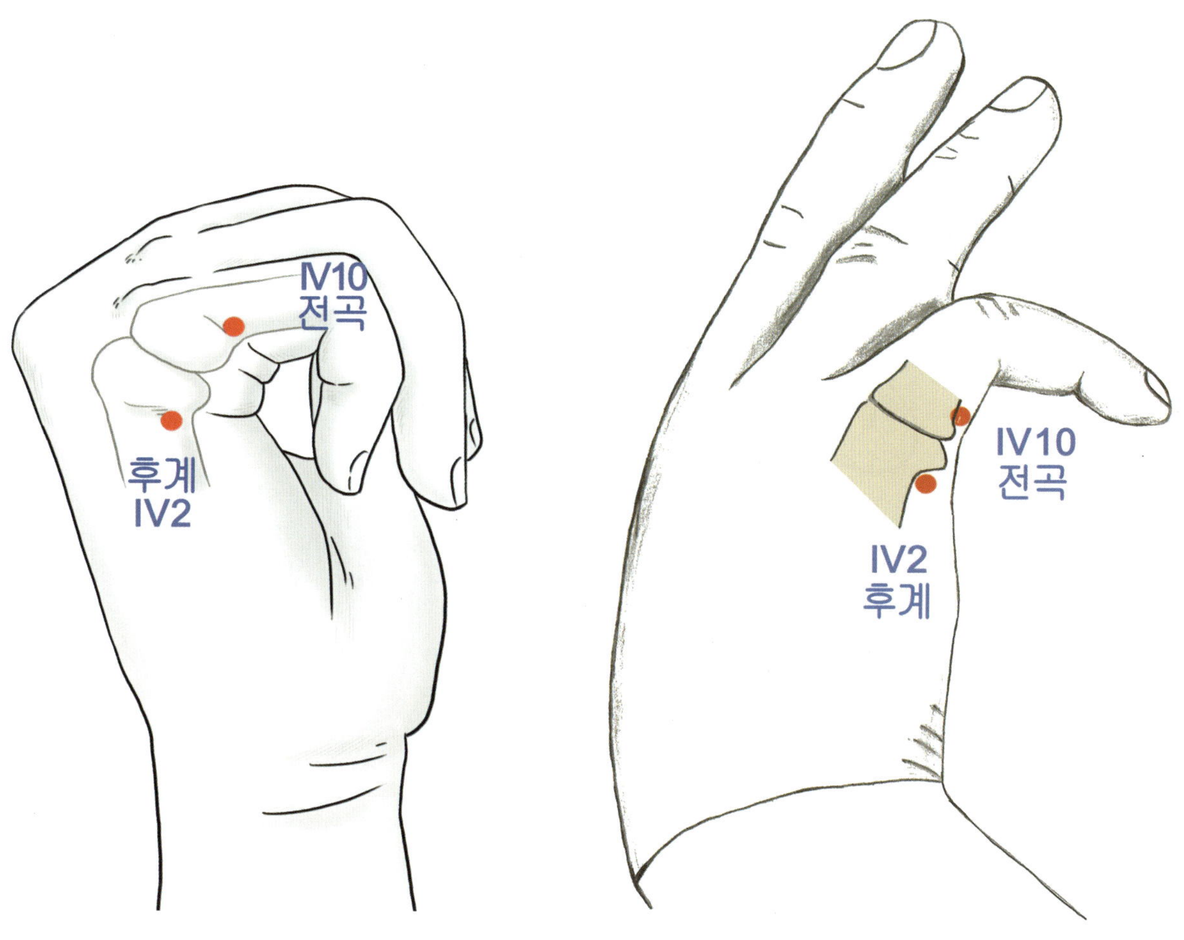

- 위 그림에 나타난 바처럼, 손 옆면(손등과 손바닥의 경계면)에 있는 이 볼록한 관절 부위를 가운데 두고 전곡과 후계는 서로 마주보고 있다. 이 관절 부위를 향해 후계 방향으로 밀면 볼록한 관절부위뼈에 막히는 곳 바로 앞 지점이 전곡이고, 반대편에서 전곡 방향으로 밀면 막히는 곳이 후계이다.

  전곡은 새끼손가락이 손 본체와 만나는 경계 지점에 있다. 전곡과 후계 모두 적백육제(발바닥과 발등의 경계면, 손바닥과 손등의 경계면을 적백육제라 함)에 위치한다.

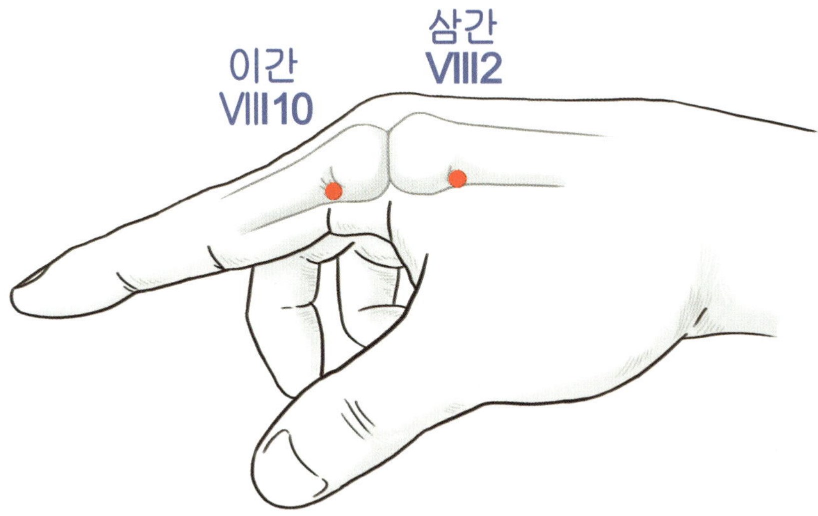

- 왼쪽 그림에 나타난 바처럼, 손 옆면(손등과 손바닥의 경계면)에 있는 이 볼록한 관절 부위를 가운데 두고 이간과 삼간은 서로 마주보고 있다. 이 관절 부위를 향해 삼간 방향으로 밀면 볼록한 관절부위뼈에 막히는 곳 바로 앞 지점이 전곡이고, 반대편에서 이간 방향으로 밀면 막히는 곳이 삼간이다.
- 이간은 검지가 손 본체와 만나는 경계 지점에 있다. 이간은 적백육제(발바닥과 발등의 경계면, 손바닥과 손등의 경계면을 적백육제라 함)에 위치하고, 삼간은 바깥쪽으로 힘줄과 살이 두툼하기 때문에 안쪽으로 들어와 위치한다.

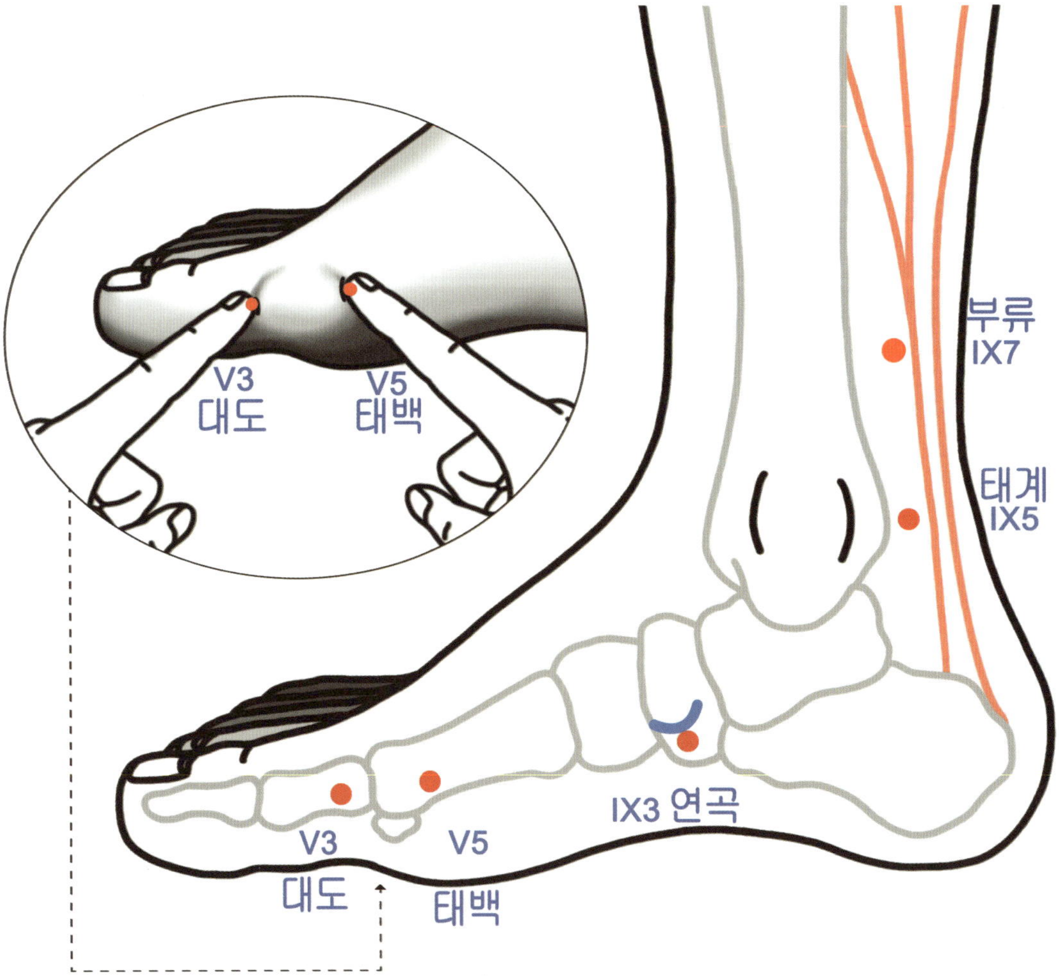

V3
대도
V5
태백
부류
IX7
태계
IX5
IX3 연곡
V3
V5
대도
태백

- 앞의 그림에 나타난 바처럼, 발 옆면(발등과 발바닥의 경계면)에 있는 이 볼록한 관절 부위를 가운데 두고 대도와 태백은 서로 마주보고 있다. 이 관절 부위를 향해 태백 방향으로 밀면 볼록한 관절부위뼈에 막히는 곳 바로 앞 지점이 대도이고, 반대편에서 대도 방향으로 밀면 막히는 곳이 태백이다.
- 대도는 엄지가 발 본체와 만나는 경계 지점에 있다. 대도와 태백은 모두 적백육제(발바닥과 발등의 경계면, 손바닥과 손등의 경계면을 적백육제라 함)에 위치한다.

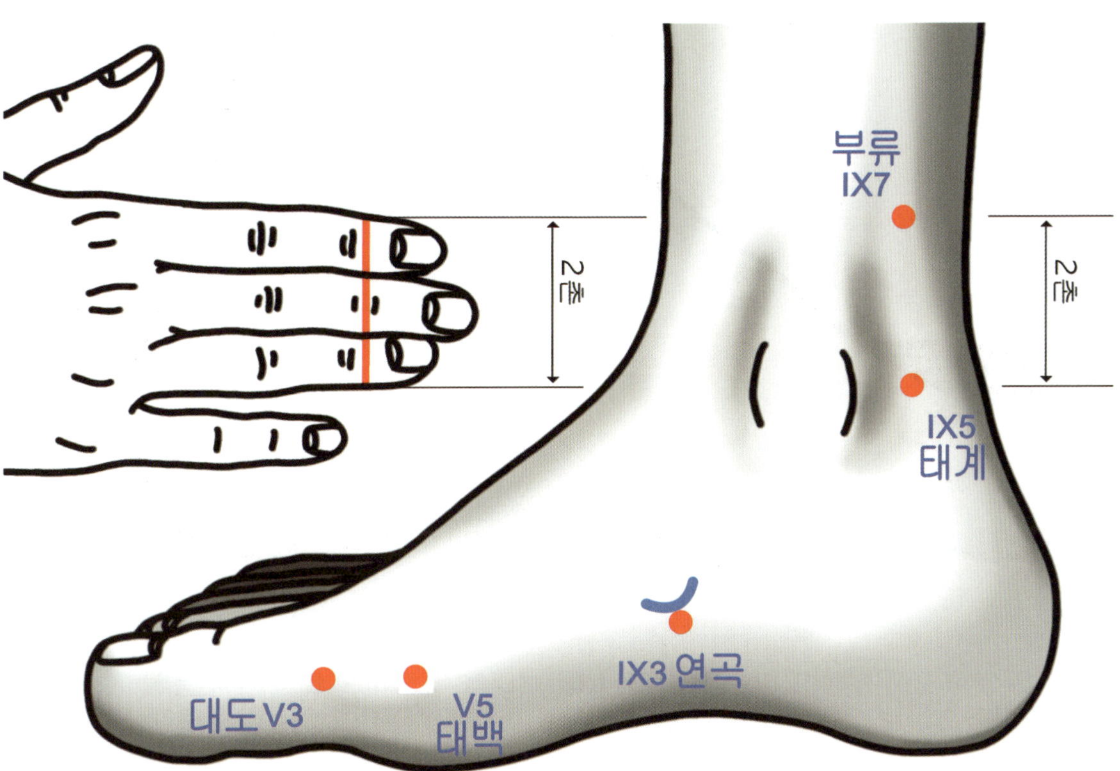

- 위 그림에서 세 손가락으로 측정한 바처럼, 부류는 태계에서 2촌 위에 위치하며, 아킬레스건 앞에 인접해있다.
- 태계는 내측 복숭아뼈와 아킬레스건 사이에 있다.
- 연곡 주변을 손가락으로 더듬어보면 볼록한 뼈가 만져지는 곳은 연곡이 유일하다. 연곡 높이 아래쪽 주변으로는 살만 있다. 이 볼록뼈 아래에 연곡이 있다. 다음 페이지 그림에도 연곡 그림이 나오는데, 연곡 바로 위 뼈는 안쪽 복숭아뼈 쪽으로 뻗어 있는데 두 줄기 희미한 빨강선이 그 뻗어 있는 뼈이다.

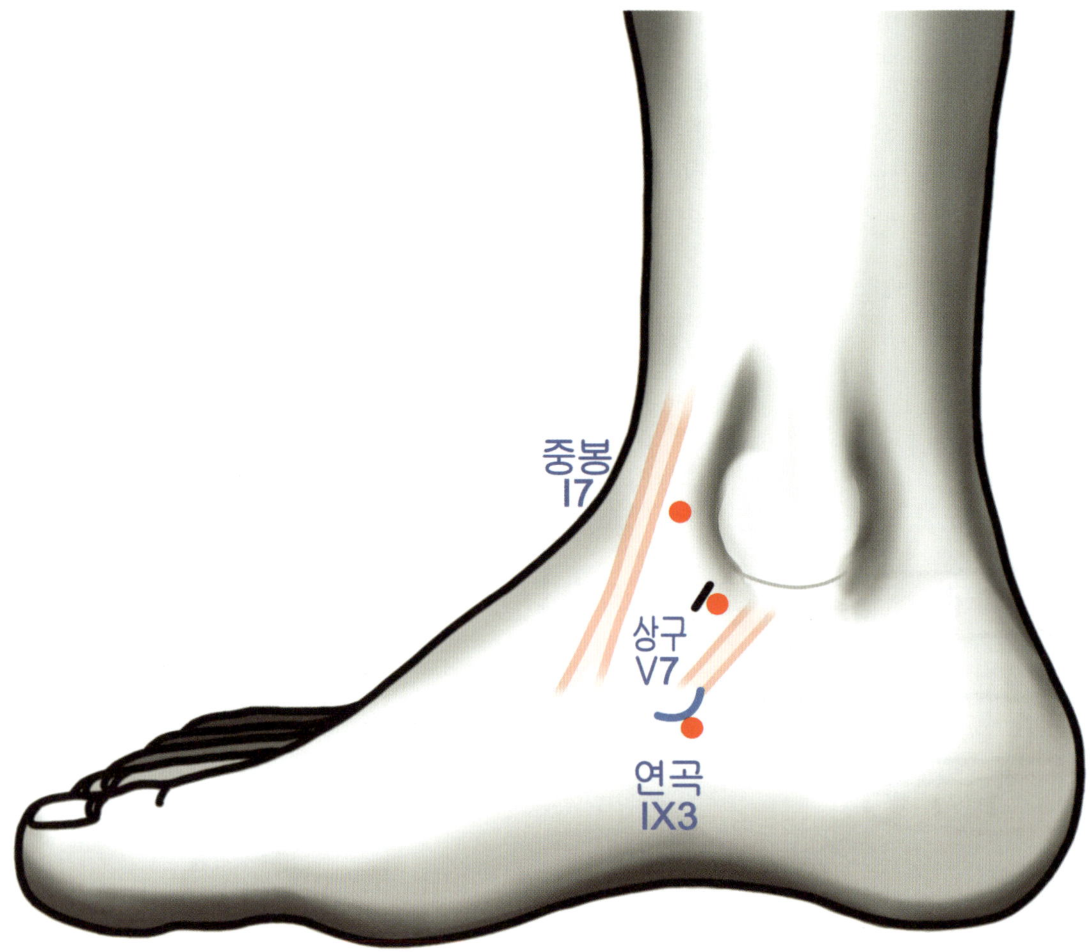

- 발목을 위와 안쪽으로 향하게 약간 접으면서 상구(내측 복숭아뼈 대각선 부분에 위치한다. 상구는 내측 복숭아뼈 맨 아래 부분 높이 정도이다.) 지점을 손가락 끝으로 누르면 움푹 들어간다. 상구 주변 뼈는 표면에서 쉽게 만져지는데 비해서, 그림에서 빨강점으로 표시되어 있는 상구 혈자리에서 10시 방향으로 굵은 검정선이 보이는데 이 방향이 뼈로 막혀있는데 이 뼈는 깊숙한 편이라 조금 눌려줘야 손가락 끝에 접촉된다.
- 중봉은 내측 복숭아뼈와 굵은 힘줄 사이에 위치한다. 위 그림에서 굵은 힘줄은 희미한 두 줄의 빨강선으로 표시되었다.

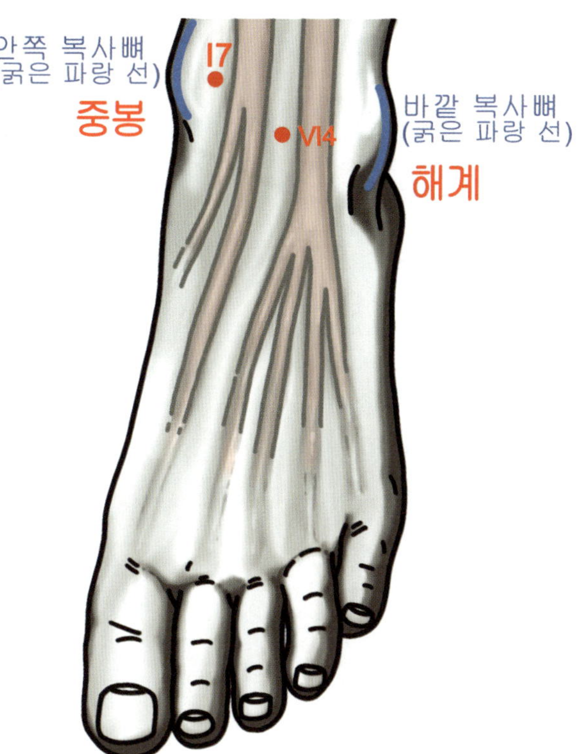

- 중봉은 내측 복숭아뼈 정상과 같은 높이에 있다. 내측 복숭아뼈 정상이 외측 복숭아뼈 정상보다 위쪽에 있기 때문에 중봉은 (외측 복숭아뼈 정상과 같은 높이에 있는) 해계보다 더 위쪽에 있다.
- 해계 좌우로 굵은 힘줄이 지난다. 좌측 그림에서, 해계 왼쪽으로 엄지발가락으로 연결되는 굵은 힘줄이 있고, 우측으로 나머지 발가락으로 연결되는 굵은 힘줄이 있다. 안쪽 복숭아뼈 정상의 높이에 있는 중봉에 비해 바깥쪽 복숭아뼈 정상의 높이에 있는 해계는 중봉보다 아래쪽에 위치한다.

- 용천은 발바닥에 위치한다. 발바닥을 삼등분할 때 용천은 1/3 쯤에 위치한다.

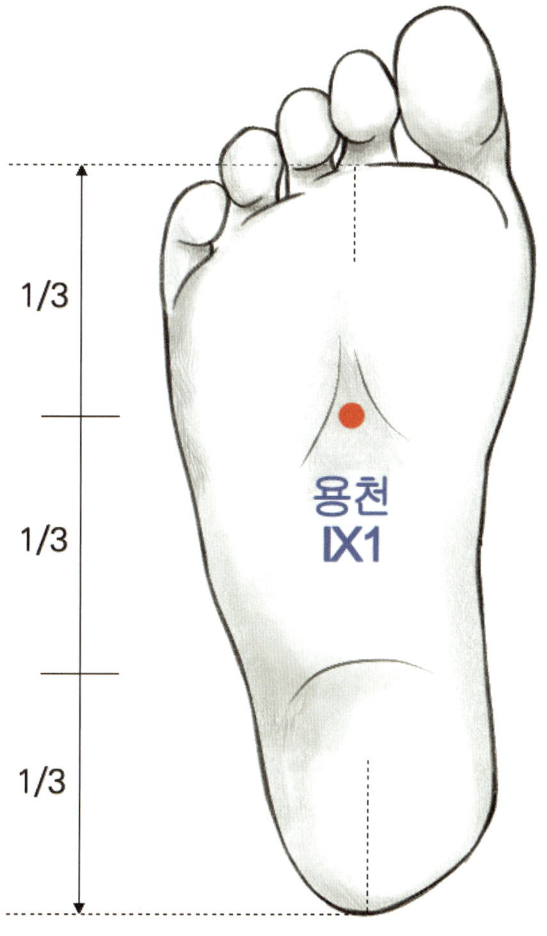

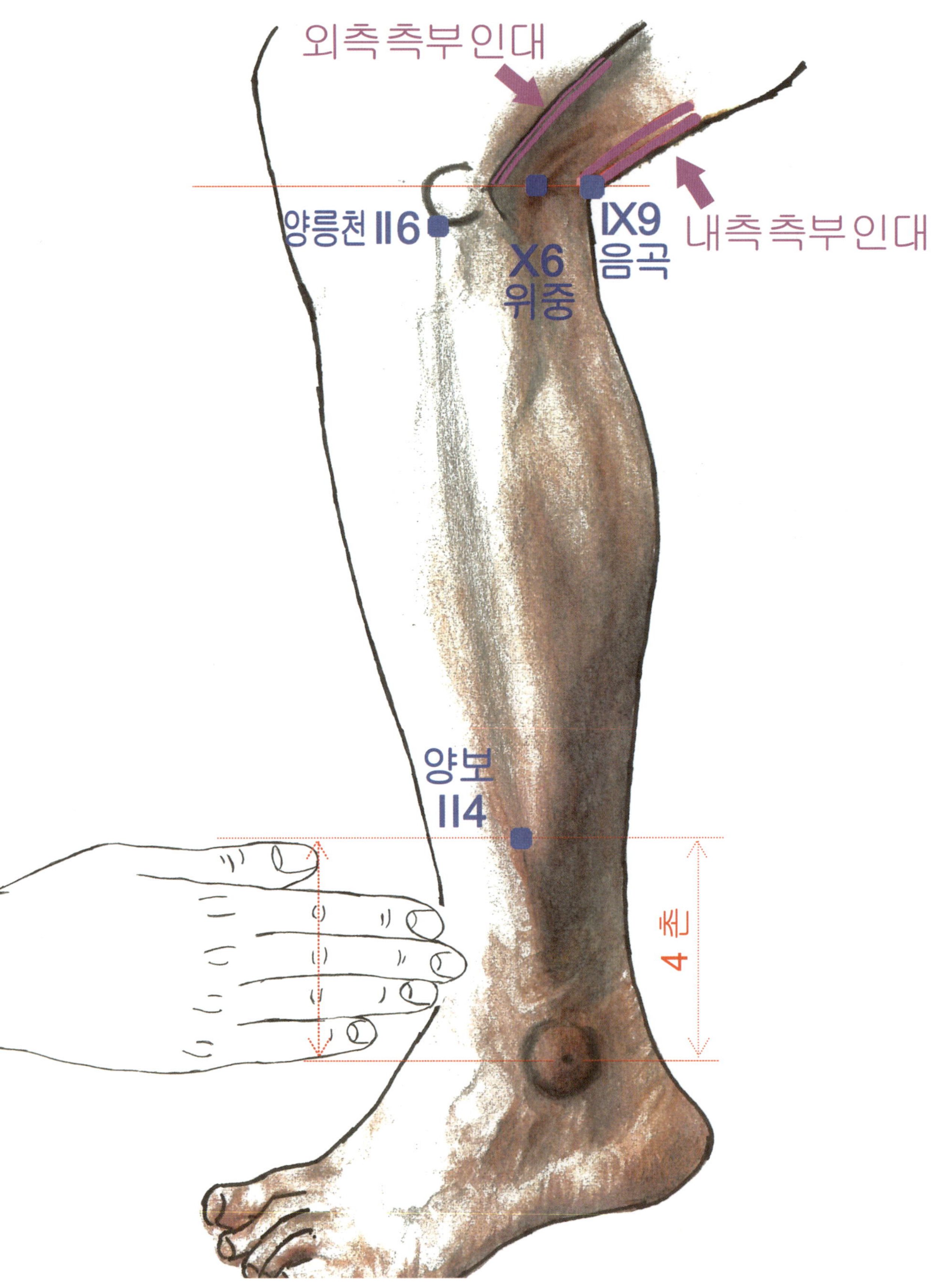

외측 측부인대
내측 측부인대
양릉천 II6
X6
위중
IX9
음곡
양보
II4
4 촌

- 양보 및 양릉천: 외측 복숭아뼈에서 손가락을 살짝 누르며 수직으로 위쪽으로 밀어 올리면 근육과 근육 사이로 홈이 느껴지는데, 계속 손가락을 밀어 올리면 종아리뼈 머리(탁구공처럼 볼록하게 튀어나온 뼈) 부위에 닿으며 손가락 진행이 막힌다. 이곳이 양릉천이다. 종아리뼈 머리는 무릎을 구부리면 접히는 뒷부분과 비슷한 높이에 있다.

  위에 설명한 것처럼 손가락을 위로 밀어 올릴 때 지나는 선상에 양보가 있다. 양보는 외측 복숭아뼈에서 4촌 위에 있다.

- 그림에서 빨강 점선은 무릎을 약간 구부렸을 때 접히는 부분과 같은 높이인데, 양쪽으로 굵은 힘줄(외측측부인대와 내측측부인대)이 있다. 이 두 힘줄 사이 정중앙에 위중이 위치한다.

- 무릎을 90~100°로 구부렸을 때 접히는 내측측부인대 부위가 음곡이다. 왼쪽 페이지 그림에서는 무릎 뒤쪽에서 음곡을 본 모습이다. 다음 페이지 그림에서는 음곡을 앞쪽에서 본 모습이다.

  다음 페이지 그림에서처럼, 앞쪽에서 봤을 때, 무릎을 90~100°로 구부리고 내측측부인대를 손가락 끝으로 만져보면 맞닿은 두 줄기 힘줄이 손가락 끝에 느껴지는데 그 사이를 손가락 끝으로 누르며 밀고 내려오다 접히는 부위에서 멈추도록 한다. 이 부위가 음곡이다. 더 밀고 내려오려고 해도 손가락 끝이 접힌 힘줄에 막힌다.

  발을 바닥에서 약간 올려줘야 힘줄에 힘이 들어가 내측측부인대가 손 끝에 느껴진다.

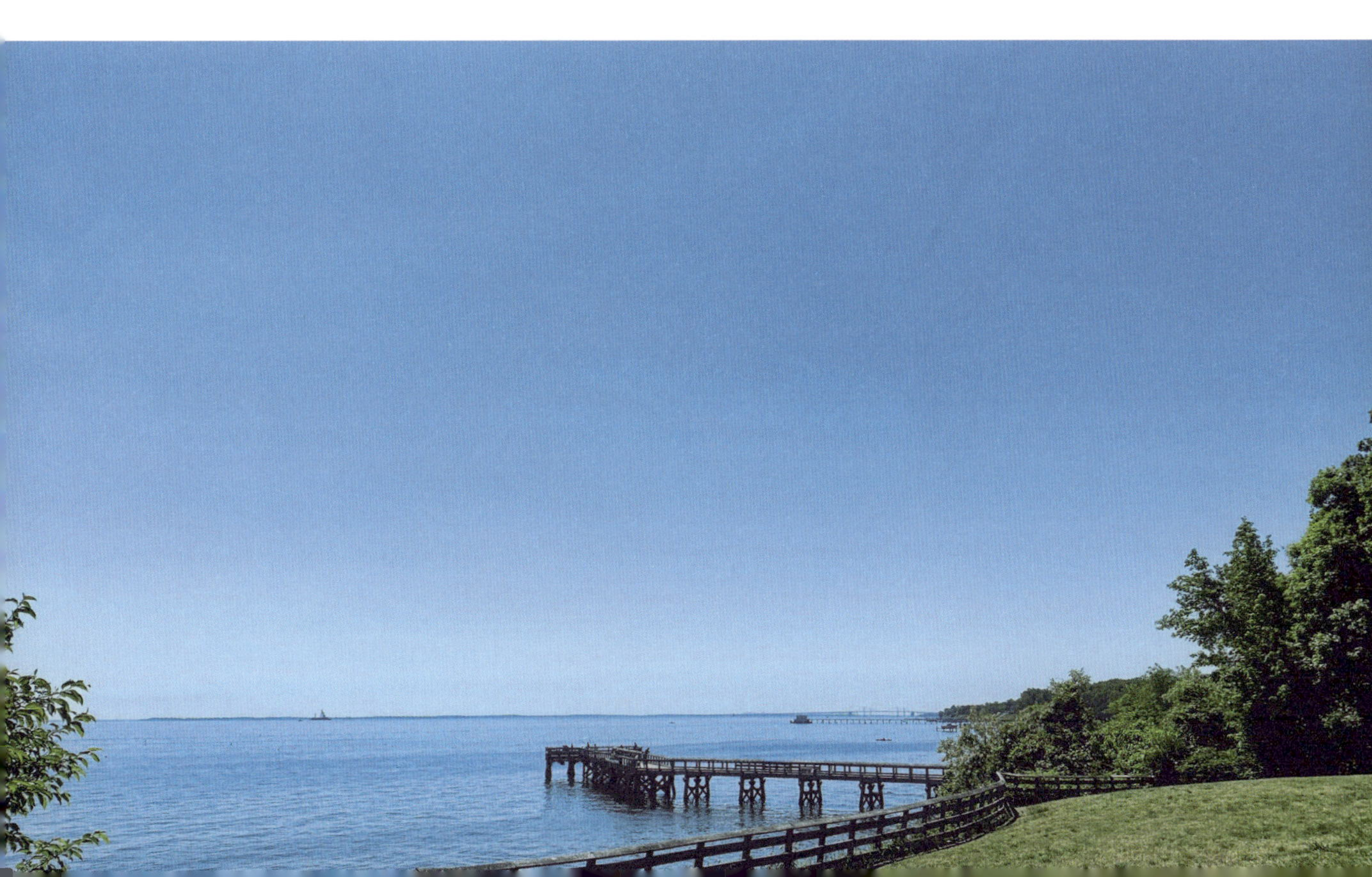

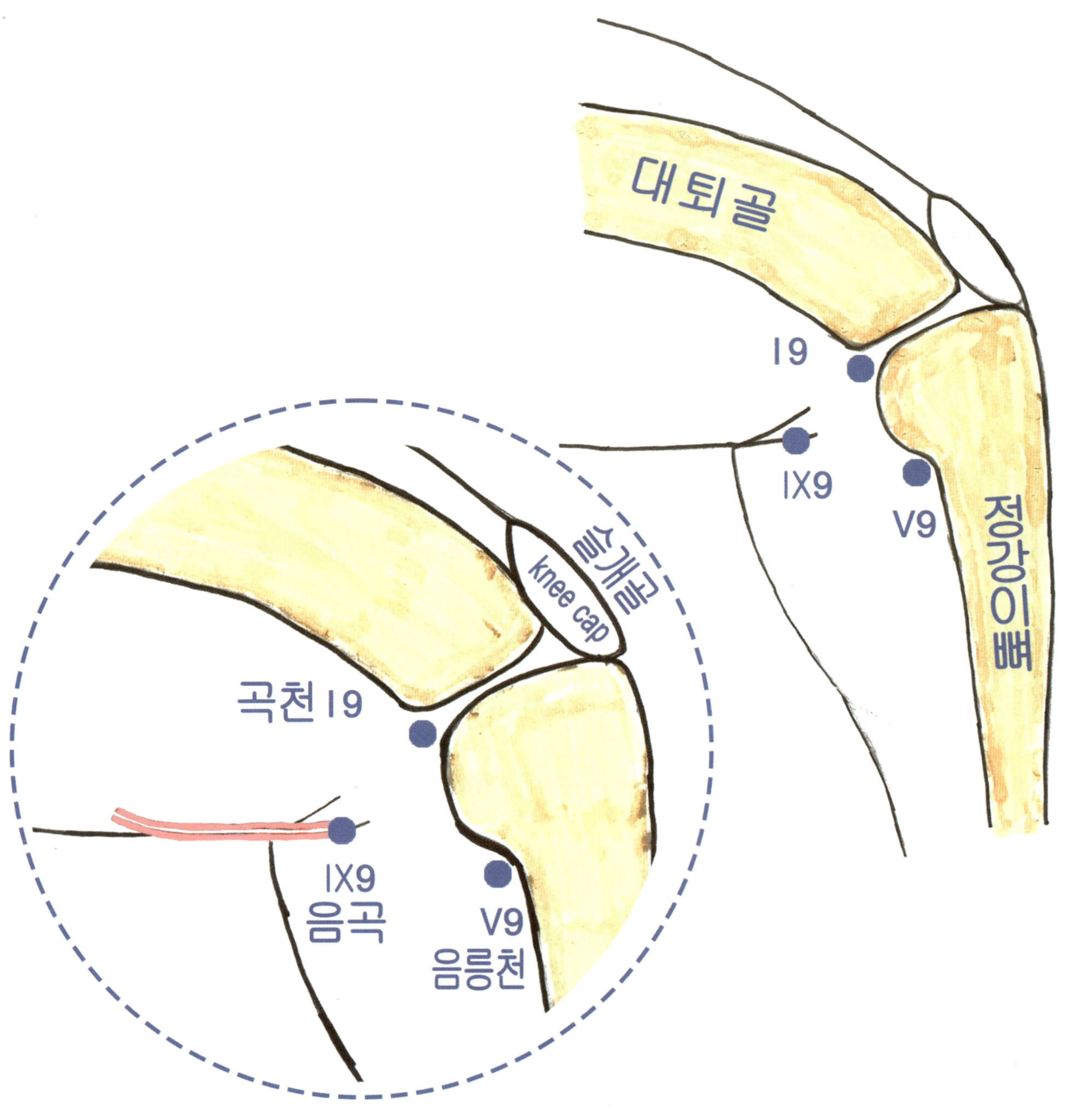

- 대퇴골과 정강이뼈가 마주하는 곳 끝이 양쪽에 산이 솟는 산골짜기 끝에 있는 냇가 같다 하여 곡천이라 한다.

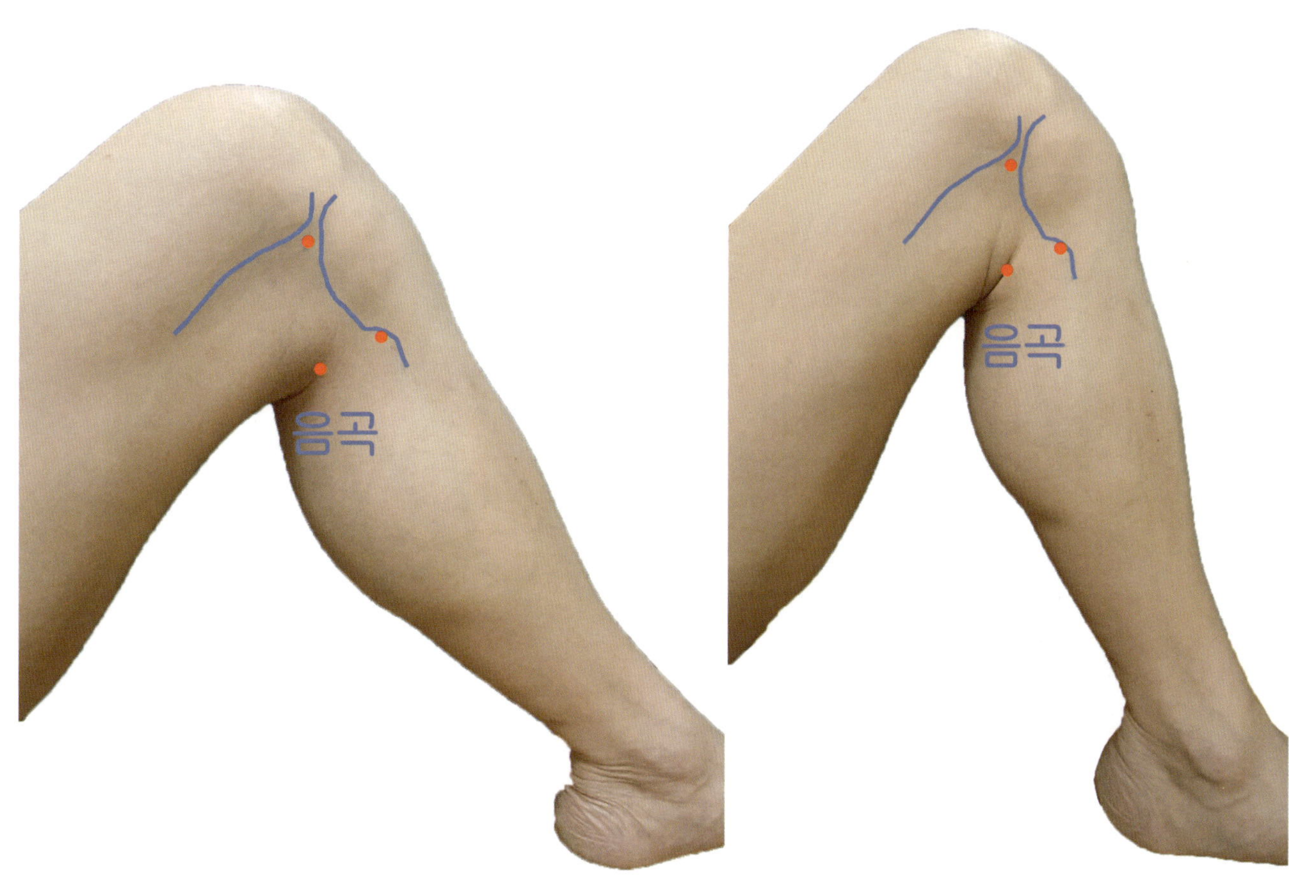

- 위 그림에서와같이 음곡은 무릎을 어느 정도 구부리냐에 따라 위치가 달리 보인다. 위 왼쪽 그림에서 나타난 각도만큼 무릎을 구부렸을 때는 접혀서 위/아래가 만난 경계에서 쉽게 음곡을 찾을 수 있다. 이 경계 부분을 눌러서 주변 살 속에 묻혀있는 힘줄에 손가락 끝이 닿는데 그곳이 음곡이다.

  위 오른쪽 그림처럼 다리를 많이 오므려 각도가 줄면 음곡이 살 속에 더 깊이 묻힌다. 위와 동일하게 손가락 끝으로 접힌 부분을 만지면 단단하고 굵직한 힘줄이 만져진다. 접힌 부분에서 아래로 뻗는 힘줄은 깊어지기 때문에 접힌 부분 위쪽으로만 힘줄이 만져지는데 이 만져지는 힘줄 끝, 즉 접혀지는 끝이 음곡이다.

-

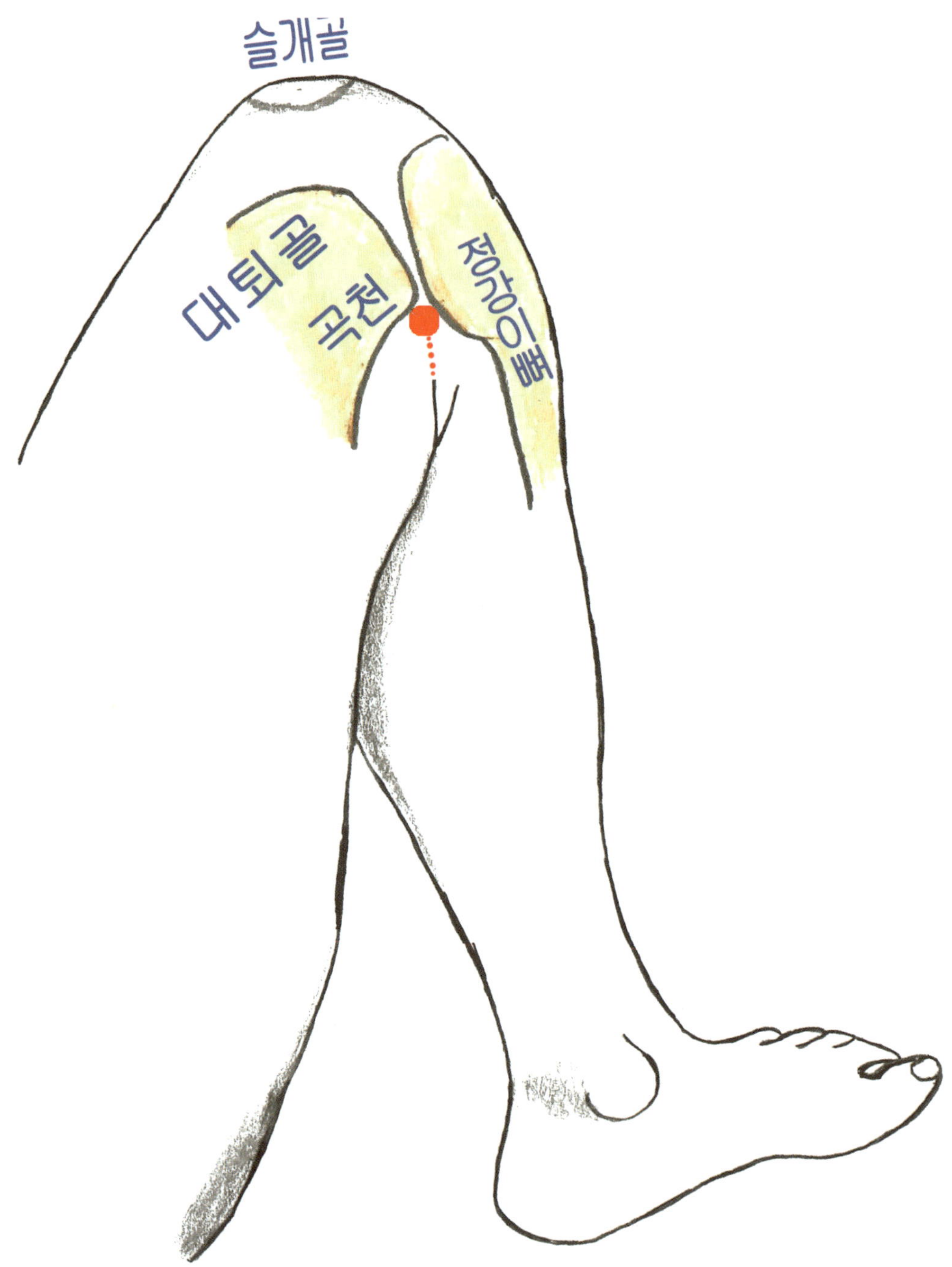

- 위 그림처럼, 허벅지와 종아리가 맞닿게 접으면 접힌 부위에 주름이 생긴다. 손가락 끝으로 그 주름을 누르며 밀고 올라가면 뼈(대퇴골)와 뼈(정강이뼈)가 마주보는 부분이 나오는데 그 바로 앞부분이 곡천이다.

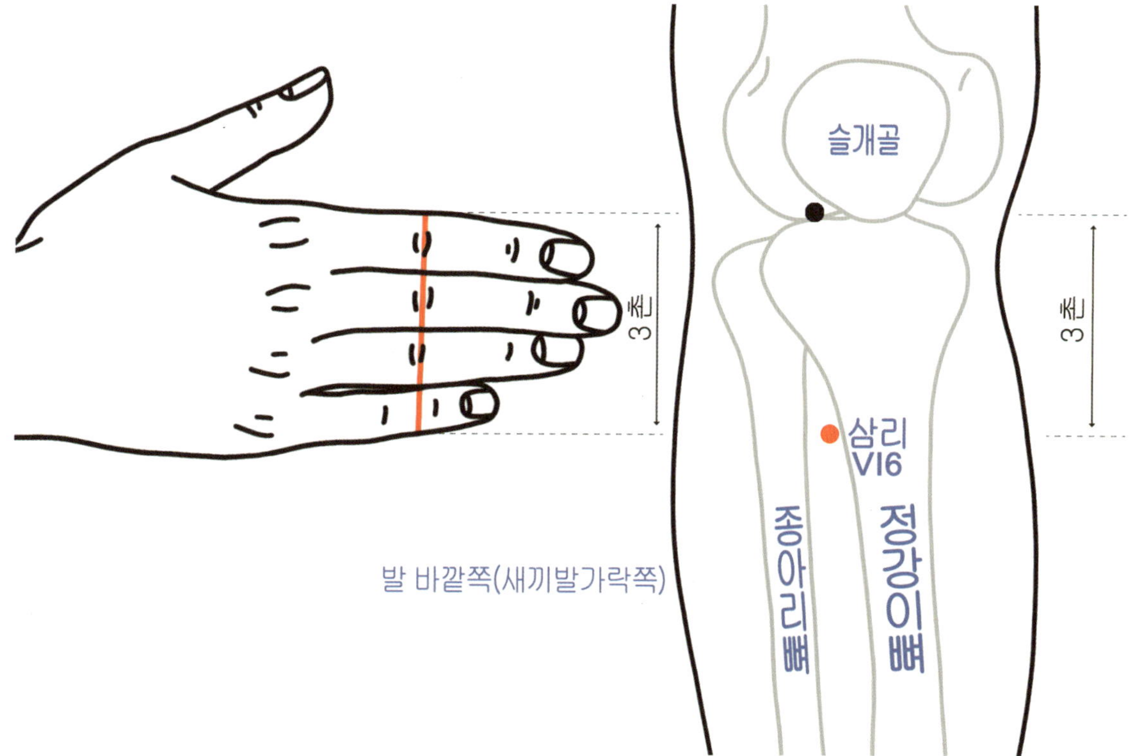

- 슬개골을 손으로 만져보면 그림처럼 타원형이 만져진다. 이 슬개골 밑 부분에서 3촌 아래쪽에 삼리가 위치한다. 위 그림에서처럼, 삼리는 정강이뼈 가장자리 바로 옆에 위치한다.

  정강이뼈는 피부에 손을 대면 바로 만져진다. 그러나 종아리뼈는 다리 깊숙이 있어서 만져지지 않는다.

  오른쪽 그럼에서처럼, 손바닥으로 슬개골을 감싸고 손가락을 아래로 뻗으면 가운데손가락 끝 부분에 삼리가 위치한다. 가운데손가락이 정강이뼈 가장자리에서 손가락 굵기만큼 밖으로 비켜나 뻗는다.

  다음 페이지 그림에서 음릉천을 소개했는데, 정강이뼈를 가운데 두고 반대쪽에 비슷한 높이에 음릉천이 위치한다.

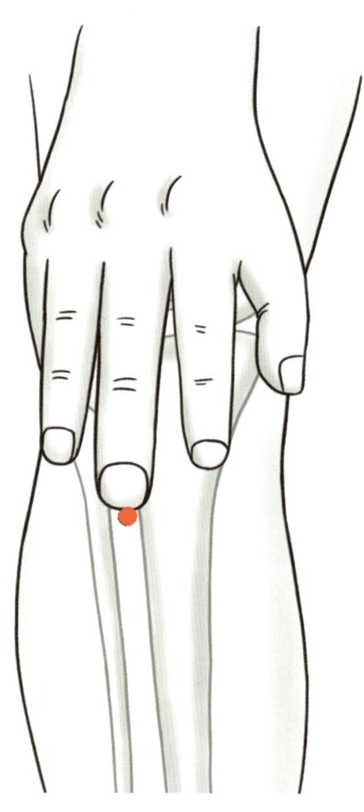

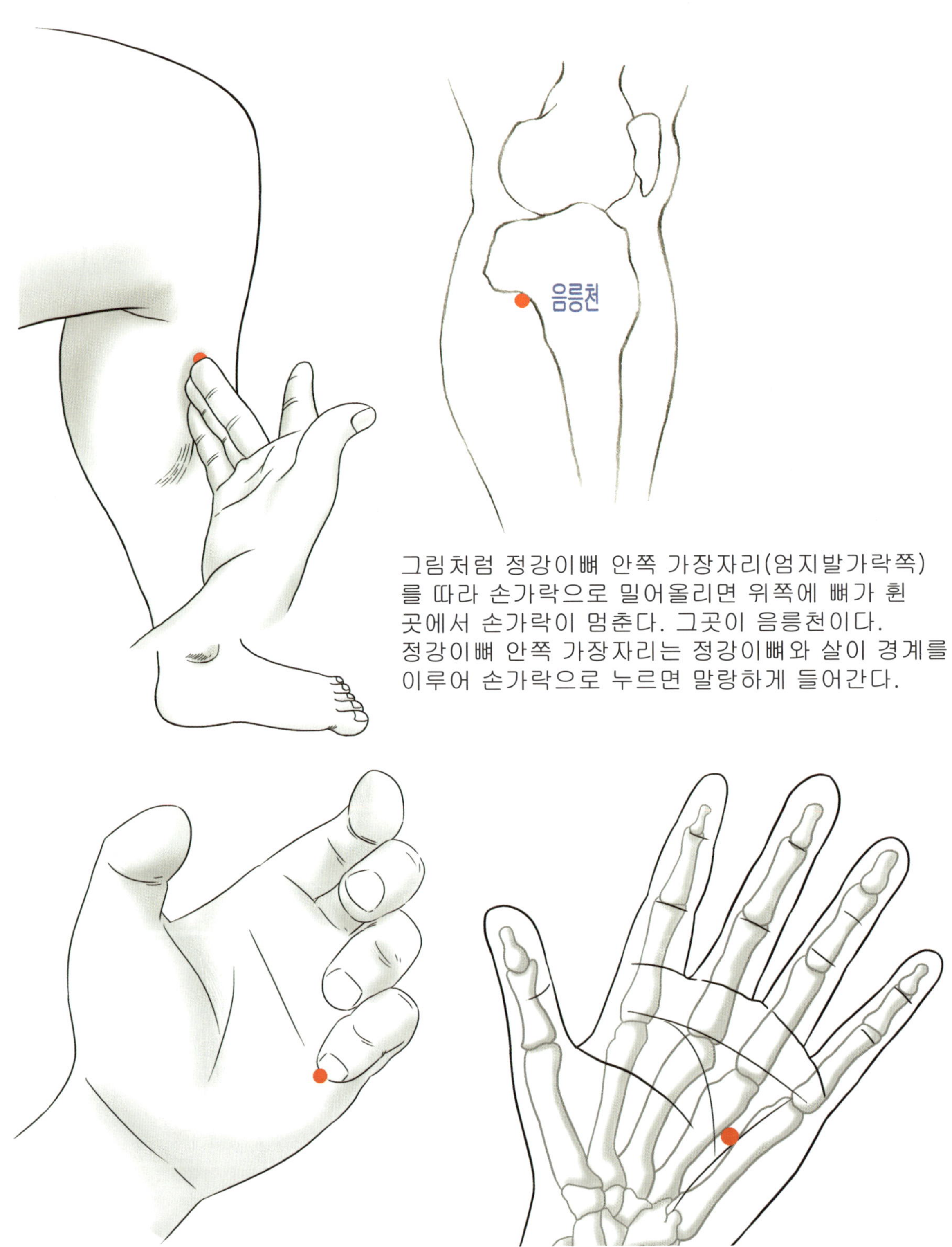

그림처럼 정강이뼈 안쪽 가장자리(엄지발가락쪽)를 따라 손가락으로 밀어올리면 위쪽에 뼈가 휜 곳에서 손가락이 멈춘다. 그곳이 음릉천이다. 정강이뼈 안쪽 가장자리는 정강이뼈와 살이 경계를 이루어 손가락으로 누르면 말랑하게 들어간다.

- 위 왼쪽 그림에서처럼, 주먹을 가볍게 쥐었을 때 새끼손가락 끝이 손바닥에 닿는데 그 부분이 소부이다. 위 오른쪽 그림은 손등에서 본 소부인데, 반대쪽 손 엄지와 검지로 손바닥과 손등을 잡아보면 넷째손가락뼈과 다섯째손가락뼈 사이가 잡히는데 이 위치가 소부이다. 키네시오 테이프를 부착하거나 전자침을 가할 때는 이 손바닥의 소부에 적용한다. 손등은 설명을 위해 언급한 것일 뿐 다른 의미는 없다.

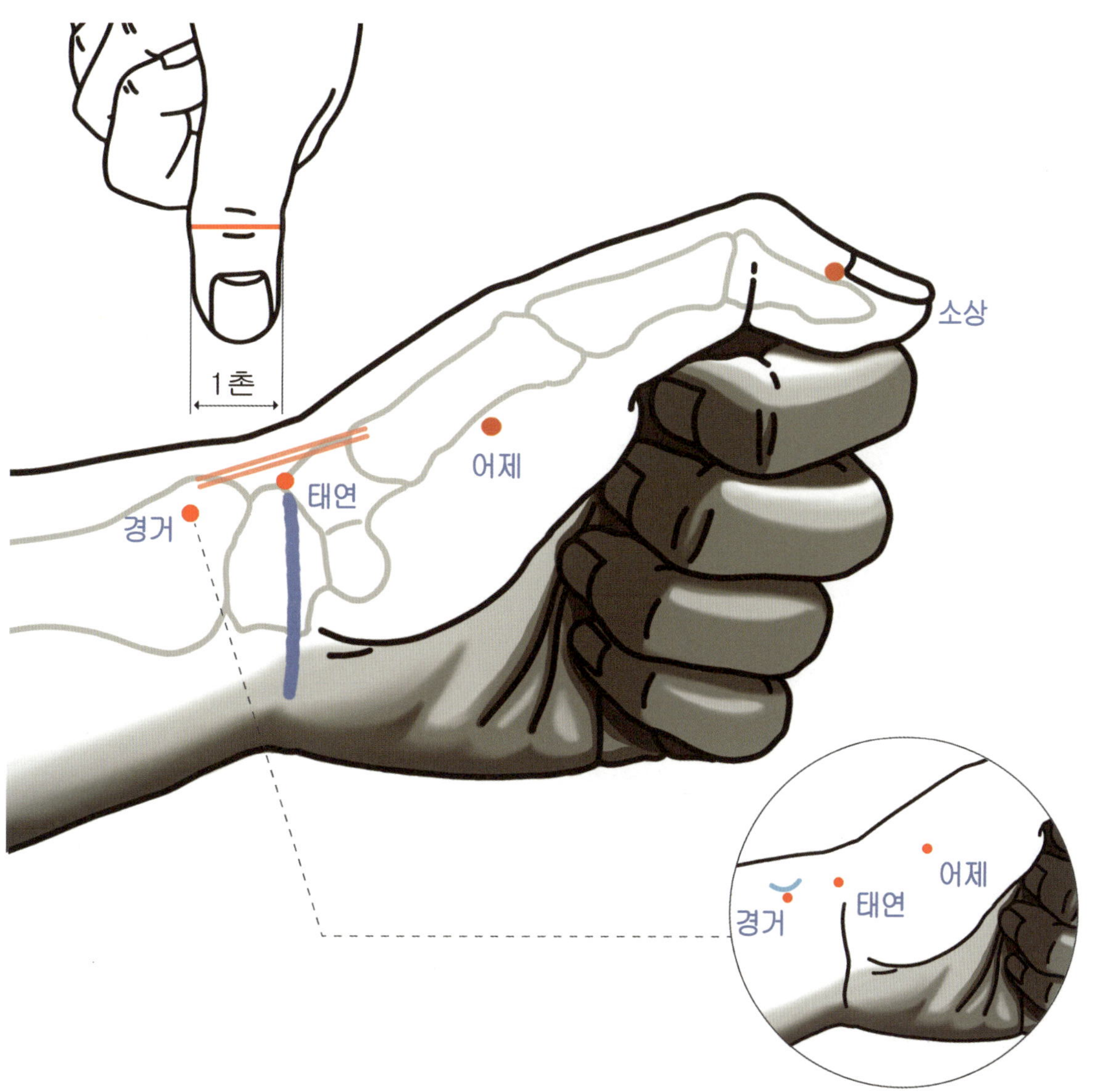

- 어제 위에 있는 뼈는 손가락 끝으로 더듬어보면 쉽게 만져진다. 어제는 이 뼈의 중간 부분 가장자리에 있다. 어제는 적백육제(발바닥과 발등의 경계면, 손바닥과 손등의 경계면을 적백육제라 함)에 위치한다.

- 태연

  a. 위 그림에서 손목 부분에 굵은 파랑 선이 있는데, 이는 손목의 접혀지는 부분, 즉 손바닥과 손목의 경계에 생기는 주름 선을 의미한다.

  b. 태연은 이 손목 꺾어지는 주름선 상에 있다. 뼈의 가장 바깥부분에 인접해 있다. 태연 위로 두 줄기 빨강선이 있는데 이는 뼈가 아니라 힘줄이니 뼈로 혼동하지 않도록 한다.

  c. 손가락 끝 예민한 지문 부위를 태연 위에 올리고 가볍게 누르며 집중해보면 미세한 박동을 느낄 수 있다.

  d. 태연과 경거 사이는 1촌 거리인데, 위 그림에 엄지의 두께로 측정법을 제시했다.

- 위 그림에서 아래 둥근 원으로 확대한 부분에서 보면 경거 부위에 파랑 반원이 있는데, 이 파랑 반원은 경거 부위를 더듬어보면 돌출된 뼈가 잡히는데 이 뼈를 상징한 것이다. 이 뼈 바로 인접한 부분에 경거가 위치한다. 경거는 태연에서 1촌 거리에 있다.

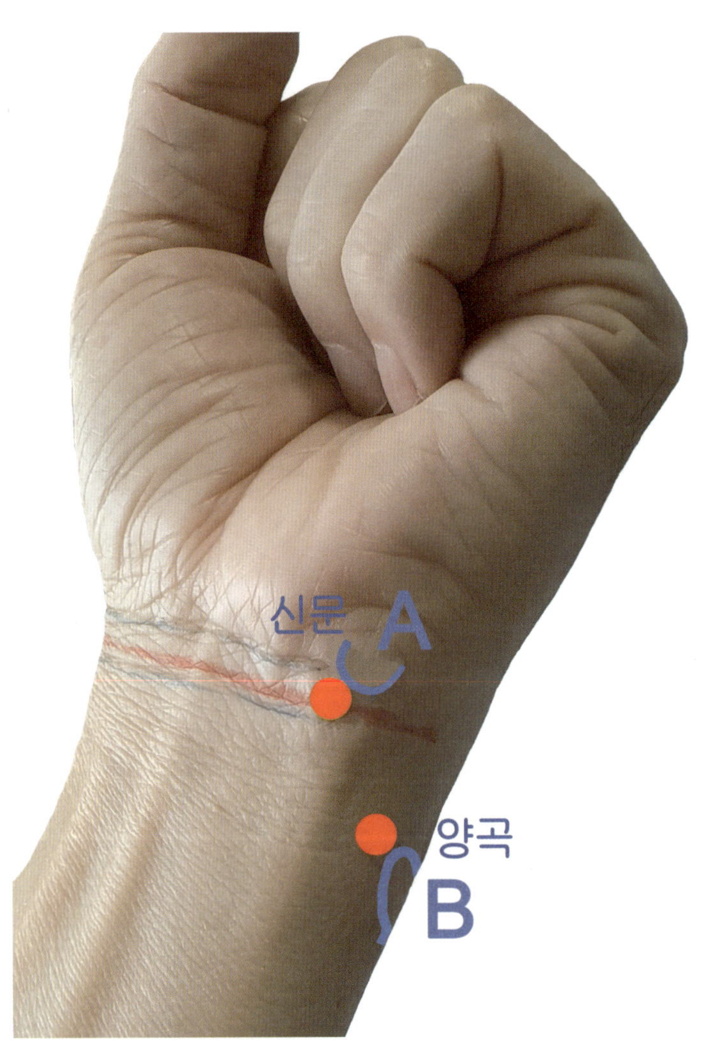

- 손목을 꺾으면 손바닥과 손목의 경계 부분에 주름선이 생기는데, 이 주름선에 신문이 위치한다. 위 그림에서 손목 주름 선 위 A 지역에 볼록하게 튀어나온 부분(파랑 반원으로 표현됨)이 있는데 이 부분 아래에서 약간 안쪽으로 신문이 위치한다. A 지역은 손 옆면(손날개)에 인접해있다.
- 손목 주름선 위쪽으로 손목 옆면(손목 날개) 부위에 볼록하게 튀어나온 뼈가 있는데 그림에서 B 지역으로 표시되었다. 이 B 지역 옆에 양곡이 위치한다.

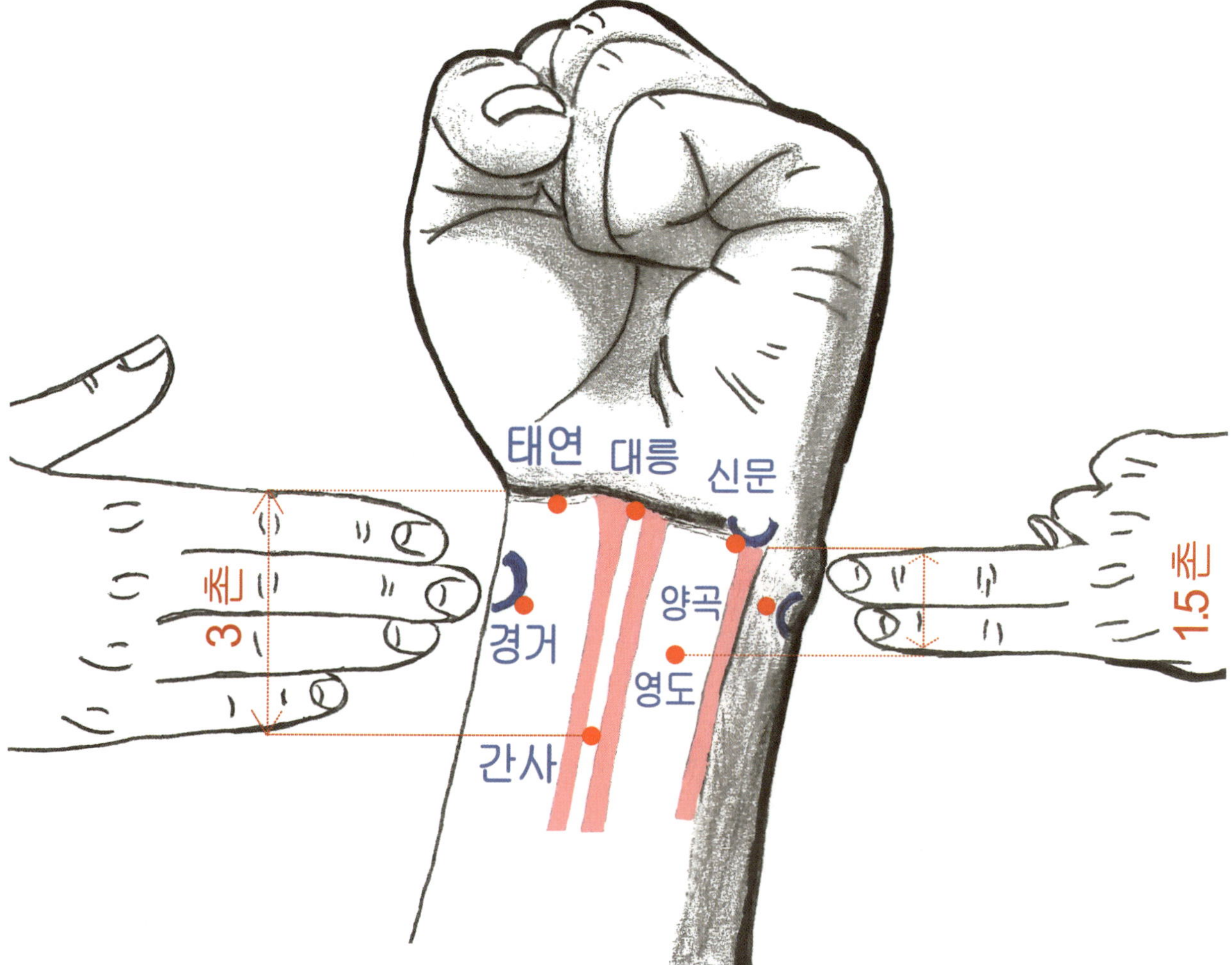

- 그림처럼 주먹을 세게 쥐면 팔뚝 중앙에 두 줄의 굵은 힘줄과 손목 옆면(손목 날개) 가까운 곳에 하나의 굵은 힘줄이 드러난다. 그림에서 세 개의 굵은 핑크 선으로 표시되었다.

  a. 가운데 굵은 두 줄의 힘줄은 손목 주름선 위까지 이어지는데, 대릉은 이 두 힘줄이 손목 주름선에 교차하는 지점에 위치한다.

  b. 간사는 대릉에서 3촌 거리에 있는데, 그림에서 엄지를 제외한 나머지 네 손가락으로 3촌 거리를 측정한다. 가운데 굵은 두 힘줄 사이에 간사가 있다.

- 가운데 두 힘줄과 손목 옆면 힘줄 사이에 영도가 위치한다. 손목 주름 위에 있는 신문에서 영도까지는 1.5촌이다. 엄지와 그림에서처럼 검지를 모으면 그 폭이 1.5촌 길이다.
- 태연, 대릉, 신문은 모두 손목 주름 위에 있고, 그 혈자리들 사이의 간격은 비슷하다.
- 위 그림에서 경거 부위에 파랑 반원이 있는데, 이 파랑 반원은 경거 부위를 더듬어보면 돌출된 뼈가 잡히는데 이 뼈를 상징한 것이다. 이 뼈 바로 인접한 부분에 경거가 위치한다. 경거는 태연에서 1촌 거리에 있다.

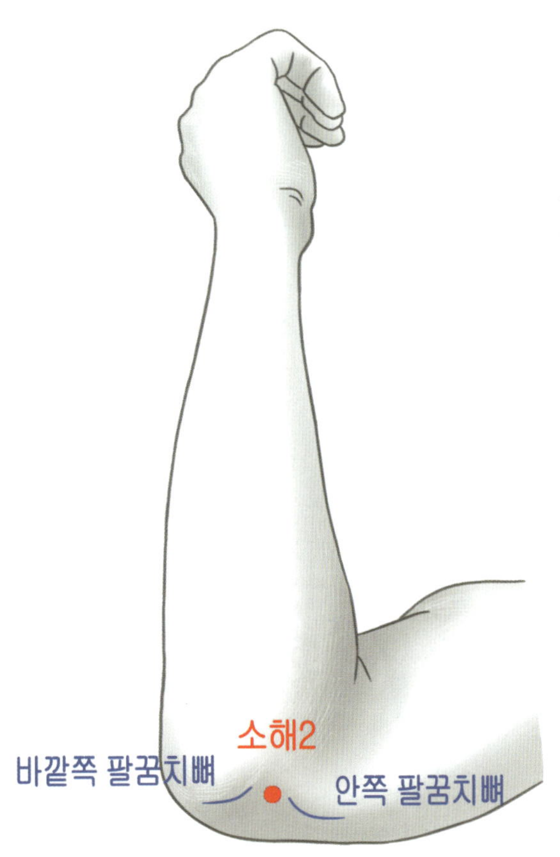

소해2는 바깥쪽 팔꿈치뼈와 안쪽 팔꿈치뼈 사이에 위치한다.

다음 그림들에서 기술한 척택, 곡택, 곡지는 팔을 구부렸을 때 접히는 부위에 있다.

손을 140° 정도 구부렸을 때 팔이 접힌 부위 가운데에 굵은 두 줄의 힘줄이 보인다. 주먹에 힘을 주면 더 잘 드러난다. 그림처럼 이 부위를 엄지와 검지로 잡았을 때 손 끝 부분이 척택 및 곡택이라는 혈자리이다.

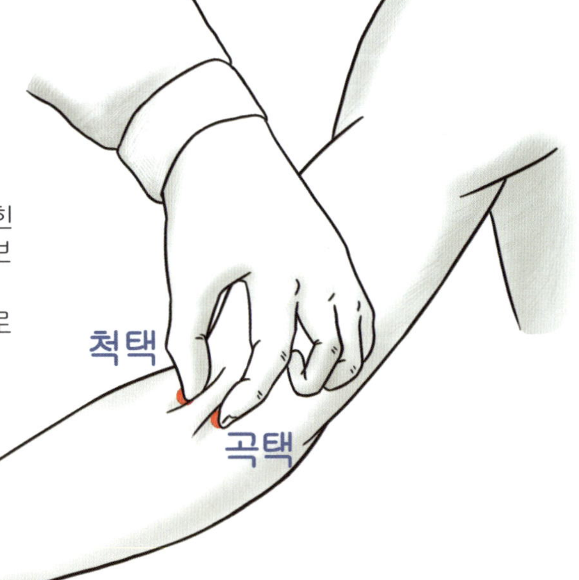

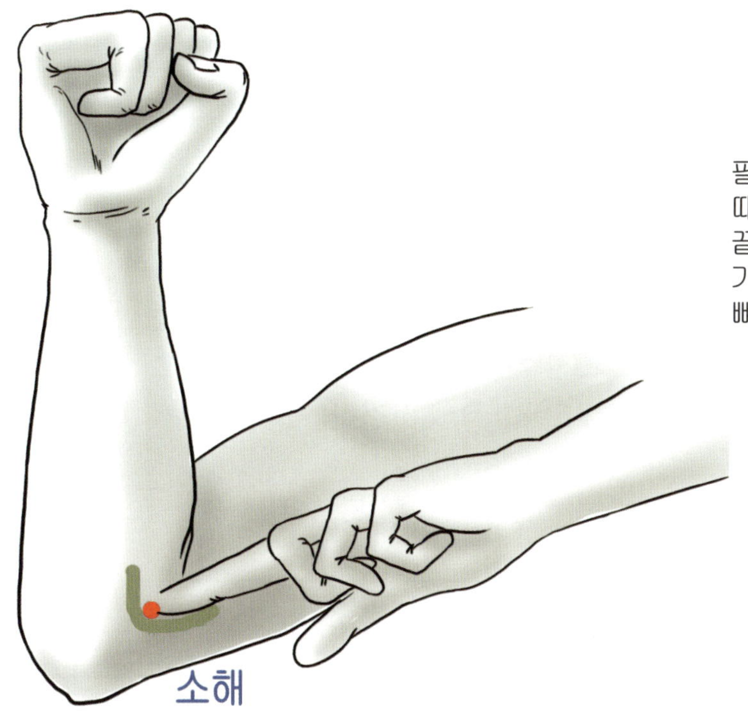

팔을 90-100° 정도로 구부렸을 때 접힌 부위 가장자리를 손가락 끝으로 누르며 밖으로 밀면 뼈가 가로막는다. 손가락 끝을 가로막는 뼈 바로 앞부분이 소해이다.

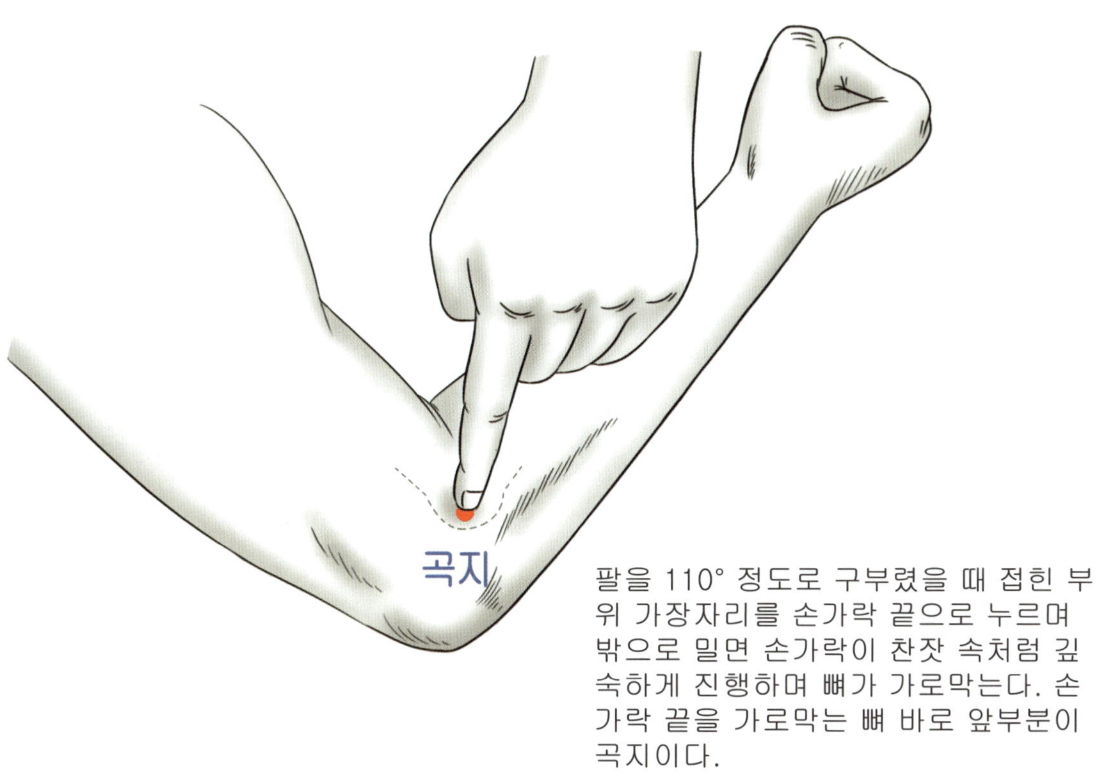

팔을 110° 정도로 구부렸을 때 접힌 부위 가장자리를 손가락 끝으로 누르며 밖으로 밀면 손가락이 찬잣 속처럼 깊숙하게 진행하며 뼈가 가로막는다. 손가락 끝을 가로막는 뼈 바로 앞부분이 곡지이다.

- 아래의 링크에 나오는 혈자리 동영상을 참고하세요

① Address : www.kmcric.com/database/acupoint
② 제공 기관명: 한의학융합연구정보센터(KMCRIC)
③ 이 사이트에서 제공하는 자침 방식(침을 놓는 방식)은 8체질의 자침방식과 완전히 다르다. 8체질침법은 같은 혈자리라도 전자침 혹은 금속침을 순방향 혹은 역방향으로 45도 정도 경사를 줘서 사하거나 보하는데 비해 다른 침법은 같은 혈자리에 사하고 보하는 구분을 하지 않는다. 따라서 이 사이트의 동영상은 8체질에 사용하는 혈자리 위치를 파악하는 용도로 참고한다.
④ 아래는 8체질에서 사용하는 혈자리를 이 사이트에서 찾는데 도움이 되도록 정리한 표다

	1차 선택	2차 선택		1차 선택	2차 선택
I 1	족궐음간경(LR)	LR1 대돈	**II 2**	족소양담경(GB)	GB41 족임읍
I 3	족궐음간경(LR)	LR2 행간	**II 4**	족소양담경(GB)	GB38 양보
I 5	족궐음간경(LR)	LR3 태충	**II 6**	족소양담경(GB)	GB34 양릉천
I 7	족궐음간경(LR)	LR4 중봉	**II 8**	족소양담경(GB)	GB44 족규음
I 9	족궐음간경(LR)	LR8 곡천	**II 10**	족소양담경(GB)	GB43 협계
III 1	수소음심경(HT)	HT9 소충	**IV 2**	수태양소장경(SI)	SI3 후계
III 3	수소음심경(HT)	HT8 소부	**IV 4**	수태양소장경(SI)	SI5 양곡
III 5	수소음심경(HT)	HT7 신문	**IV 6**	수태양소장경(SI)	SI8 소해2
III 7	수소음심경(HT)	HT4 영도	**IV 8**	수태양소장경(SI)	SI1 소택
III 9	수소음심경(HT)	HT3 소해	**IV 10**	수태양소장경(SI)	SI2 전곡
V 1	족태음비경(SP)	SP1 은백	**VI 2**	족양명위경(ST)	ST43 함곡
V 3	족태음비경(SP)	SP2 대도	**VI 4**	족양명위경(ST)	ST41 해계
V 5	족태음비경(SP)	SP3 태백	**VI 6**	족양명위경(ST)	ST36 족삼리
V 7	족태음비경(SP)	SP5 상구	**VI 8**	족양명위경(ST)	ST45 여태
V 9	족태음비경(SP)	SP9 음릉천	**VI 10**	족양명위경(ST)	ST44 내정
VII 1	수태음폐경(LU)	LU11 소상	**VIII 2**	수양명대장경(LI)	LI3 삼간
VII 3	수태음폐경(LU)	LU10 어제	**VIII 4**	수양명대장경(LI)	LI5 양계
VII 5	수태음폐경(LU)	LU9 태연	**VIII 6**	수양명대장경(LI)	LI11 곡지
VII 7	수태음폐경(LU)	LU8 경거	**VIII 8**	수양명대장경(LI)	LI1 상양

VII 9	수태음폐경(LU)	LU5 척택	VIII 10	수양명대장경(LI)	LI2 이간
IX 1	족소음신경(KI)	KI1 용천	X 2	족태양방광경(BL)	BL65 속골
IX 3	족소음신경(KI)	KI2 연곡	X 4	족태양방광경(BL)	BL60 곤륜
IX 5	족소음신경(KI)	KI3 태계	X 6	족태양방광경(BL)	BL40 위중
IX 7	족소음신경(KI)	KI7 부류	X 8	족태양방광경(BL)	BL67 지음
IX 9	족소음신경(KI)	KI10 음곡	X 10	족태양방광경(BL)	BL66 족통곡
XI 1	수궐음심포경(PC)	PC9 중충	XII 2	수소양삼초경(TE)	TE3 중저
XI 3	수궐음심포경(PC)	PC8 노궁	XII 4	수소양삼초경(TE)	TE6 지구
XI 5	수궐음심포경(PC)	PC7 대릉	XII 6	수소양삼초경(TE)	TE10 천정
XI 7	수궐음심포경(PC)	PC5 간사	XII 8	수소양삼초경(TE)	TE1 관충
XI 9	수궐음심포경(PC)	PC3 곡택	XII 10	수소양삼초경(TE)	TE2 액문

[3] 8체질 침법 처방

8체질을 정립해가는 초기에 권도원 박사는 기본방만으로 모든 질병을 치료할 수 있었다 한다. 이런 기본방이 위력을 발휘할 수 있었던 것은 정확한 감별에 따른 8체질 섭생 때문이다. 즉 8체질 섭생만으로도 기적같은 치유가 가능하다! 침법은 누구라도 정해진 방법에 따라 기계적으로 행하면 된다. 서투른 초보자나 최고의 전문가나 같은 결과를 얻을 수 있다. 오장육부에 대응되는 음양오행 기반의 8체질은 간단 명료하다. 모든 진리는 이렇게 간단 명료하다.

8체질에서는 총 60개의 혈자리가 있지만, 자신의 체질에 해당되는 것은 18개 정도이다. 이 18개 중에서 4개의 혈자리만으로 기본방을 적용해도 되고, 혹은 12개의 혈자리로 기본방, 장염방, 부염방을 쓸 수 있다.

(1) **8체질 침법 처방**

침 법	**1** 세트	**금양 / 목양**	**금음 / 목음**
기본방	5회 (어린이4)	- 경거 중봉 + 음곡 곡천 + 경거 중봉 - 음곡 곡천	- 음곡 척택 + 대돈 소상 + 음곡 척택 - 대돈 소상
정신방	4:2	- 대릉 + 곡택 + 대릉 - 곡택	- 영도 + 소충 + 영도 - 소충
부염방 (부계염증방)	4:2	- 경거 상구 + 음곡 음릉천 + 경거 상구 - 음곡 음릉천	- 음곡 소해 + 대돈 소충 + 음곡 소해 - 대돈 소충
장염방 (장계염증방)	5:1	- 태백 태연 + 대돈 소상 + 태백 태연 - 대돈 소상	- 경거 중봉 + 소부 행간 + 경거 중봉 - 소부 행간
살균방 (바이러스방)	4:2	- 상양 여태 + 통곡 내정 + 상양 여태 - 통곡 내정	- 통곡 전곡 + 임읍 후계 + 통곡 전곡 - 임읍 후계
퇴행방	4:2	- 태백 태계 + 대돈 용천 + 태백 태계 - 대돈 용천	- 경거 부류 + 소부 연곡 + 경거 부류 - 소부 연곡

침 법	**1** 세트	**토양 / 수양**	**토음 / 수음**
기본방	5회 (어린이4)	- 태백 태계 + 경거 부류 + 태백 태계 - 경거 부류	- 경거 상구 + 음곡 음릉천 + 경거 상구 - 음곡 음릉천
정신부방	4:2	- 신문 + 소해 + 신문 - 소해	- 간사 + 중충 + 간사 - 중충
부염방 (부계염증방)	4:2	- 태백 신문 + 경거 영도 + 태백 신문 - 경거 영도	- 경거 중봉 + 음곡 곡천 + 경거 중봉 - 음곡 곡천
장염방 (장계염증방)	5:1	- 소부 대도 + 음곡 음릉천 + 소부 대도 - 음곡 음릉천	- 태백 태계 + 대돈 용천 + 태백 태계 - 대돈 용천
살균방 (바이러스방)	4:2	- 삼리 소해2 + 상양 소택 + 삼리 소해2 - 상양 소택	- 상양 규음 + 통곡 협계 + 상양 규음 - 통곡 협계
퇴행방	4:2	- 소부 어제 + 음곡 척택 + 소부 어제 - 음곡 척택	- 태백 태연 + 대돈 소상 + 태백 태연 - 대돈 소상

두 번째 필드에 '1세트'라는 제목이 나오고 그 아래 각 처방별 적용 비율이 나온다. 기본방은 5회, 정신방은 4:2, 부염방은 4:2 식이다.

기본방에는 비율이 아닌 한 자리 숫자인 5만 나오는데 비해, 다른 처방은 4:2 혹은 5:1 식으로 비율이 나온다. 기본방은 단독으로 처방을 적용할 수 있는데 비해, 그 아래에 나오는 부염방, 장염방 등은 기본방 + 부염방, 기본방 + 장염방 식으로 적용한다.

즉 부염방은 4:2인데 먼저 기본방을 4회 적용하고 이어 부염방을 2회 적용하는 식으로 해서 4:2가 완성되고 이를 1세트라 한다. 장염방도 마찬가지다. 즉 장염방은 5:1인데 먼저 기본방을 5회 적용하고 이어 장염방을 1회 적용하는 식으로 해서 5:1가 완성되고 이를 1세트라 한다. 치료시 몇 세트의 침법을 적용해야 하느냐는 병증의 정도, 치료기간 등과 같은 상황을 고려해 시술자의 경험에 따라 판단한다.

- **혈자리를 어떻게 보하거나 사하는가**

위 표에서 각 처방별 해당 혈자리를 소개했다. 아래 링크에서는 이 혈자리를 어떻게 보하고 사하는지를 혈자리 삽화 및 삽화 위의 키네시오 테이프 부착을 통해 예시했다.

사이트 링크: https://blog.naver.com/iabc9/222538651022

- **기본방 설명**

침 법	1 세트	금양 / 목양			
기본방	5 회 (어린이4)	- 경거 + 경거	중봉 중봉	+ 음곡 - 음곡	곡천 곡천

위 표에서 혈자리 앞에 나오는 - 부호는 사한다는 의미다. + 부호는 보한다는 의미다. 보하고 사는 것은 레이저침을 혈자리에 조사하거나 키네시오 테이프를 부착하는 식으로 가능하다. 레이저침 조사와 키네시오 테이프 부착을 동시에 할 수 있다. 키네시오 테이프를 부착하면 효과도 있지만 이 표시를 따라 레이저침을 조사할 수 있기 때문에 혈자리 위치를 파악하는데 매우 편리하다. 키네시오 테이프는 부착하는 동안 계속 효과가 있기 때문에 레이저침 조사가 끝나도 뗄 필요가 없다. 물에 젖어도 쉽게 마른다.

위 표에서 검은 글씨는 금양체질에 적용하는 기본방이다. 검은 글씨 아래 파랑 글씨는 목양체질에 적용하는 기본방이다. 금양체질과 목양체질은 모든 처방에서 정확히 같은 혈자리를 사용하지만 장부구조가 정반대이기 때문에 보사는 정반대로 한다.

같은 혈자리를 사용하지만 장부구조가 정반대라서 보사가 정반대인 체질은 다음과 같다: 금음체질과 목음체질, 토양체질과 수양체질, 토음체질과 수음체질.

기본방: 금양체질

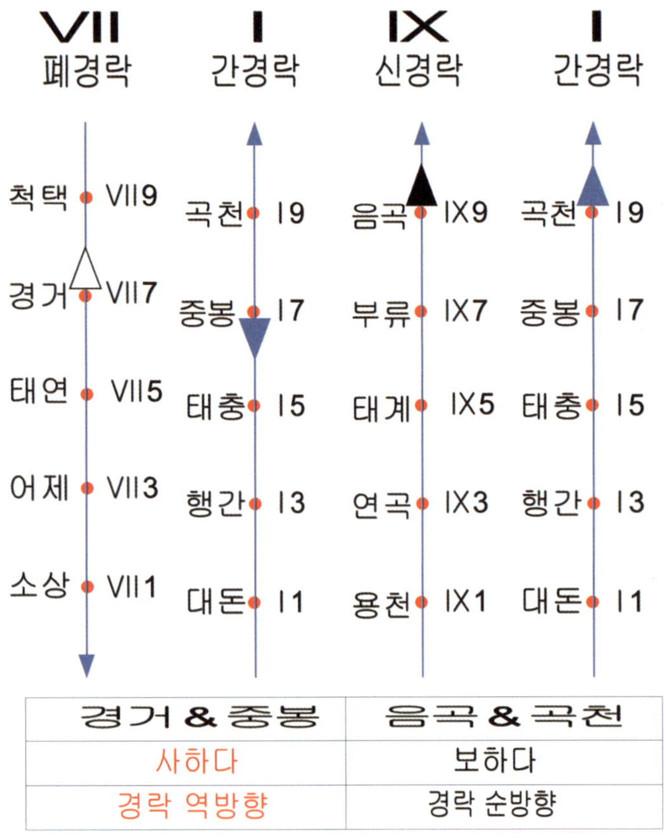

경거 & 중봉	음곡 & 곡천
사하다	보하다
경락 역방향	경락 순방향

금양체질 기본방이 위에 예시되었다. 각 혈자리를 보하거나 사하는 방향은 다음 링크(https://blog.naver.com/iabc9/222538651022)에 삽화를 곁들여 소개되었다.

레이저침으로 차례대로 경거와 중봉을 보하고, 이어서 음곡과 곡천을 사하거나, 혹은 키네시오 테이프를 부착한다. 키네시오 테이프를 부착한 상태에서 레이저침을 조사하면 혈자리를 찾는데 용이하고 또한 레이저침 효과뿐 아니라 키네시오 테이프의 침효과도 가중된다.

경락의 끝 화살표는 음양오행이 흐르는 방향을 의미한다. 폐경락에 부착한 흰색 키네시오 테이프는 경거에 폐경락의 방향과 반대로 부착되었는데 이는 경거를 사한다는 의미다. 간경락에 부착한 파랑 키네시오 테이프는 중봉에 간경락의 방향과 반대로 부착되었는데 이는 중봉을 사한다는 의미다. 신경락의 음곡 및 간경락의 곡천은 경락의 흐름과 같은 방향인데 이는 음곡 및 곡천을 보한다는 의미다.

기본방: 목양체질

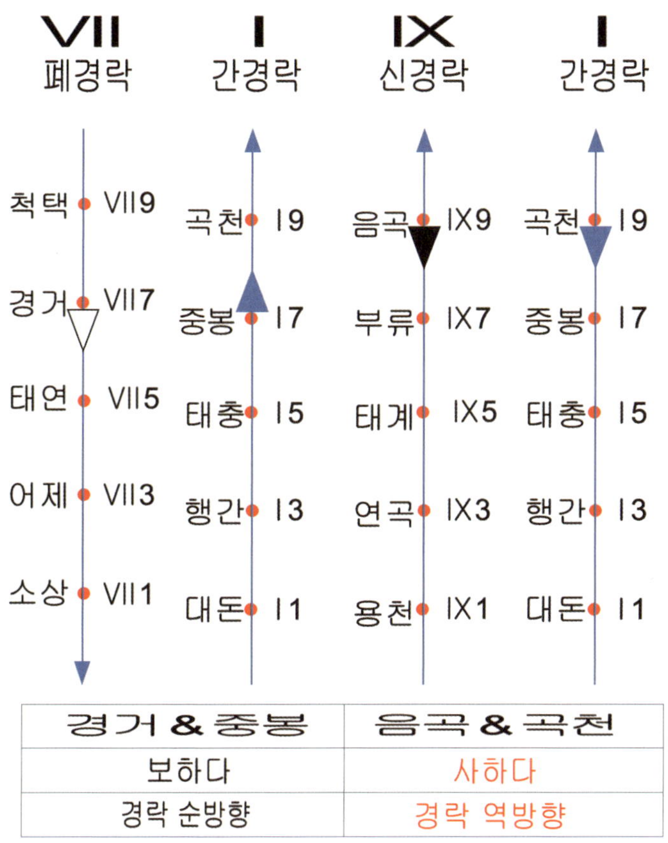

경거 & 중봉	음곡 & 곡천
보하다	사하다
경락 순방향	경락 역방향

금양체질과 목양체질은 오장육부의 강약 서열이 정반대라서, 동일한 혈자리를 사용하고 보사의 방향만 정반대로 하면 된다.

레이저침 끝을 혈자리에 가볍게 닿았다 떼는 정도로 조사하면 된다. 해당 혈자리에 수 초 동안 조사할 필요는 없다. 조사의 목적은 혈자리에 레이저침으로 보/사의 신호를 가해 이 신호가 경락을 통해 오장육부에 전해서 여기서 생성하는 음양오행을 조절해 장부불균형을 완화하는 원리이다. 건강증진이나 치료를 위해 몇 세트의 침법을 적용하느냐는 병증의 정도, 치료기간 등과 같은 상황을 고려해 시술자의 경험에 따라 판단하다.

이는 컴퓨터 자판에 명령어를 입력하면 CPU에서 프로그램이 작동해 작업을 수행하는 것과 같다. 생명을 작동시키는 창조주의 신비한 코딩을 밝혀내고 이를 조절할 수 있는 방법을 8체질침법으로 정립한 것은 권도원 박사의 위대한 업적이다. 사람이 고유하게 타고난 면역력으로 몸이 스스로를 치유하는 자연치유가 8체질의학(침법 및 섭생)인데 비해, 모든 인간이 동일한 방식으로 생명활동을 한다는 전제에서 약물을 주입해 치료하는 현대의학은 그 부작용 때문에 외상이나 응급처치와 같은 경우가 아니라면 제한적으로 사용해야 한다.

• 레이저침 조사

필자가 사용하는 레이저침의 규격은 아래 표와 같다. 파장 및 출력이 이와 동일하거나 이 이상을 추천한다. 시중의 저가 레이저침은 이 규격사항에 비해 턱없이 낮기 때문에 침의 효과를 기대할 수 없다.

Wavelength(nm)	Power(mW)
808	250

레이저침은 피부 위에 레이저를 비추는 기기이다. 위와 같은 정도의 규격에서 나오는 레이저빛은 피부에 느껴지지 않고 피부조직에 어떤 변형이나 상처를 야기시키지 않는다. 정확하게 8체질이 감별되고 그 체질에 맞게 침법이 구사되는 한 어떤 부작용도 없으며, 어린아이에게도 안전하게 사용할 수 있다.

숙련된 상태가 아니라면 정확한 혈자리를 찾고 신속히 레이저조사를 수행하기가 어려우니, 레이저조사 전에 먼저 해당 혈자리에 키네시오 테이프를 부착하고 그 표시에 따라 레이저조사를 행하는 것이 좋다.

키네시오 테이프를 부착하는 것만으로도 침의 효과가 있고, 그 효과는 부착하는 동안 지속되기 때문에 부착상태로 두는 것이 좋다. 물에 젖어도 쉽게 마른다.

그림에서 보는 것처럼 약 45° 정도로 혈자리에 조사한다.

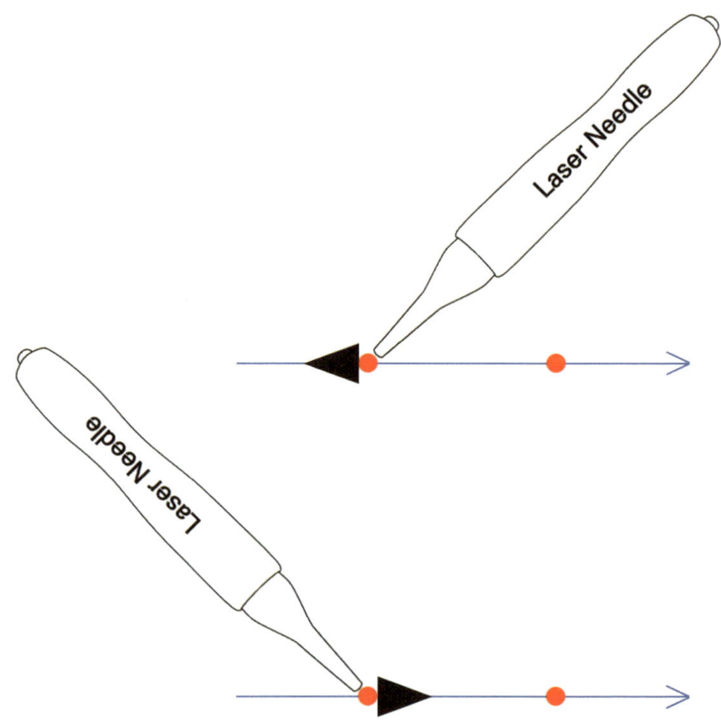

• 경락별 적용 색상

모든 색깔은 고유의 파동이 있다. 각 경락은 이 파동에 따라 다르게 반응한다. 각 경락에 공명하는 색깔의 키네시오 테이프를 이등변삼각형으로 잘라 혈자리에 부착하면 레이저침으로 조사하는 것과 동일한 침 치료 효과가 있다.

유학생이 방학으로 한국에 일시 귀국했다가 미국으로 돌아가야 하는데 비행공포증으로 비행기에서 불안해 하고 잠을 자지 못하는데 키네시오 테이프로 기본방(혈자리 네 군데 사용)을 적용하고 마음이 안정되어 미국 도착할 때까지 푹 잤다는 체험담도 있다.

경락별 적용 색상

	경 락	색 상	
I II	간경 담경	파랑	▲ ▲
III IV	심경 소장경	빨강	▲ ▲
V VI	비경 위경	노랑	▲
VII VIII	폐 대장경	흰색	△
IX X	신경 방광경	검정	▲
XI XII	심포 삼초	빨강	▲ ▲

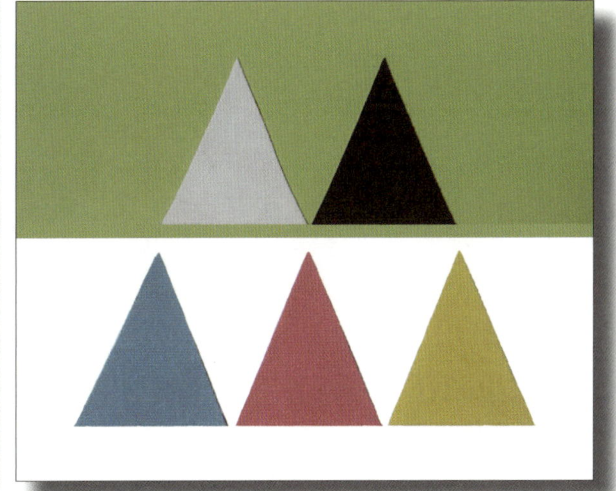

- 키네시오 테이프 관련 정보는 구글에서 'kinesio tape'로 검색한다.
- 테이프를 이등변삼각형으로 자른다. 이등변삼각형의 크기는 부착하려는 사용자의 손/발 부착 부위 크기 및 개인적 선호도에 따라 다소간 차이가 난다. 위 왼쪽 사진은 필자가 사용하는 이등변삼각형의 실물을 카메라로 찍은 것이다.
- 키네시오 테이프를 부착하고도 운동, 샤워, 수영이 가능하다. 물에 젖어도 쉽게 마른다. 부착된 동안은 계속 침을 가하는 효과가 있다.
- 필자는 밑변 12mm, 양쪽 이등변은 16.5mm 정도 크기를 사용한다. 키네시오 테이프는 폭이 50mm인데, 뒷면을 보면 50mm마다 굵은 선으로 표시되었다. 폭이 50mm이니 이 굵은 50mm 표시선까지가 50 x 50mm가 된다. 가로, 세로를 삼등분해 자르면 16.5mm 정도의 정사각형 9개가 나온다. 이 정사각형을 반으로 나누면 직삼각형이 나오는데. 이 직삼각형을 아래 그림처럼 일부 잘라내면 필자가 사용하는 것과 동일한 사이즈의 이등변삼각형이 완성된다.

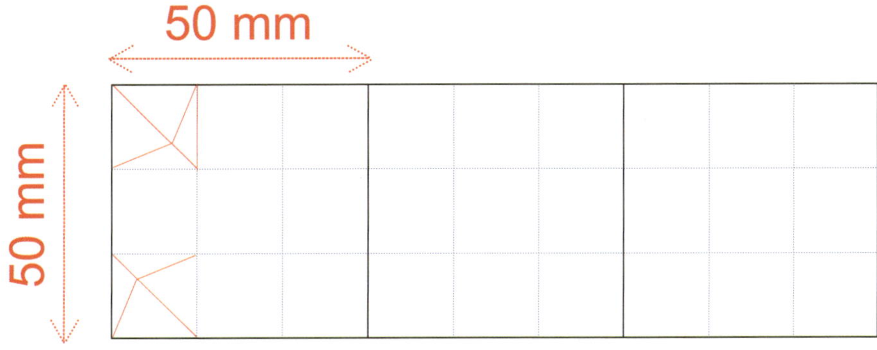

• 정신방 설명

처방은 기본방과 부방으로 나뉜다. 기본방을 제외한 모든 처방은 부방이다. 이 책에서 소개한 정신방, 부염방, 장염방, 살균방, 퇴행방은 부방에 속한다. 기본방은 단독으로 쓰이지만, 이들 부방은 [기본방 + 부방] 식으로 먼저 기본방을 적용하고 이어서 부방을 적용하는 식이다.

침 법	1 세트	금양 / 목양	
정신방	4:2	- 대릉 + 대릉	+ 곡택 - 곡택

아래 표에서 검정 글씨의 첫 줄이 금양체질 정신방이고, 파랑 글씨의 두 번째 줄이 목양체질 정신방이다. 두 처방은 보사만 정반대이고 적용하는 혈자리는 동일하다.

1세트의 정신방은 4:2 비율로 구성된다. 먼저 기본방을 4회 적용하고, 이어서 정신방을 2회 적용한다. 혈자리 앞에 나오는 - 부호는 사한다는 의미이고, + 부호는 보한다는 의미다. 아래에 자세한 설명이 있다.

금양체질 적용:

(아래와 같은 순서로 먼저 기본방을 4회 적용한다)
- 경거 → - 중봉 → + 음곡 → + 곡천
- 경거 → - 중봉 → + 음곡 → + 곡천
- 경거 → - 중봉 → + 음곡 → + 곡천
- 경거 → - 중봉 → + 음곡 → + 곡천

(아래와 같은 순서로 정신방을 2회 적용한다)
- 대릉 → + 곡택
- 대릉 → + 곡택

위와 같이 하면 1세트의 정신방이 완료된다. 세트를 여러 번 행할수록 침의 효과도 증가한다. 필자의 경우 보통 2~6세트를 적용한다. 아래는 2 세트를 적용한 예이다:

- 경거 → - 중봉 → + 음곡 → + 곡천
- 경거 → - 중봉 → + 음곡 → + 곡천
- 경거 → - 중봉 → + 음곡 → + 곡천
- 경거 → - 중봉 → + 음곡 → + 곡천

- 대릉 → + 곡택
- 대릉 → + 곡택

- 경거 → - 중봉 → + 음곡 → + 곡천
- 경거 → - 중봉 → + 음곡 → + 곡천

- 경거 → - 중봉 → + 음곡 → + 곡천
- 경거 → - 중봉 → + 음곡 → + 곡천

- 대릉 → + 곡택
- 대릉 → + 곡택

목양체질 적용:

(아래와 같은 순서로 먼저 기본방을 4회 적용한다)
+ 경거 → + 중봉 → - 음곡 → - 곡천
+ 경거 → + 중봉 → - 음곡 → - 곡천
+ 경거 → + 중봉 → - 음곡 → - 곡천
+ 경거 → + 중봉 → - 음곡 → - 곡천

(아래와 같은 순서로 정신방을 2회 적용한다)
+ 대릉 → - 곡택
+ 대릉 → - 곡택

위와 같이 하면 1세트의 정신방이 완료된다.

아래 삽화는 위의 정신방을 삽화로 표현한 것이다

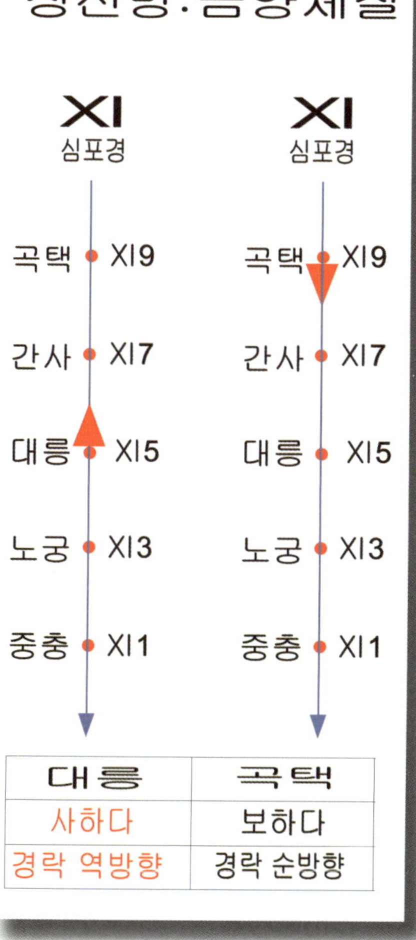

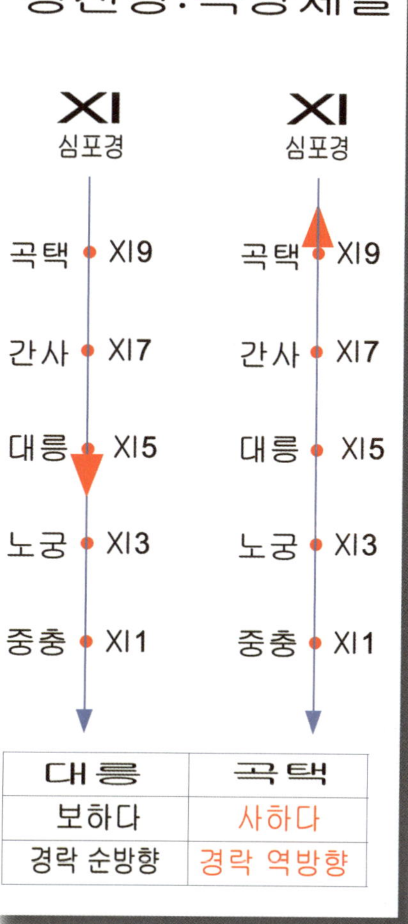

- 장계염증방 설명

처방은 기본방과 부방으로 나뉜다. 기본방을 제외한 모든 처방은 부방이다. 이 책에서 소개한 정신방, 부염방, 장염방, 살균방, 퇴행방은 부방에 속한다. 기본방은 단독으로 쓰이지만, 이들 부방은 [기본방 + 부방] 식으로 먼저 기본방을 적용하고 이어서 부방을 적용하는 식이다.

침 법	1 세트	금양 / 목양			
장염방 (장계염증방)	5:1	- 태백 + 태백	태연 태연	+ 대돈 - 대돈	소상 소상

아래 표에서 검정 글씨의 첫 줄이 금양체질 장염방(장계염증방)이고, 파랑 글씨의 두 번째 줄이 목양체질 장염방이다. 두 처방은 보사만 정반대이고 적용하는 혈자리는 동일하다.

1세트의 장염방은 5:1 비율로 구성된다. 먼저 기본방을 5회 적용하고, 이어서 장염방을 1회 적용한다. 혈자리 앞에 나오는 - 부호는 사한다는 의미이고, + 부호는 보한다는 의미다. 아래에 자세한 설명이 있다.

금양체질 적용:

(아래와 같은 순서로 먼저 기본방을 5회 적용한다)
- 경거 → - 중봉 → + 음곡 → + 곡천
- 경거 → - 중봉 → + 음곡 → + 곡천
- 경거 → - 중봉 → + 음곡 → + 곡천
- 경거 → - 중봉 → + 음곡 → + 곡천
- 경거 → - 중봉 → + 음곡 → + 곡천

(아래와 같은 순서로 장염방을 1회 적용한다)
- 태백 → - 태연 → + 대돈 → + 소상

위와 같이 하면 1세트의 장염방이 완료된다. 세트를 여러 번 행할수록 침의 효과도 증가한다. 필자의 경우 보통 2~6세트를 적용한다. 아래는 2 세트를 적용한 예이다:

- 경거 → - 중봉 → + 음곡 → + 곡천
- 경거 → - 중봉 → + 음곡 → + 곡천
- 경거 → - 중봉 → + 음곡 → + 곡천
- 경거 → - 중봉 → + 음곡 → + 곡천
- 경거 → - 중봉 → + 음곡 → + 곡천

- 태백 → - 태연 → + 대돈 → + 소상

- 경거 → - 중봉 → + 음곡 → + 곡천
- 경거 → - 중봉 → + 음곡 → + 곡천
- 경거 → - 중봉 → + 음곡 → + 곡천
- 경거 → - 중봉 → + 음곡 → + 곡천
- 경거 → - 중봉 → + 음곡 → + 곡천

- 태백 → - 태연 → + 대돈 → + 소상

목양체질 적용:

(아래와 같은 순서로 먼저 기본방을 5회 적용한다)
- 경거 → - 중봉 → + 음곡 → + 곡천
- 경거 → - 중봉 → + 음곡 → + 곡천
- 경거 → - 중봉 → + 음곡 → + 곡천
- 경거 → - 중봉 → + 음곡 → + 곡천
- 경거 → - 중봉 → + 음곡 → + 곡천

(아래와 같은 순서로 장염방을 1회 적용한다)
- 태백 → - 태연 → + 대돈 → + 소상

위와 같이 하면 1세트의 장염방이 완료된다.

아래 삽화는 위의 장염방을 삽화로 표현한 것이다

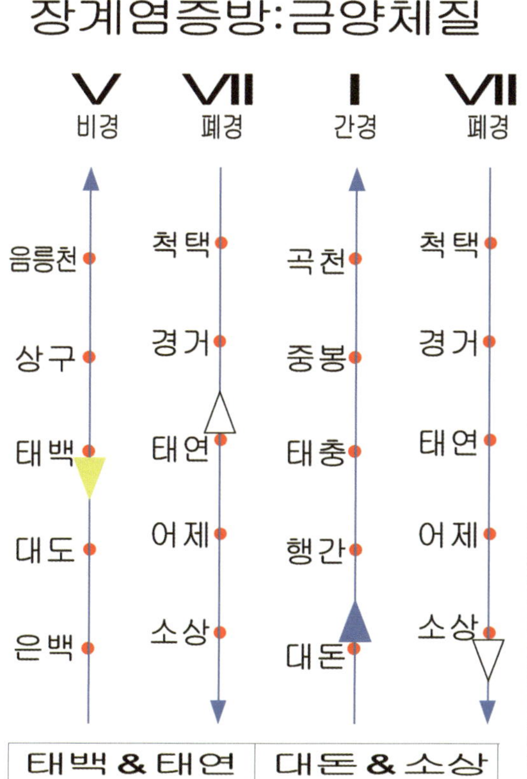

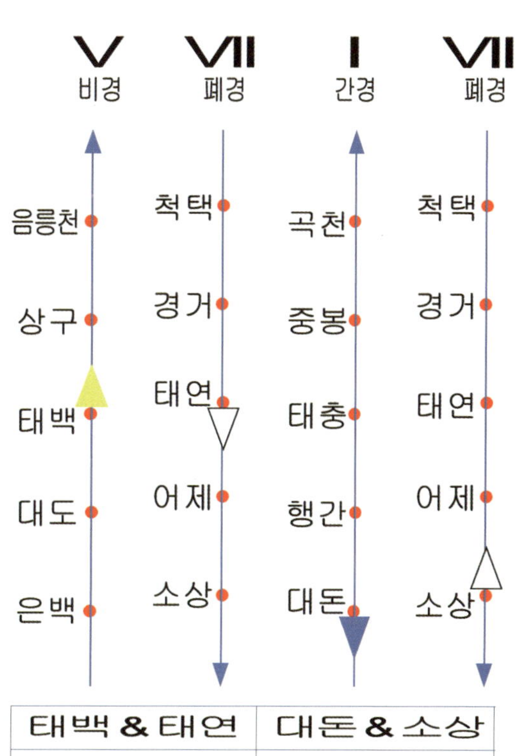

- 침법 참고 사항

- 침법을 적용할 때 왼쪽 혹은 오른쪽 손/발 중 어느 쪽에 적용하는가? 금양, 목양, 토양, 수양은 대체적으로 몸의 오른쪽이 대사가 더 활발하기 때문에 오른쪽에 침을 가한다. 금음, 목음, 토음, 수음은 몸의 왼쪽이 대사가 더 활발하기 때문에 왼쪽에 침을 가한다. 그러나 상황에 따라 편리성을 우선해 왼쪽 혹은 오른쪽을 선택할 수도 있다.
- 키네시오 테이프를 부착한 상태에서 두 개의 처방을 한꺼번에 적용할 때는 왼쪽 오른쪽을 나누어 사용하는 것이 편리하다. 모든 침법의 부방에는 기본방이 먼저 사용되기 때문에 두 개 이상의 처방을 왼쪽 오른쪽에 나누어 적용할 때는 양쪽 모두에 기본방을 사용해야 한다.
- P130에 소개한 [8체질 침법 처방]에서 두 번째 필드에 '1세트'라고 표시되었는데, 여기의 비율이 4:2의 경우 짝수 세트 숫자만큼 침을 적용한다. 즉 2세트, 4세트, 6세트 식으로 침법을 구사한다. 5:1의 비율인 경우는 홀수 세트 숫자만큼 침을 적용한다. 즉 1세트, 3세트, 5세트 식으로 침법을 구사한다. 그러나 상황에 따라 편리성을 우선할 수 있다.

(2) 침법 처방별 상세설명

침법 처방	1 세트	치료
기본방	5 회 (어린이 4회)	- 성인: 염좌, 외상. - 어린이: 대부분의 치료에 적용. 어릴수록 면역력이 강하기 때문에 대부분의 증상을 기본방만으로 다룰 수 있다. - 단독으로 쓸 수 있는 기본방은 면역력을 높이고 광범위한 치료효과가 있다. 다른 모든 처방은 앞에 기본방을 쓴다.
정신방	4:2	정신병(간질은 제외. 간질은 부염방으로 치료함), 히스테리, 불면증, 두통, 신경쇠약, 신경성 소화불량, 자율신경이상, 조현병(정신분열)

부염방 (부계염증방)	4:2	- 모든 부계(담, 소장, 위, 대장, 방광, 삼초) 염증 - 위장질환(신경성위염 등), 과민성대장증후군, 피부질환, 순환기질환, 이비인후질환, 딸꾹질(딸꾹질은 5:1) - 간질: 20대 이후 발병한 환자는 치료가 잘되지만 어릴 때부터 발병한 환자는 치료가 어렵다. - 헬리코박터균에 의한 위장 질환을 치료하려면, 먼저 부염방(기본방+부염방을 의미함)을 통상적인 4:2 대신 5:1로사용하고, 이어서 살균방(기본방+살균방을 의미함)을 통상적인 4:2 대신 5:1로 사용한다. - 방광염을 치료하려면 먼저 부염방(기본방+부염방을 의미함)을 통상적인 4:2 대신 5:1로사용하고, 이어서 살균방(기본방+살균방을 의미함)을 통상적인 4:2 대신 5:1로 사용한다. - 산부인과 질환: 월경전증후군, 임산부 입덧 등. 난임 치료의 경우 정상적인 호르몬 활동을 촉진하기 위해 여성의 생리 주기에 따라 부염방에 이어 장염방을 사용한다. - 모든 산부인과 질환이 부염방(부계염증방)으로 잘 치료되는 이유는 모든 산부인과 질환이 근본적으로 부계(담, 소장, 위, 대장, 방광, 삼초)의 염증에 의해 발생하기 때문이다. 같은 맥락으로, 8체질침법이 만병통치약처럼 모든 질환에 대처할 수 있는 이유는 만병의 근원인 염증을 효과적으로 다스리기 때문이다.
장염방 (장계염증방)	5:1	- 모든 장계(간, 심장, 비장, 폐, 신장, 심포) 염증 - 근골격계질환, 병리가 간단한 관절통, 당뇨병, 간염, 지방간, 부종, 눈꺼풀경련, 안면근육경련, 결막하출혈. 기관지염은 4:2c 적용: c는 기본방에 이어 사용하는 부방인 장염방에서 +(보하는 부분)을 중복한다는 의미다. 예를 들면, 금양체질 장염방이라면 기본방 + 장염방 조합이고 본래 뒤 장염방은 [- 태백 태연 : + 대돈 소상] 인데 이것 대신 [- 태백 태연 : + 대돈 대돈 소상 소상] 으로 사용한다. 즉 보 대돈 보 대돈 보 소상 보 소상 - 간염 치료: 먼저 장염방(장계염증방: 기본방+장염방)을 사용하고, 이어서 살균방(기본방+살균방)을 사용한다. P21에 간염치유 원리에 대한 설명이 있다.

살균방 (Antiviral formula)	4:2	- 강력한 살균 효과가 있다. 모든 세균성 및 바이러스성 질병에 적용 가능하다. - 편도선염, 세균성 안질환, 화농성 피부염, 장티푸스, 폐렴, 폐결핵, 감기, 헤르페스, 사스, 메르스, 에이즈 - 테니스 엘보(또는 골퍼 엘보)와 같은 관절의 치료에는 5:1의 비율(1세트: 기본방 5회 + 살균방 1회)이 사용된다. 이 비율은 말초 부위의 신경통을 치료하기 때문에 무릎, 발목, 발가락, 손목, 손가락의 말초 신경섬유와 주변 조직의 염증에도 사용할 수 있다.
퇴행방	4:2	골관절염 치료에 사용된다. 이 처방을 적용하면 전체 근력이 급격히 증가하기 때문에 8체질을 감별할 때 오링테스트에서도 사용된다.

- 식생활과 약물이 8체질침법의 효과에 미치는 영향

8체질섭생을 잘 지켜야 8체질침법도 제대로 효과를 발휘해 환자의 회복이 빨라진다. 8체질섭생을 잘 지키기 위해서는 자기관리가 중요하다. 자기관리가 안 되는 환자는 8체질의학으로도 어찌해볼 수 없다.

서울대병원 해부학교수로 40여년을 근무한 이명복 교수(1913-2007)는 8체질전문가이기도 했다. 그에 의하면 1970년대에는 정신분열증 같은 정신병이 8체질침법으로 잘 치료되었다. 그러나 1980년대 들어서 이전보다 8체질침법치료 효과가 떨어졌다. 산업화로 사람들이 인스턴트식품을 많이 먹게 된 것이 원인이라 그는 추정했다. 즉 가공식품을 주로 먹게 되면서 인체의 자연치유력이 감소했고, 그 결과 우리 몸이 스스로 회복하는 자연치유가 본질인 8체질침법도 효과가 떨어진 것이다. 약물 사용이 많거나 수술한 환자는 8체질침법이 효과가 떨어지는 것도 같은 맥락이다.

Chapter 5
Eight-Constitution Medicine and Sports

Chapter 5
8체질과 스포츠

체질은 신체적 성장에 큰 영향을 미치기 때문에 사람이 어떤 스포츠에서 두각을 나타날지에 대해 지대한 영향을 미친다.

[1] 어떤 스포츠 종목에 두각을 나타낼지는 체질에 달렸다

사람마다 오장육부 사이의 강약서열이 다르고 그 강약서열이 어떠냐에 따라 체질을 8가지로 분류한다. 태양인(금양체질, 금음체질)은 오장육부에서 폐가 가장 강한 장기에 속한다. 소양인 토음체질 및 소음인 수양체질은 폐가 두 번째로 강한 장기에 속한다. 이 네 체질은 심폐기능이 아주 탁월하기 때문에 축구선수는 태양인(금양체질, 금음체질), 소양인 토음체질, 소음인 수양체질에 속한다. 이 중에서 금양체질이 가장 체력적으로 월등하기 때문에 가장 두각을 나타낸다.

수영, 단거리달리기 역시 짧은 순간 폭발적인 심폐기능이 요구되기 때문에 축구에서처럼 태양인(금양체질, 금음체질), 소양인 토음체질, 소음인 수양체질의 선수들로 구성되어 있다. 이 중에서 금양체질이 가장 체력적으로 월등하기 때문에 가장 두각을 나타낸다.

마라톤의 경우 금양체질보다 금음체질 및 수양체질이 유리한데, 그 이유는 금양체질은 금음체질 및 수양체질보다 오장육부에서 심장이 더 상위 서열이라서 짧은 시간 폭발적인 힘을 발휘하기에는 유리하지만 그만큼 단시간 많은 에너지를 소모하기 때문에 장시간 달려야 하는 마라톤에는 불리하다. 그래서 세계적인 마라토너는 금음체질이나 수양체질에 속한다.

태음인(목양체질, 목음체질), 소양인 토양체질, 소음인 수음체질은 절대 축구선수가 될 수 없다. 이들 체질은 오장육부 강약서열에서 폐가 가장 낮거나 두 번째로 낮기 때문에 90분간 뛰려면 엄청난 심폐기능을 요구하는 축구에 부적합하다. 간혹 낮은 레벨에서 목음체질 축구선수가 있을 수 있지만 포지션은 빠른 주력이 요구되지 않는 수비수에 한정된다.

나는 고교시절 100미터를 11.4초에 달렸다. 전교에서 가장 빨랐으니 체육대회 때는 육상, 축구에서 단연 두각을 나타냈다. 그 시절에는 도시인구보다 시골 인구가 많던 시절이라 전국 방방곡곡 마을에는 행사때마다 엄청난 사람들이 모였다. 우리 마을에도 매년 추석이나 혹은 8월 15일에 마을 체육대회가 열렸다. 나는 재학하던 고교에서는 가장 빨랐으나 오곡면 오지리 5구의 100미터 달리기 동네 대표가 되지 못했다.

우리 동네에는 나보다 더 빠른 3년 선배 양옥기라는 형이 있었기 때문이다. 세월이 흘러 몇 년 전 그 형을 만날 기회가 있었다. 그 때 감별을 해봤는데 그 형도 나와 같은 태양인 금양체질이었다. 대한민국 100미터 신기록을 보유하고 있으며 현재 가장 빠른 김국영 선수를 감별해봤는데 역시 태양인 금양체질이었다.

호날두가 태양인 금양체질이라고 2장에서 언급했다. 그와 함께 사는 여자친구인 Georgina Rodríguez는 무슨 체질일까? 그녀는 수음인 수양체질로 추정된다. 그 근거는 다음과 같다.

- 금양체질, 금음체질, 토음체질, 수양체질은 심폐기능이 발달해 어깨가 넓다. 이들 체질은 장부구조상 대개 뼈대가 얇고 그래서 팔목, 발목이 얇다. 그래서 늘씬한 미인은 대개 이 체질에 많다.
- 그녀의 굵은 허벅지는 신장/방광이 오장육부에서 상위 서열임을 나타낸다. 이는 금음체질과 수양체질에 뚜렷한 신체적 특징이다.
- 태양인(금양체질, 금음체질)은 성격이 아주 강한 편이다. 호날두 역시 금양체질이다. 만약 그녀가 금양체질이었다면 서로 강한 성격 때문에 호날두가 편한 마음으로 가정생활을 누리기 힘들다. 더욱이 같은 체질끼리 같은 공간에서 오래 생활하면 체력적으로 약해져서 최상의 경기력을 유지하기 힘들고 부상이 잦게 된다. 즉 그녀는 금양체질이 아니다.
- 수양체질은 매우 양순한 인상이다. 수양체질의 이런 점은 급하고 강한 금양체질을 잘 포용할 수 있는 체적의 조건이다. 이런 관계 덕분에 이 두 사람이 오랜 관계를 유지하며 무난하게 함께 사는 것이다.

독일 프로축구팀 도르트문트에서 활약하고 있는 엘링 홀란드(Erling Haaland)는 메시, 호날두를 이어 세계 축구계를 이끌어갈 떠오르는 선수이다. 그가 다음과 같이 언급한 적이 있다. “나는 얼음 목욕을 많이 한다. 나는 그것이 나날이 발전하는 열쇠라고 생각한다(I use ice bathes a lot. I see it a key to improve every day).” 냉수욕은 금양체질에게 최고의 건강법 중 하나이다. 그는 금양체질로 추정된다. 냉수욕에 대해서는 책의 뒷부분에서 설명했다.

올해 맨유에 합류한 금양체질 호날두는 몸관리를 위해 8천만원이 넘는 고가의 얼음욕조를 집에 설치했다. 이 욕조는 냉동요법으로 알려진 크라이오 테라피를 위한 것으로 영하 200도의 낮은 온도에서 인체조직을 치료하고 재활할 수 있다. 욕조에 들어가면 액체질소가 공기로 분사되어 냉찜질 효과를 최단시간에 적용할 수 있다. 그는 얼음욕조를 2013년부터 사용했다. 같은 팀의 래시포드 역시 얼음욕조를 사용하고 있다.

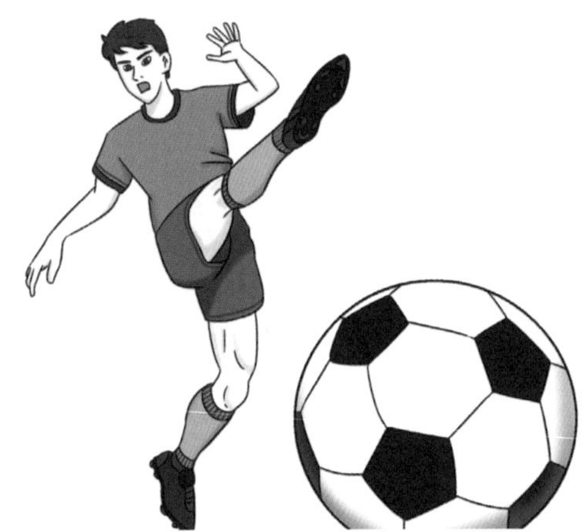

[2] 축구선수들이 대회기간 육고기를 안 먹는 이유

한국에서 축구선수들은 대회기간 육고기를 먹지 않는다. 축구감독에 의하면, 육고기를 먹는 경우 선수들이 몸이 무거워 제 기량을 발휘할 수 없기 때문이라 한다. 이는 축구지도자들이 선수시절 경험을 통해 안 것이다.

	축구선수들 구성 체질		
	금양체질	금음체질	수양체질
쇠고기	매우 해롭다	매우 해롭다	보통
돼지고기	매우 해롭다	매우 해롭다	매우 해롭다
염소기고, 양고기	매우 해롭다	매우 해롭다	매우 좋다
닭고기, 오리고기	해롭다	해롭다	매우 좋다
우유	해롭다	해롭다	보통
버터	해롭다	해롭다	보통

태양인(금양체질, 금음체질)은 육고기 소화에 중요한 담즙분비가 적기 때문에 육고기가 해롭다. 다른 체질에 비해 대장이 긴 점도 육고기보다 채식에 적합한 구조다.

그러나 이런 요인만이 육고기가 해로운 이유가 아니다. 태양인이 근육을 키우려고 헬스 과정에서 단백질보충제를 먹고 건강을 크게 해친 경우가 있는데, 이는 과소 담즙분비나 대장이 긴 사항과는 다른 요인이 작용한 것이다. 동물성단백질이 태양인의 강장부를 보하기 때문에 장부의 불균형이 심화되어 생체기능이 저하된다.

위의 표에서 나타난 바처럼, 세 체질 중에서 수양체질은 돼지고기를 제외하면 육고기가 큰 문제가 안된다. 수양체질은 음양 중에서 음이 강하고 신장/방광에 해당하는 수(水) 기운이 최상위 서열인데, 돼지고기는 같은 음의 기운이고 수 기운을 보한다. 그 결과 음양오행의 불균형이 심화되어 생체기능이 저하된다.

대한민국에서 가장 유명한 세 명의 축구선수는 차범근, 박지성, 손흥민이다. 차범근, 손흥민은 태양인 금양체질로 보는 것이 가장 타당하다. 두 개의 심장을 지녔다는 찬사를 들을 만큼 지지침이 없이 뛰는 엄청난 활동량의 박지성은 무슨 체질일까?

그는 유순한 성격으로 튀지 않고 구성원 속에 소리 없이 녹아든다. 팀플레이에 충실하며 헌신적으로 뛴다. 이런 장점 덕분에 그 당시 세계 최강의 맨유 스쿼드에서 한 자리를 차지하고 버틸 수 있었던 것이다. 그는 개인 기량으로서보다 11명의 팀이 최상의 경기력을 보일 수 있는 촉매로서 빛났다. 이런 팀을 구성하고 지휘한 퍼거슨의 탁월한 혜안으로 박지성이 빛날 수 있었다. 이런 축구 명장의 면모는 히딩크에서도 발견할 수 있다.

자기 과시적이고 야심적이며 매우 개성적인 금양체질에게 성격적으로 가장 이상적인 파트너는 수양체질이다. 같은 동료였던 태양인 호날두, 루니 등과 같은 선수들로 구성된 팀이 최상의 경기력을 발휘하기 위해서는 박지성처럼 헌신적으로 역할하는 윤활유가 절대적으로 필요하다.

세계적인 마라토너는 수양체질이나 금음체질로 보면 된다. 금양체질은 심폐기능이 탁월하고 단거리에서 가장 폭발적인 스피드를 발휘하지만, 그러나 장부구조상 수양체질이나 금음체질에 비해 장거리를 지치지 않고 뛰는 데는 불리하다.

이런 점들을 고려하면 박지성은 당연히 수양체질이다. 그의 부모는 그가 축구선수로서 체력적으로 잘 버틸 수 있도록 양질의 육고기를 공급하기 위해 직접 정육점을 운영했다. 모든 육고기 중에서 쇠고기를 최고로 여기니 당연히 그의 부모는 아들에게 돼지고기가 아닌 쇠고기를 먹였을 것이다. 수양체질에 돼지고기는 매우 해롭다. 만약 박지성이 태양인(금양체질, 금음체질)이었다면 이런 식생활이 오히려 독이 되어 기량저하 및 부상유발로 선수수명을 저해했을 것이다.

육고기뿐 아니라 한국의 전통적인 보양식품은 대부분이 태양인 체질에 해롭다. 그러나 태양인이라도 나이가 어릴수록 생체기능이 높기 때문에 성인이 되기 전에는 이런 음식에 영향을 덜 받고 그럭저럭 경기력을 유지할 수 있다. 그러나 버틸 수 있는 임계치를 넘어서면 서서히 기량이 저하되고 여기저기 부상이 생기기 시작한다. 뛰어난 유망주들이 성인무대에서 사라지는 이유다. 개인차가 있기 때문에 영향을 덜 받는 경우 운 좋게 더 버틸 수 있겠지만 좋은 섭생이 뒷받침되었더라면 더 크게 성공할 수 있었을 것이다.

태양인 중에서도 특히 환경이나 섭생에 큰 영향을 받는 경우가 문제다. 독일의 메시라 불리며 독일 국가대표로서 그리고 보루시아 도르트문트의 에이스로서 큰 기대를 받던 마리오 괴체, 영국 국가대표로서 그리고 토트넘 핫스퍼의 에이스로서 잘 나가던 델레 알리, 칠레 국가대표로서 그리고 EPL에서 빛나던 알렉시스 산체스 등이 극심한 경기력 저하로 현재 선수생활의 위기를 맞고 있다. 환자를 치료하는 것이나 선수의 재기를 돕는 것이나 맥락이 다르지 않다. 그러니 이들 선수들의 재기를 8체질의학 관점에서 접근한다면 어렵지 않게 풀리리라 확신한다.

[3] EPL의 맨유 축구팀 식단을 8체질로 분석해보기

FC 서울과의 친선경기를 위해 EPL의 맨체스터 유나이티드(맨유) 축구팀이 2007년 한국을 방문했다. 그때 맨유 축구팀이 호텔측에 요구한 식단을 눈여겨볼만하다. 한국에 머무는 동안 호텔 측에 요구한 식단의 큰 원칙은 '저지방'이었다. 구체적 요구는 다음과 같다.

- 모든 메뉴에 마요네즈가 함유되지 않도록 하라
- 아주 적은 양의 올리브유와 버터를 허용
- 우유는 저지방 제품을, 유지방이 풍부한 치즈는 최소화하라
- 고기는 지방을 제거하고, 닭고기는 껍질을 벗겨 달라

- 채소 요리엔 기름을 쓰지 말라
- 야채 샐러드에 오일 드레싱을 얹지 말고 식탁마다 올리브유를 비치하라

8체질의학에서 볼 때, 간이 약한 태양인(금양체질, 금음체질) 및 소음인 수양체질은 담즙분비가 적어 기름기나 지방이 많은 식품은 컨디션 난조를 일으킨다. 특히 트랜스지방은 최악의 식품인데, 마요네즈는 다량의 트랜스지방을 함유하고 있으니 이를 전면 금지한 것은 8체질의학과 맥락을 같이 한다. 맨유가 8체질의 개념을 알리는 없겠지만 이 정도만으로도 서양과학의 최첨단 스포츠연구에 기반한 체력관리기법은 대단하다.

우리나라 축구지도자들은 대회기간에 선수들에게 육고기를 먹이지 않는다. 고기를 먹이면 선수들이 체력저하로 제대로 뛰지 못하기 때문이다. 우리나라 지도자들이 맨유와 같이 최첨단의 스포츠연구에 기반한 것은 아니지만 경험적으로 육고기를 먹이지 않는다.

맨유가 우리나라 지도자들과 달리 육고기를 전면적으로 금지하지 않고 지방을 제거해서라도 먹이는 것을 8체질의학의 관점에서 어떻게 평가하는가? 태양인은 채식체질이기 때문에 육고기가 경기력을 저하시키는 것은 명확하다. 그러나 소음인 수양체질은 체력관리를 위해 반드시 육고기가 필요하다. 맨유는 육고기가 필요한가 여부를 구분할 수 있는 체질개념이 없기 때문에 이 정도 수준의 식단관리를 하는 것이고, 만약 그들이 8체질의학을 도입한다면 더 정교한 식단관리가 가능한 것이다.

황소를 보라. 오직 풀만 먹고도 강한 근육에 엄청난 힘을 발휘한다. 극지방에서 순록은 소량의 이끼만 먹고도 쉬지 않고 수백 킬로미터를 달린다. 태양인도 이와 같다.

스포츠 분야에서 8체질에 기반한 식단관리는 축구처럼 선수들 체질구성이 유사한 쇼트트랙, 스피드스케이팅, 달리기, 수영 등의 종목에도 적용할 수 있다. 나아가 8체질 분포가 다른 종목에서도 8체질섭생을 적용할 수 있다.

[4] 야구는 어떤 체질에 가장 적합한가

야구는 순간적으로 공을 강하게 던지거나 치는 운동이라 뼈대와 근육이 발달해야 한다. 뼈대와 근육의 형을 좌우하는 것이 간/담이다. 간담이 강한 체질이 태음인(목양체질, 목음체질) 및 소음인 수음체질이다.

2015년 11월 청룡기 고교야구대회에서 뛰었던 광주일고 야구선수 24명 중 태음인(목양체질, 목음체질) 및 소음인(수양체질, 수음체질)체질은 20명으로 전체 체질의 83%에 이른다.

태양인(금양체질, 금음체질)이 3명으로 13%이다. 이 선수들이 프로에 진출하면 얼마나 성장할까? 아마추어 시절 태양인 유망주들이 프로에 진출하면 체질에 역행하는 섭생 탓에 부상이나 건강문제가 발목을 잡아 대부분 조기 은퇴로 별다른 주목을 받지 못한 채

선수생활이 끝날 가능성이 높다.

야구는 근육운동이기 대문에 근력을 기르기 위해 식단이 육고기 위주이다. '고기를 먹어야 힘을 제대로 쓴다'는 말이 적용되는 것이다. 그런데 태양인은 간/담이 약하기 때문에 육고기를 먹으면 컨디션이 저하되어 제대로 힘을 쓰지 못하고, 이런 식생활이 지속되면 기량저하는 물론 부상을 당한 가능성이 높아진다. 당연히 태양인 체질이 도태될 수밖에 없다. 따라서 프로구단은 태양인체질 선수를 선발하지 않든가, 뛰어난 유망주여서 선발했다면 태양인체질 섭생을 시켜야 선수가 성장한다. 이에 비해, 태음인(목양, 목음체질)은 간/담이 강해 육고기가 선수의 성장을 돕기 때문에 프로에 진출할 때는 주목받지 못하던 선수가 대기만성하는 예가 허다하다.

나이가 들수록 비체질식품에 민감해지고 건강에 타격이 더 커진다. 태양인 선수가 도태되는 극적인 예가 최희섭과 한기주이다. 최희섭은 미국 메이저리그에서 2003년 4월 최우수 신인으로 뽑힐 만큼 발군의 실력을 보이다 한국에 돌아와 기아에서 뛰었지만 부진을 보이다 고질적인 허리통증으로 은퇴했다. 이는 41세까지 발군의 활약을 하다 은퇴한 이승엽 선수와 대비된다.

한기주는 초고교급 야구선수로서 한국프로야구에서 역대 신인 계약금 최고액을 기록한 선수다. 그 역시 잦은 부상에 시달리면 별다른 활약없이 조기 은퇴했다.

최희섭, 한기주에 대비되는 선수가 이종범이다. 그도 주목받은 유망주였는데, 최희섭 및 한기주와는 달리 프로에서 최고의 스타플레이어로 성장했고 42세까지 오랜 선수생활을 누렸다. 그가 야구선수로 그렇게 성공적인 커리어를 보낸 원동력이 무엇일까? 그의 체질이 답이다.

이종범은 축구선수 못지않은 빠른 주력을 자랑했다. 그는 축구선수가 되었더라도 성공했을 것이다. 야구에서 유격수로서 이런 날렵함은 반드시 필요한 자질이다. 그의 빠른 주력은 그가 금양체질, 금음체질, 수양체질 중에서 하나라는 것을 의미한다.

만약 그가 태양인(금양체질, 금음체질)이었다면 육식 및 보양식이 야기한 체력문제로 최희섭이나 한기주처럼 제기량을 펼치지 못한 채 부상에 시달리다 조기 은퇴했을 것이다.

태양인 선수가 야구에서 성공하기 힘든 또 하나의 원인은 부상의 치료과정이다. 간의 해독기능이 약하기 때문에 치료과정에서 약물을 과하게 사용해야 하는 경우 간에 큰 부담을 받기 때문에 부상 이전의 체력을 회복하지 못한다. 힘을 써야 하는 스포츠에서 체력이 받쳐주지 못하면 선수생명은 끝나는 것이다.

[5] 미국 메이저리그에서 활약하는 한국인 야구선수들의 체질

태음인(목양체질, 목음체질)은 열린 피부모공으로 땀이 잘 나야 생체기능이 활발해져 경기력이 올라간다. 이런 이유 때문에 태음인은 사우나나 온수욕이 좋고, 무더운 여름에 경기력이 향상된다.

이에 비해, 태양인(금양체질, 금음체질) 및 소음인 수양체질은 피부모공이 닫혀 땀이 나지 않을 때 생체기능이 활발해져 경기력이 올라간다. 그래서 그들은 무더운 여름보다 서늘한 기온에서 경기력이 올라간다. 앞 부분에서 얼음목욕/냉수욕 관련해서 홀란드, 호날두, 래시포드를 언급한 바 있는데, 태양인의 이런 특성과 관련된다.

흥미로운 사실은 미국 메이저리그에 진출한 한국인 야구선수들이 상을 받은 계절이다. 아래 표에 보는 바처럼, 금양체질의 최희섭은 기온이 낮은 4월에 상을 받았다. 나머지 선수들은 모두 태음인인데 그들은 모두 기온이 높은 계절에 상을 받았다. 이는 위에 언급한 기온과 체질의 상호관계에 대한 내용과 일치한다.

성 명	수 상	3월~ 4월 (서늘한 기온)	5월~ 9월 (높은 기온)
태음인(목양체질, 목음체질)			
박찬호	월간 투수상		1998년 7월
추신수	월간 선수상		2008년 9월
			2015년 9월
강정호	월간 신인상		2015년 7월
류현진	월간 투수상		2019년 5월
태양인 금양체질			
최희섭	월간 신인상	2003년 4월	

김광현은 2007년~2019년 13년간 한국프로야구에서 활약했고, 이후 2020년 미국프로야구에 진출해 활약하고 있다.

"Where's the beef? Not for Cardinals' Kim before he starts"

이 문구는 세인트 루이스 지역신문인 St. Louis Post-Dispatch에 나왔던 기사의 제목이었다. 야구경기에서 힘을 내려면 잘 먹어야 하고, 따라서 가장 선호하는 쇠고기를 언급하느라 "Where's the beef(쇠고기 어딨어)?라고 제목에서 먼저 나온 것이고, 이어서 "Not for Cardinals' Kim before he start(김광현은 선발로 마운드에 설 때는 쇠고기를 먹지 않아)"라는 제목을 쓴 것이다. 기사에 의하면, 그는 선발로 나서기 전 식사에서는 돼지고기, 쇠고기는 물론 심지어 한국식 바비큐조차 먹지 않는다. 신문은 "선발 등판일 전날 이런 육고기를 먹게 되면 나는 몸이 무겁게 느껴진다."라는 김광현의 말을 언급했다.

한국 프로야구에서 활약하던 시절인 11년 전 그는 뇌경색으로 안면마비를 겪은 적이 있다. 안면마비가 오기 직전에 그는 그해 2010년 팀의 한국시리즈 우승 축하행사에 참석했는데,

그 자리에서 술과 육고기를 먹었던 것이 원인으로 추정된다.

8체질에서 쇠고기는 폐와 대장을 보한다고 본다. 또한 쇠고기는 음양 중에서 양에 속한다. 태음인(목양체질, 목음체질)은 오장육부에서 폐/대장이 가장 하위 서열이고 음에 속하는 체질이라 쇠고기는 약한 폐/대장을 보하고 부족한 양을 보해주니 태음인에게 최고의 보양식이다. 야구는 태음인에 적합한 종목이라 태음인 위주의 식단에서 당연히 쇠고기는 가장 선호되는 음식이다.

태양인(금양체질, 금음체질)은 오장육부에서 폐/대장이 가장 상위 서열이고 양에 속하는 체질이라 쇠고기는 강한 폐/대장을 지나치게 보하고 넘치는 양을 지나치게 보해주니 한쪽으로 음양오행의 기운이 치우쳐 장부의 불균형이 심화되니 태양인에게 최악의 보양식이다. 특히 양적 성질이 더 강한 금양체질에게 더 해롭다. 거기다 담즙분비가 적으니 태양인에게 부담이 가중된다. 간의 해독기능이 약한 태양인은 술도 조심해야 한다.

이런 사항들을 종합해보면 김광현은 태양인(금양체질, 금음체질)에 속하고, 다행히 그의 체질에 해가 되는 육식의 해로움을 인지하고 있는 듯하다. 한국 프로야구 최고의 유망주였지만 잦은 부상으로 제기량을 발휘하지 못하고 조기 은퇴한 같은 태양인 한기주 선수(금양체질)와 대비된다. 만약 한기주가 8체질을 알고 그에 맞게 섭생을 하며 적절히 체력관리를 했더라면 하는 아쉬움이 남는다.

	출생	한국 프로야구		현재 상태	Constitution
		데뷔	신인계약금		
한기주	1988	2006	10억원	2년 전 은퇴	태양인 금양체질
류현진	1988	2006	2억5천만원	토론토 블루제이스 에이스로 전성기	태음인

한기주와 대비되는 또 한 명의 프로야구 선수는 류현진이다. 그들은 동갑에 같은 2006년도에 프로에 데뷔했다. 그 당시 한국 프로야구에 진출하면서 한기주가 10억원의 신인계약금을 받았고 류현진은 그 1/4에 불과한 2억5천만원을 받았다. 한기주는 초고교급 투수로 당대 최고의 유망주로 기대를 모았고 류현진보다 한 차원 높게 평가되었다.

그러나 한국 프로야구 진출 후 둘의 성적은 극명하게 갈렸다. 기대와 달리 한기주는 제기량을 발휘하지 못하고 부상을 다하기도 했고 결국 삼성 라이온스로 트레이드되었다. 이후에도 부진을 거듭하고 부상으로 수술까지 하고 조기은퇴했다.

한기주에 비해 류현진은 프로야구에서 일취월장하며 최고의 투수로 성장했고, 미국 프로야구에 진출했다. 미국에 가서도 LA 다저스에서 에이스급 활약을 펼쳤고, 이후 4년 8천만불(년 평균 2백30억원) 계약으로 토론토 블루제이스로 이적해 에이스로 현재 활약하고 있다.

만약 한기주가 자신의 체질에 맞게 섭생으로 체력관리를 했다면 같은 태양인 김광현처럼 현재까지 활약을 했을 것이고, 현재 전성기를 맞고 빛나는 활약을 하고 있는 류현진 이상으로 화려한 전성기를 누리고 있었을 것이다.

한기주가 은퇴했다는 소식을 듣고 안타까운 마음에 그를 직접 만나 감별을 해봤다. 그 당시 그는 이미 부상으로 인한 수술 때문에 재기는 불가능한 상태였다.

[6] 정교한 지적 능력을 요구하는 분야는 태양인 비중이 높다

나의 감별 경험에 의하면, 전문 바둑선수들의 99%는 태양인(금양체질, 금음체질) 및 소음인 수양체질에 속하는 거로 추정된다. 이는 축구에서의 체질분포와 유사하다. 이 세 체질은 교감신경긴장체질이라는 공통점도 있다.

저자가 2015년 10월 제96회 전국체전 바둑대회 개인전에서 박하빈 선수를 8체질 테이핑 요법으로 지원했는데, 금메달을 땄다. 그는 태양인 금음체질이었고, 집중력과 체력을 끌어올리기 위해 정신방을 적용했다.

2016년 5월 제45회 전국소년체전 바둑대회에서 3명으로 구성된 첨단중학교 선수를 8체질 테이핑 요법으로 지원했는데, 금메달을 땄다. 3명의 구성원은 모두 금음체질이었고, 집중력과 체력을 끌어올리기 위해 정신방을 적용했다.

이 책의 삽화 제작을 위해 인터넷 소개 사이트를 통해 15명의 화가를 만났다. 놀랍게도 그들 모두 태양인 금양체질이었다. 금양체질이 소통에 대한 적극성이 있고 그래서 온라인 활동에 강점이 있다는 것을 감안해도 이례적이다.

성악을 하기 위해서는 성량이 풍부하고 음감이 뛰어나야 한다. 이에 부합하는 체질이 태양인(금양체질, 금음체질)이다. 합창단에서 소프라노와 테너는 대부분 이 체질에 속한다고 보면 된다. 이런 견지에서, BTS도 태양인과 소음인 수양체질로 구성되었지 않을까 추정해본다.

Chapter 6
Healthcare with Eight-Constitution Medicine

Chapter 6
8체질 건강관리

[1] 심각한 건강문제를 겪는 사람은 왜 대부분 태양인인가

		산업화 이전	산업화 이후
육고기, 식용유, 가공식품		생산량이 적어 구하기 힘듬	대량생산으로 공급의 폭발적 증가
약물			
태양인 이외의 체질에 미치는영향	식품	단백질 부족은 특히 태음인(목양체질, 목음체질) 및 소음인 수음체질에 건강문제를 야기한다.	충분한 영양공급으로 건강유지에 유리. 육류의 공급확대는 특히 육식체질인 태음인에게 유리.
	약물	약품부족은 병세를 악화시킨다.	태양인에 비해 간의 해독기능이 높아 약물치료로 인한 부작용이 적어 적절한 약물치료의 혜택이 크다.
태양인에 미치는영향	식품	곡물과 야채 위주의 식생활로 채식체질인 태양인은 건강관리에 유리.	간의 해독기능이 약하고 담즙분비가 적은 태양인은 현대의 식단이 안 맞다.
	약물	약물 사용이 제약되니 간의 해독기능이 약한 태양인은 인체가 스스로 회복하는 자연치유의 기회가 주어져 약물부작용을 최소화한다.	약물남용으로 간의 해독기능이 약한 태양인은 타격을 받기 쉽다.
난치병환자		채식체질인 태양인은 유리한 환경으로 건강을 누렸으나 육식이 필요한 다른 체질은 건강 측면에서 불리했다.	심각한 질환을 앓는 환자들이 대부분 태양인이다.

체인이 얼마나 강한지는 전체 체인 중에서 가장 약한 고리의 세기에 좌우된다. 다른 고리가 아무리 강해도 가장 약한 고리가 못 버티면 끊어지기 때문이다. 인간의 건강도 마찬가지다. 육류, 식용유, 가공식품, 술 등이 넘치는 현대 식단에서 가장 과부하가 걸리는 장기는 간이다. 태양인(금양체질, 금음체질)은 오장육부에서 간이 가장 낮은 서열이라 현대 음식이 가하는 과부하에 가장 취약하다. 즉 태양인은 간이라는 가장 약한 고리에 가장 큰 부담을 받기 때문에 이에 대한 대비책이 없는 경우 건강을 쉽게 잃게 된다. 8체질이야말로 태양인에게 구원인 셈이다.

[2] 8체질 건강관리

(1) 요통(**back pain**)

허리나 어깨 통증은 대부분의 사람들이 겪는 흔한 증상이다. 아팠다가 어느날 사라지고, 다시 찾아오기도 한다.

의료계의 전통적인 주장과 달리, 한 연구에 의하면 허리통증은 영양소 결핍과 연관된다고 한다. 액체로 구성된 척추디스크의 수액 세포는 포도당이 필요한데, 포도당 부족이나 과도한 젖산은 퇴행성 변화를 촉진하여 디스크 상태를 악화시키거나 디스크의 탄성을 약화시키고, 그 결과 디스크 사이 간격이 줄거나 신경 압박으로 통증이 온다는 것이다.

그 연구자인 Dr. Brian Hammond는 "우리 몸은 어떤 것을 먹느냐로 좌우되고, 허리도 예외가 아니다(We are what we eat and the spine is no exception)"라고 말한다. 이는 섭생이 허리부실화의 원인이라는 주장과 같다. 자동차에 불량 연료를 쓰면 매연이 심하고 차가 망가지는 것처럼 사람도 체질에 해로운 식품을 먹으면 건강문제가 생긴다.

다이어트를 하는 젊은 여성들이 허리가 아프다고 하는데 그 과정을 들여다보면 역시 다이어트하느라 먹는 음식의 문제다. 체질에 해로운 섭생으로 인한 문제다.

요리할 때 주방에서 나는 냄새가 집안 곳곳에 퍼지듯 이런 상태가 지속되면 몸의 전체적인 염증상태가 높아진다. 그 결과 신체 어디든 이상이 발생할 수 있다. 허리통증도 그 중에 하나일 뿐이다. 척추 주변 근육에 염증수치가 높아지면 근육이 척추를 잘 붙잡지 못해 디스크 문제로 진행된다. 이런 상태가 방치되면 허리통증이 고질화하고 다른 부위에도 이상이 나타나는 것은 시간문제다.

이상이 발생하면 병원을 찾아 검사를 하게 된다. 병원검사로 신체 상태에 대한 여러가지 검사수치가 나오고 흔히 그것들이 병의 원인으로 지목된다. 그리고 그 상태를 개선하기 위해 약물이나 영양소가 공급된다. 그러나 이런 원인들 이전에 이러한 검사수치를 야기한 이전 단계가 있다. 이러한 이전 단계의 상태에서 병원검사를 하면 별 이상이 없다고 나온다. 비유하자면, 땅에 뿌리를 두고 있는 나무나 그 나무에서 막 가지를 꺾어 검사하면 둘 다 동일한 정상 상태로 나온다. 그러나 시간이 지나면 꺾인 가지는 시들고 부패가 시작된다. 우리 몸도 분명 불편한데도 검사에서 이상 없음이 나오는 것은 막 꺾은 나뭇가지처럼 아직 세포단위에서 이상이 진행되지 않았기 때문이다.

약 한 달 전쯤 근처공원에서 우연히 70대 남성을 만났다. 그는 현직 의사였는데 개인신상에 관한 일로 극심한 스트레스를 받아 건강이 무너져 병원근무를 못하고 집에서 쉬면서 산책 정도 하는 중이라 했다. 그에게 정신방, 장염방, 부염방을 차례로 적용했더니 그 자리에서 기적 같은 일이 일어났다. 그는 머리가 맑아지고 몸이 편해지며 "이러면 내일이라도 병원에 가서 근무할 수 있겠는데요." 라고 말했다. 실제 그로부터 2일후 병원근무를 했다. 만약 나를 만나지 않았고 그래서 그의 상태가 개선되지 않고 시간이 조금 더 흐르면 세포단위에서 이상이 발생하고 병원검사에서 최초 포착되는 시점이 병의 원인으로 지목된다. 이것이 현대의학의 한계다. 8체질에서는 근본원인을 이전 단계에서 찾는다. 그 이전 단계란 음양오행의 불균형이 심화된 시점이다. 그리고 그 이전 단계는 음양오행의 불균형을 야기한 여러 환경적인 요인이다. 섭생도 가장 주요한 원인 중 하나다. 그런데 동일한 조건이라도 체질에 따라 해가 될 수도 있고 그렇지 않을 수도 있기 때문에 이런 원인 찾기는 오직 8체질 관점에서만 가능하다. 장부의 불균형을 야기한 요인은 섭생뿐만 아니라 여러가지가 있다. 수학 방정식에서 점차 변수의 개수를 줄여가면 나머지 변수를 찾아내기가 용이한 것처럼 그 사람의 8체질을 알면 변수를 줄여나가 8체질 전문가가 아니면 누구도 찾아내지 못할 병의 근본 원인을 찾아낸다. 그 원인을 제거하고 8체질 침법과 섭생으로 장부불균형을 완화하면 몸이 스스로 회복하는 자연치유가 강력하게 작동한다.

8체질의 이런 방식 접근법은 오염된 강이 정화되어가는 과정과 유사하다. 강물에 쓰레기 등 오염원이 유입되어도 흐르는 햇빛이 물속으로 깊숙이 스며들고, 물에 산소가 섞여 강력한 정화제 겸 살균제로 작용하고, 강에서 자라는 물풀, 미생물, 물고기 같은 생물은 먹이사슬을 통해 오염물질을 정화한다. 그러나 자연적인 정화능력을 넘어선 오염물질의 유입이 지속될 때 강은 복원력을 잃고 병들게 된다. 강에 오염물질을 줄이는 일을 중단하면 강은 다시 자정과정을 거쳐 스스로 깨끗해질 수 있다. 인간의 순환계, 소화계, 면역체계도 이런 보편적인 치유 메커니즘이 작용한다. 병이 났을 때 병을 야기하는 음식물 섭취를 중단하고(8체질섭생), 치유체계를 방해하는 정신적인 요인을 해소하며, 잘못된 생활방식 및 유해 생활환경을 개선하는 식으로 치유를 촉진할 수 있다. 8체질침법은 강력한 치유를 촉진한다. 인체의 자연치유력을 건드리지 않는 자연요법으로 우리 몸이 스스로를 치유하게 하는 것이 8체질의 요체이자 경이로움이다.

8체질의 가장 큰 장점은 정확한 체질감별, 섭생법, 침법을 적용하면 초보자나 전문가나 똑같은 결과를 낳는다는 것이다. 음양오행 기반의 8체질은 간단명료하다. 진리는 간단명료하다.

- **디스크나 척추협착증 같은 것은 없다**: 부산 황윤권정형외과 원장의 주장 요약

CT나 MRI 스캔에서 디스크가 부풀어 오르고 척추관이 좁아졌다는 의사의 소견은 말 그대로 '불룩하다', '좁아졌다'는 뜻이지 척수신경이 눌린 채로 있다는 뜻은 아니다.

디스크나 척추관협착증 증상이 없는 사람도 무작위로 CT나 MRI 촬영해보면 디스크가 불룩하거나 척추관이 좁아진 경우가 많다. 나이가 들수록 디스크나 협착증에 대한 의사

소견을 들을 확률이 높아지는데, 이는 뚜렷한 증상 없이 진행되는 자연스러운 퇴행성 변화이기 때문이다. 나이가 들어 이마에 생기는 주름처럼 허리 부분의 이런 증상도 좋은 것은 아니지만 치료를 위해 심각하게 고민할 필요는 없다.

디스크나 척추협착증 때문이 아니라면 허리와 고관절 통증, 다리 경련, 저림 등의 증상이 나타나는 이유는 무엇일까? 근육은 수축과 팽창을 반복하지만 이러한 기본 기능을 수행하지 못하는 긴장 상태가 지속되면 근육이 고통을 받고 결국 통증을 유발한다.

허리 근육과 같이 넓고 강한 근육은 근육 긴장이 쌓여서 통증으로 바뀌는데 개인차나 근육긴장의 정도에 따라 5년, 10년, 심지어 수십년이 걸리기도 한다. 순간적으로 무거운 물건을 들다가 우연히 허리가 삐끗한 것 같지만, 실은 허리 근육에 오랜 시간 쌓여온 긴장을 삐끗한 오늘에야 느끼게 된 것이지 오늘 처음 갑자기 병이 생긴 것은 아니다.

허리디스크나 척추관협착증 수술 후 증세가 호전된 환자들도 많은데, 그렇다면 존재하지도 않는 허리디스크나 척추관협착증은 무슨 말인가? 수술은 이런 질환을 치료한 것이 아니라 전신마취를 한 뒤 일반인의 상상을 초월하는 강력한 근육 이완제를 사용해 환자의 근육을 이완시킨다. 이때 사용되는 강력한 근육 이완제는 등, 엉덩이, 다리 등의 근육을 부드럽게 해 이른바 디스크와 협착증이라 말하는 증상을 완화시켜준다. 즉, 수술이 아니라 강한 근육 이완제가 증상을 해결하는 것이다. 환자의 증세를 낫게 한 것이 아닌 이런 근육이완효과는 특히 노인들의 경우 쉽게 재발한다.

이상은 황윤권 원장의 의견을 요약한 것이다. 위 글에서 중요한 관점을 배울 수 있다. 허리통증뿐 아니라 우리가 겪는 대부분의 병이 어느날 하루아침에 생긴 것이 아니라는 것이다. 물이 100도에 도달해야 끓지만 10도, 60도, 90도의 물이 끓지 않는다고 같은 상태가 아닌 것처럼, 우리 몸도 탈이 나기까지는 몸이 버티며 문제가 누적되다가 더 이상 버티지 못하는 시점에서 탈이 나는 것이다.

- 추간판 파열로 인한 최악의 디스크 성공적 치료사례: 하한출 8체질전문 한의사

8체침법으로 디스크를 너무 쉽고 빠르게 치료하니 환자들뿐만 아니라 의사들 스스로도 놀라움을 금치 못한다.

30대 초반 여성이 허리가 아파 병원을 찾았는데, MRI 검사 결과 척추 추간판이 완전히 파열된 최악의 디스크였다. 모르핀 주사를 4회 정도 맞으며 수술을 기다리다 수술이 무서워 포기했다. 그리고 하한철 한의사를 찾아왔다.

그녀는 부축을 받았음에도 똑바로 걷지 못했고 10초도 서 있기 힘들었다. 첫날 8체질침을 시술하고 2시간이 지나니 통증이 많이 완화되었다. 발병 후 처음으로 모르핀 주사를 맞지 않고 밤에 잠을 푹 잤더니 몸이 날아갈 듯 가볍다고 기뻐했다. 그녀는 5일간 치료를 받고 완치되었다.

- 디스크 치료를 위한 수술과 8체질침법 비교

	수 술	**8**체질 침법
예 방	해당 없음	8체질 섭생을 통해 회복을 촉진하고, 예방이 가능하다.
부작용	강력한 근육 이완제와 전신마취약물 독성으로 인한 부작용. 특히 간의 해독기능이 약한 태양인(금양체질, 금음체질)에게 해롭다.	부작용이 없고 회복이빠르다.

(2) 냉수욕(**cold Shower**)

	교감신경긴장체질		부교감신경긴장체질	
	태양인	소음인	태음인	소양인
냉수샤워, 수영	매우 유익	유익 (수음은 보통)	해로움	보통
사우나	해로움	매우 해로움	매우 유익	유익 (토음은 보통)

냉수 샤워는 피부 모공이 닫히고 땀이 배출되지 않을 때 생체기능이 좋아지는 태양인(금양체질, 금음체질)에게 가장 적합한 건강법이다. 그래서 이 체질은 덥고 땀이 나는 여름보다 선선한 계절이 건강에 더 이롭다.

이에 비해, 태음인은 피부의 모공이 열리고 땀이 잘 배출될 때 생체기능이 좋아진다. 그래서 이 체질은 덥고 땀이 나는 여름에 더 건강하다. 사우나나 온수욕이 건강에 도움이 된다.

• 태양인과 냉수욕

- 방이 골고루 따뜻하려면 바닥의 보일러관에 온수가 잘 순환해야 한다. 마찬가지로 건강한 사람은 혈액순환이 원활하기 때문에 수족냉증이 없다. 건강에 문제가 생기면 혈액순환이 원활하지 않아 수족냉증이 온다. 현대인의 식단에 육고기, 식용유, 가공식품이 풍부해지면서 이런 식품에 취약한 태양인(금양체질, 금음체질)이 주로

건강문제를 겪게 된다. 따라서 수족냉증을 겪고 있는 사람은 대부분 태양인이다.

냉수욕은 태양인이 건강을 회복해 냉증을 개선하는데 매우 효과적이다.

- 건강이 극도로 악화되어 찬물 사용이 힘들면 미지근한 물을 사용하되 끝 마무리를 찬물로 하도록 한다. 머리를 말릴 때는 온풍 대신 냉풍을 사용한다.
- 컨디션이 저조하거나 상체에 상열감이 들 때 냉수샤워를 하면 몸이 생기를 찾고 수면의 질도 향상된다.

• 냉수샤워 방법

- 상체 → 하체 순서가 무난하다.
- 추위로 내키지 않을 때는 운동과 같은 신체적 활동으로 몸이 데워졌을 때 하는 것이 좋다. 혹은 마른 수건을 말아서 전신을 마찰시키는 건포마시지도 몸을 데우는데 좋고, 더불어 혈자리를 자극해서 생체기능을 높이는 효과도 있다.
- 혹은 상체만 냉수샤워를 하는 것도 좋다. 발을 벌리고 상체를 아래로 젖히고 샤워호스 물을 뿌리면서 반대 손바닥으로 상체를 마찰시켜준다. 이렇게 하면 하체에 몸의 열이 유지되어 별로 추위를 느끼지 않는다.

  혹은 이렇게 상체 냉수샤워를 끝낸 김에 이어서 하의를 벗고 짧은 시간에 하체를 마저 하는 것도 처음부터 전신을 한다는 심리적 저항감을 줄여주기 때문에 좋다.
- 찬물로 샤워를 마치고 나면 생체기능이 활발해지기 때문에 예상과 달리 몸이 훈훈함을 느끼고 개운한 느낌이 든다. 기온이 낮다면 이 때 춥지 않다고 방심하지 말고 체온유지를 위해 옷을 든든히 입는 것이 좋다. 냉수샤워를 자주 하다 보면 몸이 적응되어 실천하기가 점차 용이해진다.

• 냉수욕 체험담

- 사례 1: 한여름에도 오리털 이불을 덮고 잤어요. 찬물은 언감생심이라 뜨거운물로만 목욕을 했는데, 꾸준히 냉수마찰을 했더니 몸이 따뜻해져 오리털 이불을 치우고 이제는 얇은 이불로 배만 덮고 자고 있어요.

- 사례 2: 늘 온수샤워를 하고, 한여름 계곡에 가도 발도 못 담궜는데 냉수샤워를 며칠 했더니 힘이 솟고 몸에 온기가 돌아요.

- 사례 3: 몸이 차서 항상 뜨거울 정도의 물로 샤워를 했는데, 냉수욕하고 반응을 보면

체질을 알 수 있다길래 냉수욕을 해봤습니다. 샤워 후 몸이 너무 개운하고 편안한 정도의 온기가 느껴졌습니다. 놀랍네요!! 항상 뜨거운 물로 샤워해도 발이 금새 차가워졌는데.

- 사례 4: 냉방병으로 피부가 차가워 팔에 살이 닿으면 상대가 시원하다고 말할 정도였는데 냉수욕으로 팔이 따뜻해졌어요.

- 사례 5: 여태 소음인으로 알았는데 태양인 금음체질이라 해서 놀랐어요. 냉수욕이좋다고 해서 오늘 처음 시도했는데… 세상에 발끝에 온기가 느껴지는 거 있죠. 제 생각에 찬물이 닿았으니 발이 차가워야 하는데 말이죠. 그리고 코감기까지는 아니고 훌쩍거리는 정도였는데 그 것도 없어졌어요. 오늘 진짜 신기한 경험했네요.

- 사례 6: 1997년 아시아 금융위기 당시 간암으로 3개월 시한부 삶을 선고받은 A씨는 투병과정에서 3년간 산에서 내려오는 찬물로 냉수욕을 했다 한다. 24년이 흐른 2021년 10월 현재 그는 건강한 몸으로 농장을 운영하고 있다. 그 당시 그는 자신의 체질을 몰랐지만 운좋게 자신의 체질에 맞는 섭생을 했던 덕에 회복할 수 있었다. 필자가 감별해보니 그는 태양인 금음체질이었다.

- 사례 7: 냉수샤워와 음식반응을 통해 자신의 체질을 스스로 감별한 사례

  저는 추위를 잘 버티지 못해 항시 온수샤워를 했습니다. 피부는 항시 건조하고 몸에 힘이 없었습니다. 어느날 돼지고기를 먹었는데 몸이 아프고 감기까지 걸렸습니다. 저의 체질을 알아보려고 소음인 식품을 먹었는데 몸이 불편했습니다. 그래서 저는 제가 소음인이 아니라고 판단했습니다. 이번에는 냉수샤워를 하고 음식도 태양인에 맞는 것을 먹었습니다. 놀랍게도 두통이 사라지고 열도 내렸고 더 이상 춥지도 않았습니다. 저는 평생 속이 불편함을 겪었는데 냉수샤워를 했더니 속이 편안했습니다. 이렇게 해서 마침내 제가 태양인이란 것을 확신했습니다.

• 사우나 및 고온욕의 부작용

아래는 태양인(금양체질, 금음체질) 및 소음인((수양체질, 수음체질))이 겪은 사우나 및 고온목욕의 부작용 사례이다. 태양인의 경우 쇠고기를 먹고 사우나까지 하고 쓰러지는 사례도 있다.

- 사례 1

  질문: 저는 빈속에 고온욕을 하면 어지럽고 몸에서 힘이 쫙 빠져나간 느낌이고, 어떤 땐 토하기도 해요. 거의 쓰러지기 직전까지 가서 겨우 서있어요. 토하고 나서 좀

누워있어야 겨우 회복해요. 알아보니 미주신경성 실신이라 라고 하던데, 저는 이런 경우를 여러 번 겪었어요. 왜 이런 일이 생기는 건가요?

답변: 이는 태양인과 소음인에게 발생할 수 있는데, 이 체질에는 사우나나 오랜 시간 하는 뜨거운 목욕이 해롭습니다. 가능하면 몸의 온도를 낮춰서 하고, 온수나 미지근한 물을 사용하는 경우 마무리는 찬물로 하는 것이 좋습니다.

- 사례 2: 사우나를 하고 나면 광대뼈 가장자리가 항상 빨개지고 약간 아파요. 왜 그런가요?

  사례 3: 욕조의 뜨거운 물에 들어가면 1분만에 몸이 가렵고 머리가 아픕니다. 왜 그런 건가요?

사례 2 및 3에 대한 답변: 태양인과 소음인에게는 사우나나 오랜 시간 하는 뜨거운 목욕이 해롭습니다. 가능하면 물의 온도를 낮춰서 하고, 온수나 미지근한 물을 사용하는 경우 마무리는 찬물로 하는 것이 좋습니다.

- 사례 4: 사우나 중의 호흡곤란

질문: 제 남자친구는 숨이 막힌다고 사우나실에 오래 있지 못합니다. 그러나 제가 사우나를 좋아해서 함께 자주 가곤했습니다. 오늘 사우나실에서 남자친구는 옆으로 누워있고 저는 앉아서 서로 얘기를 나눴어요. 그런데 갑자기 그가 말문이 막히고 호흡이 이상해졌어요. 눈이 풀리고 일어나질 못하는 것이에요. 그를 사우나실에서 데리고 나왔는데 힘을 흘리고 호흡곤란을 겪었습니다. 이것이 무슨 증상인가요?

답변: 이런 증상은 주로 소음인 수양체질에 발생합니다. 수양체질은 지나치게 땀을 많이 흘리면 기력이 약해지기 때문입니다. 무서운 여름 햇빛 아래서 오래 서 있으면 식은땀을 흘리며 쓰러지는 경우 이 체질일 가능성이 가장 높습니다.

(3) 아토피성 피부염(**Atopic dermatitis**)

아토피는 주로 금양체질에 발생한다. 이 체질은 간의 해독기능과 신장의 노폐물 여과기능이 다른 체질에 비해 상대적으로 약해 체질에 해로운 식품을 즐기게 되면 인체의 염증수치가 높아지는데다 가장 양적인 체질이라 생체기능의 저하가 피부 이상으로 표출된다. 물론 다른 체질도 생체기능이 급격히 저하되면 몸이 제 기능을 하지 못해 아토피가 발생할 수 있긴 하다.

아이가 아토피가 발생한다면 엄마와 그 아이가 같은 금양체질일 가능성이 높다. 엄마는 모든 음식을 장만하고 아이와 가장 밀접하게 접촉하기 때문에 체질이 같은 경우 장부의 불균형이 심화될 수 있기 때문이다. 그럴 경우 엄마가 음식을 장만할 때 고무장갑을 사용해 손의 진액이 음식에 스며들지 않도록 하는 것이 좋다.

아이와 엄마가 같은 금양체질이라도 아빠나 다른 가족 구성이 목(木)과 수(水) 기운이 강한 체질이면 금양체질의 약한 목(木)과 수(水) 기운을 보완해주기 때문에 건강을 누릴 수 있다.

아토피의 증상만 약물로 일시적으로 억누르는 현대의학과 달리 8체질의학은 위와 같은 독특한 상황을 고려해 체질에 맞는 섭생과 침법으로 면역력을 높여 인체가 스스로 회복하는 식의 자연치유를 촉진하기 때문에 어떤 부작용도 없다.

아래는 태양인의 피부질환 사례를 정리한 것이다.

• 상체로 열이 쏠려 얼굴이 화끈거리고 피부트러블 등 총체적 난국입니다

질문: 20대 중반 남성입니다. 수 년 전부터 열이 상체로 쏠리기 시작했는데 갈수록 심해집니다. 얼굴이 달아오르고 피부트러블이 생겨 가라앉지 않아 마음이 심란하고 총체적 난국이네요. 온도에 상관없이 가만히 있어도 등부터 얼굴까지 화끈거릴 때도 많습니다.

답변: 금양체질 섭생표를 참고해서 식생활을 개선하세요. 사우나나 뜨거운 물 목욕은 질문자님의 체질에 해롭습니다. 찬물로 샤워를 하고, 이것이 어렵다면 미지근한 물을 사용하되 찬물로 마무리하는 것이 좋습니다.

질문: 오늘 샤워할 때 찬물로 마무리했어요. 평소와는 달리 상열감이 없고 얼굴도 시원합니다. 저는 여태껏 제가 태음인인줄 알았어요. 냉수욕이 효과가 있다는 것은 제가 태양인이라는 의미인가요?

답변: 예, 질문자님은 태양인입니다. 정확히는 태양인 금양체질입니다. 감식초를 시원한 물에 타서 마시면 건강에 큰 도움이 될 것입니다. 감식초물을 입에 머금고 우물거려 침으로 중화시켜 삼키는 식으로 마시세요.

지루성 두피염이 있는 경우 다음과 같이 증상을 개선할 수 있다. 머리를 찬물에 감고, 희석된 식초 물로 헹구고, 다시 찬물로 헹구세요. 사과식초, 현미식초와 같은 체질에 맞지 않는 식초라도 헹구는데 사용하는 한 문제가 되지 않습니다.

• 두드러기

- 사례 1

질문: 두 달 전부터 두드러기가 나기 시작했는데 바로 치료를 받은 덕분에 증상이 빠르게 사라졌어요. 그러나 약 한 달 후 증상이 재발했는데 전보다 훨씬 더 악화되었습니다. 제 건강에 이상이 있는 것 같아요. 피부과 치료를 한 번 더 받아야 할까요?

답변: 여름철 주전자 안에 찬물을 넣으면 표면에 물방울이 맺히는데, 그 물방울을 닦아내도 다시 맺힙니다. 물방울이 맺히는 현상은 표면에 나타나지만 근본 원인은 주전자 안에 있기 때문이죠.

주전자 표면에 물방울을 닦아내듯이 현대의학에서는 피부의 두드러기 증상만 약물로 일시적으로 다스리고 그 두드러기를 야기한 근본적인 원인은 치료 대상이 아닙니다. 따라서 주전자 표면에 물방울이 다시 맺히듯이 피부의 두드러기가 다시 나타납니다.

얼마 전 제가 상담한 분 중에 과거에 질문자님과 같은 사례를 겪은 분이 있습니다. 그분은 태양인 금양체질입니다. 수년 전 옻닭을 먹고 두드러기가 심하게 나서 병원에 가서 스테로이드 약을 처방받아 사용했습니다. 3년간 여러 병원을 전전했는데 약을 사용할 때는 가라앉았지만 사용을 중단하면 다시 두드러기가 심해졌습니다. 그래서 스테로이드 약을 중단하고 감식초를 먹었더니 나았다 합니다.

감식초는 간을 보하고 성질이 냉해서 태양인에게 잘 맞습니다. 감식초가 그분의 면역력을 높였고 덕분에 생체기능이 활발해지면서 몸이 스스로 회복하는 자연치유가 가능했던 것입니다.

감식초로 역류성식도염이 나은 사례도 있습니다. 어떤 분이 2년 전부터 밥을 많이 먹거나 먹는 도중 커피나 탄산음료를 먹으면 어김없이 구토를 했습니다. 해외 직구로 값비싼 것을 사먹어도 마찬가지였습니다. 근데 역류성식도염을 검색하다가 '식초를 물에 타먹고 고쳤다'는 댓글을 읽었습니다. 이후 그분도 식초를 아침, 저녁 물 1컵에 한 숟갈 정도씩 3주 정도 마셨는데 거짓말같이 역류성식도염이 나았습니다.

약성도 없고 별다른 영양소가 없는 감식초가 무슨 만병통치약입니까? 그렇지는 않죠. 이런 감식초가 체질에 맞지 않으면 오히려 증상을 악화시키고 건강을 해칩니다. 사람의 생명을 작동시키는 힘은 약성, 영양소만이 아니고 음양오행이라는 보이지 않는 기운도 관여됩니다. 음양오행의 기운은 체질에 따라 서열이 다르고 그 음양오행 중에서 자신에게 약한 기운을 식품을 통해 보하면 몸의 면역력이 높아져 강한 자연치유가 작동합니다. 즉 사람의 약재나 먹거리의 선택에서 약성과 영양소보다 음양오행의 기운을 우선시해서 선택하면 부차적인 약성과 영양소는 저절로 충족되는 것이죠.

우리 몸은 각 부위가 사로 밀접히 상호작용하기 때문에 한 덩어리와 같습니다. 면역력은 신체 전체에 작용하고 이 힘이 약화되면 몸 전체에 영향이 미치기 때문에 특정 부위가 먼저 이상이 나타나는 것일 뿐 순차적으로 전체 부위로 확대되는 것은 시간의 문제입니다. 감식초로 여러 가지 증세가 치료되는 것도 같은 원리입니다. 즉 감식초가 약한 간을 보하고 양적으로 치우친 상태를 음의 기운으로 보완해주기 때문에 면역력을 높여 모든 증상에 만병통치약처럼 작용하는 것입니다. 감식초만 이런 식으로 작용하는 것이 아니고 모든 체질식품이 이런 식으로 몸에 작용합니다.

- 사례 **2**

  질문: 캐모마일 허브차를 마신 지 3시간 정도 지났을 때 온몸이 가렵고 두드러기가 심합니다. 원인이 무엇인가요?

  답변: 캐모마일은 국화과에 속하는 식물로 태양인에 해롭습니다. 감식초를 시원한 물에 타서 마시면 증상 완화에 도움이 됩니다.

- 금양체질에 해로운 식품의 과다섭취로 인한 두드러기

  사례 3: 어느 날 한쪽 팔에 두드러기가 났는데, 점점 심해져 잠을 잘 수 없을 정도가 되었습니다. 피부과 약을 한 달 정도 복용하고 가라앉습니다. 그리고 한 달 후, 같은 부위에 같은 증상이 다시 나타났습니다. 왜 그런지 이유를 모르겠습니다. 그동안 특별히 음식이 바뀐 것은 없고 다만 튀김식품은 아주 많이 먹었습니다. 두드러기는 팔에만 나타납니다. 너무 고통스럽습니다.

  사례 4: 저는 최근에 육고기를 아주 많이 먹었습니다. 고기를 많이 먹으면 두드러기가 나나요? 전에도 고기를 많이 먹는 적이 있었지만 아무렇지 않았습니다. 이번에는 이렇게 갑자기 얼굴과 다리에 두드러기나 나네요. 고통스러워 미치겠습니다.

  사례 3 및 4에 대한 답변: 육류, 기름기 많은 식품, 튀긴 식품, 화학첨가물이 많이 함유된 가공식품, 트랜스지방으로 처리된 식품은 간이 약한 태양인(금양체질, 금음체질)에게 특히 해롭습니다. 금양체질의 경우 이런 식품을 섭취하면 피부 두드러기로 이상 증세가 나타나는 경우가 많습니다.

- 사례 5: 인삼/홍삼으로 인한 두드러기

  질문: 홍삼을 복용하고 두드러기가 생길 수 있나요? 저는 땀을 많이 흘리는 편인데 몸에 열이 많다는 진단을 받았습니다. 홍삼을 복용했더니 땀이 많이 나면서 등과 몸에 두드러기가 많이 납니다.

  질문: 양적인 체질인 태양인(금양체질, 금음체질) 및 소양인(토양체질, 토음인)에게 양적인 성질의 인삼/홍삼은 해롭습니다. 이 네 체질 중에서 양적인 기운이 덜한 금음체질은 단기적으로는 부작용이 잘 나타나지 않고 장복했을 경우 부작용이 나타나는 경우가 많습니다. 부작용이 나타나는 형태는 체질에 따라 다릅니다. 금양체질의 경우 두드러기로 나타나는 경우도 있습니다.

  홍삼 섭취를 중단하고 찬물 샤워나 감식초를 시원한 물에 타서 입에서 우물거리는 식으로 침으로 중화시켜 마시면 증상이 가라앉을 것입니다.

• 새집증후군으로 인한 아토피

새 아파트에 입주한 후 금양체질의 6세 아이가 온몸에 아토피가 발생했다. 지은지 10년이 넘은 집으로 이사했더니 아이의 아토피가 사라졌다. 그러던 아이가 유치원에 진학하고 나서 초여름부터 다시 아토피가 생겼다. 유치원 실내 인테리어나 체질에 맞지 않는 급식 등이 원인인 것으로 추정된다.

• 섬유와 8체질

자유신경 타입에 따른 섭생표

	교감신경긴장체질		부교감신경긴장체질	
	태양인	소음인	태음인	소양인
천연쪽염색면섬유	유익함		해로움	
천연황토염색면섬유	해로움		유익함	
삼베(대마) 섬유 (대마는 양적인 성질)	해로움 (태양인은 양적인 체질이기 때문	유익함 (소음인은 음적인 체질이기 때문	유익함 (태음인은 음적인 체질이기 때문	해로움 (소양인은 양적인 체질이기 때문

위의 표와 같이 섬유에 따라 유익하냐 여부는 체질에 달렸다. 특히 피부에 접촉하는 이불, 속옷, 양말은 건강에 더 밀접한 영향을 미친다.

사람의 건강은 발바닥에 잘 나타난다. 건강 상태가 좋을수록 발바닥이 매끄럽다. 특히 현대음식이 체질에 안 맞는 태양인은 발에 나타나는 건강신호에 신경을 많이 써야 한다. 태양인의 발 건강에 쪽염색발가락 양말이 매우 유익하다.

발가락 사이가 너무 붙어있으면 건강에 좋지 않다. 이런 점에 착안해 거즈를 둘둘 말아서 발가락 사이 30분 정도 끼워두면 피로회복 및 건강증진효과가 있다. 천연쪽염색발가락면양발은 발가락 사이의 틈을 확보하고 쪽염색의 약성 효과 때문에 건강에 매우 유익하다. 다만 시중에는 저질의 수입쪽염색원료도 수입되기 때문에 주의해야 한다.

발가락 건강이 중요한 이유는 굳은살, 변형, 무좀 등이 있으면 혈액순환이 저해되어 건강에 악영향을 미치기 때문이다.

50대 후반의 한 남성은 어린시절부터 20대까지 아토피를 심하게 앓았고 특히 발가락에 심한 통증을 겪었다. 이러한 증상은 천연쪽염색발가락면양말과 천연쪽염색면속옷을 사용하고부터 사라졌다. 그는 현재 쪽염색 관련 일을 하고 있다.

코로나19로 인해 마스크 착용이 일상이 되었다. 태양인, 소음인이라면 천연쪽염색면마스크가 피부보호에 큰 도움이 된다.

(4) 식초(vinegar)

식초가 유익하냐 여부는 어떤 재료를 사용했냐에 달렸다. 재료가 체질에 맞아야 식초도 체질에 맞다. 그러나 재료가 체질에 맞지 않아도 식초의 신맛 자체는 간을 보하기 때문에 물에 타서 마시는 식이 아니라 음식에 소량 첨가하는 식이라면 어떤 식초라도 상관없다.

그러나 태음인은 간이 오장육부에서 가장 상위 서열이라 식초 재료가 맞더라도 식초는 간을 보하기 때문에 식초음료를 마시지 않는 것이 좋다.

- 메밀식초
  메밀은 매우 음적인 성질이라 양적인 기운이 우세한 태양인(금양체질, 금음체질) 및 소양인(토양체질, 토음체질)에게 매우 유익하다. 특히 메밀식초는 간이 약한 태양인에게 아주 유익하다. 하나요양병원 정요한 한의사는 간암 환자의 악성 복수를 메밀식초로 1주일 만에 모두 빼냈다 한다.
- 산죽식초
  산죽식초는 금양체질에만 유익하다. 췌장암 말기 환자가 체질섭생과 더불어 산죽식초를 복용하고 회복한 사례도 있다.

입술은 위에 대응된다. 입술이 문제라면 위가 불편하다는 의미다. 입술이 터서 시리다는 금음체질에게 메밀식초, 감식초, 와성식초를 섞어 물에 타줬더니 다음날 입술이 아물었다.

(5) 김치(**Kimchi)**

김치는 어떤 주원료를 사용했느냐에 따라 여러가지 종류로 나뉜다. 여기에서는 배추김치만 언급하겠다.

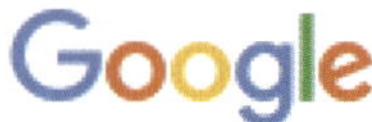

Kimchi COVID-19

포털에서 '김치 코로나19'로 검색하면 김치가 코로나9를 극복하는데 효과적이라는 많은 연구결과가 검색된다.

배추김치의 특성

주요 특성	- 김치는 모든 한국인이 즐기는 으뜸 식품이다. 특히 채식체질의 태양인에게 잘 발효된 김치는 가장 이상적인 식품이다. - 신맛은 간을 보하기 때문에 태양인에게는 잘 발효될수록 유익하고, 태음인은 막 담은 김치를 선호하는 편이다. - 양적인 기운이 강한 태양인 및 소양인에게는 양적 성질인 고추가루, 생강 등과 같은 열성 향신료를 적게 넣을수록 좋고, 태음인 및 소음인은 많이 넣을수록 좋다. 이러한 면에서 볼 때 독일식 김치인 사우어크라우트(sauerkraut: 양배추가 주원료로서 한국 김치처럼 락토발효과정을 거침)는 태양인 및 소양인에게 맞다.
김치 활용	- 다양한 재료가 들어가는 잘 익은 배추김치에 쌀밥만 먹어도 태양인은 건강관리에 부족함이 없다. 이는 초식동물인 소가 풀만 먹고도 우람한 근육질에 엄청난 힘을 갖는 것과 같다. 그러나 산업화가 불러온 도시화로 인해 인스턴트 식품이 주를 이루면서 태양인은 건강관리에 심각한 위협을 받고 있다. 포도당과 흰쌀밥은 태양인의 두뇌 및 근육활동를 촉발하는 생체기능에 필수적인 대표 영양소이다. 태음인에게는 설탕과 밀가루빵이 이런 역할을 한다. 이런 이유 때문에 태음인들은 흰쌀밥을 많이 먹으면 생체기능이 저하되어 지방을 축적해 체중이 불어나기 쉽다. 태양인들에게는 설탕과 밀가루빵이 해롭기 때문에 비만의 원인이 된다. - 김치를 담을 때 사용하는 양념에는 발효를 촉진하고 영양을 제공하기 위한 다양한 재료가 들어가기 때문에 김치만으로도 모든 요리 재료를 대신할 수 있다. 김치를 이용해 각종 국거리를 만들 수 있다. 생선찌개도 김치 한 가지면 충분하다. 너무 고추가루가 많이 들어간 김치라면 태양인은 물에 약간 헹궈 고추가루를 줄이는 것이 좋다.

기타	- 인위적으로 발효를 촉진하기 위한 촉매제를 첨가하지 않고 고품질의 자연 발효 김치를 담기 위해서는 다음 조건을 충족하는 것이 바람직하다. □ 품질좋은 전통 항아리를 사용한다. □ 품질 좋은 천일염을 사용한다. 배추를 소금에 절이는 과정에서 수입산 소금이나 정제소금을 사용하면 김치의 발효가 잘 안 되고 쉽게 물러져서 오래 보관할 수 없고 맛도 없다. □ 고급 양념 재료를 사용한다.

(6) 시중의 건강음료를 조심하세요

천연재료만 사용했다는 건강기능식품도 자세히 보면 주원료 외에 다른 약재를 첨가하는데, 체질에 안 맞는 사람은 효과가 없거나 부작용을 겪을 수 있기 때문에 이를 완충하기 위해 첨가하는 것이다. 이렇게 첨가된 비체질 약재가 가하는 부정적 효과는 간에 누적된다.

이로운 성분이 주는 효능은 제한적임에 비해 해로운 성분은 소량이라도 이를 처리하기 위해 간과 신장에 과부하를 주고 이렇게 누적되면 결국 인체는 타격을 받게 마련이다. 특히 태양인의 입장에서는 간과 신장이라는 한정된 자원이 서서히 소모되어가는 측면에서 주목해야 한다.

- 사례 1: 가시오가피가 잘 맞는 태양인이 유기농가게서 구입한 엑기스를 마시고 속이 쓰렸다. 부재료로 소량 첨가된 비체질 약재가 문제였다.
- 사례 2: 콜라겐이 좋다고 해서 소껍데기에서 추출된 우피(牛皮), 돼지껍데기에서 추출된 돈피(豚皮)유래 성분의 콜라겐을 먹고 문제가 된 사례인데, 태양인은 생선에서 추출된 피쉬 저분자콜라겐이 맞다. 해로운 쇠고기 성분이니 인두염이 발생한 것이다.

결론적으로, 내가 직접 만들어 먹는 것이 아니라면, 혹은 구입했더라도 체질에 맞는 단일 자연원료로 만든 것이 아니라면 태양인에는 장기적으로 간에 부담을 주고 이로 인해 면역력을 해친다.

소시호탕(원료: 시호, 황금, 인삼, 반하, 감초, 생강, 대조 등), 공진단(원료: 사향, 녹용, 산수유, 당귀 등)도 이런 맥락에서 봐야 한다. 소시호탕, 공진단의 원료들은 약성을 가졌으니 약은 약이다. 비체질 보약이라도 약성이 있으니 당장은 효과를 보는 사람도 있다. 다만 소량이기 때문에 부정적 효과는 당장 드러나지 않는다. 마약(모르핀, 코카인, 아편, 마리화나)도 미량은 의료계에서 치료용으로 사용되고, 경이로운 효과가 있다. 그러나 그 효과는 반짝 효과일 뿐이다. 체질에 맞지 않는 약재의 성분은 복용이 지속되면서 인체에 가하는 부담도 누적된다.

건강을 유지하기 위해서는, 놀라운 효능이 있는 성분을 섭취하는 것보다 해로운 성분을 피하는 것이 더 효과적이다. 생수가 가장 안전하고 유익한 음료이다.

영국 과학잡지 New Scientist는 2006년 8월호에서 "비타민제는 실험실 안에선 강력한 항산화 작용을 하지만 사람 몸 안에 들어가면 오히려 건강을 해치기도 한다"라고 보도했다. 음식 속 천연 비타민과 달리 인공 제조된 비타민 보충제가 오히려 병을 부른다는 것이다.

덴마크 코펜하겐 대학병원 연구팀은 2007년 3월 1일자 미국의학협회지(JAMA) 에 비타민의 효능을 정면으로 부정하는 논문을 발표했다. 비타민A·E, 베타카로틴, 셀레늄 등 항산화 비타민은 유해한 활성 산소를 억제하고 심장 질환에 좋다는 게 상식이었으나, 연구팀은 비타민의 수명 연장 효과가 전혀 확인되지 않았다고 설명했다. 또 심장병에 탁월한 것으로 알려진 셀레늄도 전혀 의학적 효과가 없는 것으로 나타났다. 합성 비타민제가 오히려 수명을 단축시킨다는 충격적인 이 주장은 코펜하겐 쇼크로 불린다.

(7) 암환자의 암억제약물 복용 여부

8체질 감별과정에서, 여성호르몬제 혹은 태반주사로 인해 유방암이 온 태양인 금양체질 두 명, 스트레스로 유방암이 온 태양인 금음체질 한 명을 만났다. 이 분 중 금음체질 유방암 여성이 항암치료 후 암전이 억제를 위해 타목시펜(Tamoxifen)이라는 약을 5~10년 복용해야 한다며 과연 이 약을 먹어야 하는지 내게 묻는다. 생명이 걸린 질문이다. 이에 대한 답을 찾기 위해 아래 두 가지 사례를 소개한다.

- 사례 1: 50대 후반의 여성은 남편이 의사인데, 4년 전 유방암으로 수술하고 항암치료를 거쳤는데 타목시펜을 먹지 않고도 건강관리를 잘 해서 암수술 이전보다 더 건강을 누리고 있다. '당신의 딸이 암이라면 타목시펜을 권하겠느냐'라는 질문에 대한 답을 읽고 타목시펜을 먹지 않기로 결정했다. 이 여성은 8체질을 모르고도 운 좋게 자신의 체질에 맞게 섭생하고 천연식초를 복용해 효과를 봤지만, 모든 환자가 이런 식으로 잘 관리할 여건이 되는 것은 아닐 것이다. 체질감별 결과 이 여성은 태양인 금양체질이었다.
- 사례 2: 한 남성이 대장암 3기에 수술을 받고 화학요법은 받지 않았다. 완치된 지 10년이 지났고, 현재 건강하게 생활하고 있다.

정확한 8체질 감별에 따라 체질섭생을 잘 지킨다면 위의 사례와 같이 긍정적인 결과를 얻으리라 믿는다.

(8) 밀과 백미

	백미	밀	포도당(glucose, dextrose)	설탕(sugar, sucrose)
금양체질	매우 유익함	해로움	유익함	해로움
금음체질	매우 유익함	해로움	유익함	해로움
목양체질	유익함	매우 유익함	매우 해로움	유익함
목음체질	유익함	매우 유익함	매우 해로움	유익함
토양체질	유익함	유익함	유익함	유익함
토음체질	유익함	보통(가능하면 섭취 최소화)	유익함	보통(가능하면 섭취 최소화)
수양체질	유익함	보통(가능하면 섭취 최소화)	보통(가능하면 섭취 최소화)	보통(가능하면 섭취 최소화)
수음체질	유익함	유익함	해로움	유익함

태양인(금양체질, 금음체질)이 독감이나 심한 피로감이 있을 때 포도당주사를 맞으면 금세 증세가 완화되고 컨디션이 회복된다. 포도당은 간에 기운을 줘서 태양인의 생체기능을 끌어올리기 때문이다.

필자가 20대 후반에 한국쓰리엠에 재직할 때 여름철에 상한 게장을 먹고 직원들 일부가 배탈이 났다. 다른 직원들은 그리 심하지 않았지만 필자는 유독 심해 병원에 가서 포도당주사를 맞았고 얼마 지나지 않아 언제 그랬냐는 듯이 자리를 털고 일어나 사무실에 돌아와 근무했다. 필자는 오장육부에서 간이 가장 낮은 서열인 태양인이고 그 당시 간의 상태가 좋지 않았기 때문에 식중독 증세가 심했는데, 포도당주사로 인해 간이 기운을 받아 쉽게 회복한 것이다.

백미는 탄수화물이 주성분이고, 대사를 거쳐 포도당으로 전환되기 때문에 태양인에게 매우 유익한 식품이다. 그러나 오장육부에서 간이 가장 높은 서열인 태음인(목양체질, 목음체질)는 섭취를 제한하는 것이 바람직하다. 태음인이 백미섭취를 많이 하면 강한 간이 더 기운을 받아 음양오행의 불균형이 심화되어 생체기능이 떨어지고 그 결과 지방분해능력도 떨어져 체중증가의 원인이 된다. 따라서 태음인은 백미섭취를 줄이고 대산 부족량을 밀 식품으로 보충하는 것이 바람직하다.

백미는 섭취하고 대사를 거쳐 포도당으로 전환되기 때문에 서서히 흡수되는데 비해, 포도당링거는 바로 혈관으로 투입되기 때문에 즉각적으로 간을 극도로 보해 태음인 목양체질의 경우 심하면 생체기능이 정지되어 목숨을 잃기도 한다. 즉 독성이 아닌 음양오행의 극심한 불균형으로 야기된 상황이다.

병원에서 사소한 수술을 하다가 환자가 갑자기 심정지를 겪고 사망한 경우는 현대의학으로 원인을 밝히지 못하지만 8체질로 볼 때 이런 생체 메커니즘 때문에 발생한 의료사고인 것이다.

'밀가루는 완벽한 만성 독약이다. 머리부터 발끝까지 건강을 해친다'라고 윌리엄 데이비스 박사가 주장했다. 데이비스 박사뿐 아니라 밀가루가 해롭다는 글은 세상에 가득 하다. 암 환자에게 의사는 빵, 라면, 국수를 당장 끊어라 한다. 전에 CNN에서 미국 어떤 박사가 나와 밀가루가 모든 만병의 근원이라는 무시시한 연구결과를 발표했다. 그러나 이런 주장은 '채소가 좋고 고기가 만병의 원인이다'이라는 이상구 박사의 주장과 마찬가지로 현대의학의 프레임에 갇힌 편견이다.

영양학적으로 밀은 우수한 곡물이고, 밀가루는 지난 1만년 동안 인류의 중요한 식량으로 식단을 차지해왔다. 문제는 밀 자체보다 우리 식탁에 오르기까지의 과정에 있다.

문제의 시작은 1980년대부터 유전자변형 밀이 등장하면서부터다. 기계화로 대규모 경작을 하다 보니 동일한 시기에 수확을 하기 위해 인체에 해가 되는 수확촉진제도 사용하기 시작했다. 밀을 수확해 기업이 대규모로 밀가루를 제조할 때 건조 및 처리 공정상에서 공간절약•시간단축•변질방지를 위하여 화학처리를 하게 된다. 그리고 빵을 만드는 과정에서 감미료, 방부제, 연화제, 설탕, 소금, 기름 등 각종 첨가제가 추가된다. 이런 밀가루 식품이라면 도대체 어떤 체질에 유익하겠는가? 음식의 재료가 체질에 유익하냐 여부를 떠나 가공된 인스턴트 식품은 대체로 모든 체질에 득이 안 된다. 무슨 좋은 원료가 들어갔냐는 중요하지 않다. 좋은 원료가 주는 유익함은 잠시지만 미량 포함이라도 불량한 재료가 가하는 데미지는 오래도록 몸에 상처를 남긴다. 전국규모 체인 제과점을 지방에서 운영하던 자매가 바빠서 빵으로 자주 끼니를 때우다가 둘 다 난소암에 걸렸다는 얘기를 들은 적이 있다. 부두 벌크선에서 밀가루 하역작업을 하던 인부가 사망한 사례도 있다. 식품은 시간이 지나면 상해야 자연스러운데 수입 밀가루를 병에 담아둬도 부패하지 않고 그대로 유지된다.

수입밀과 달리 국산밀은 상대적으로 안전한 편이다. 오장육부의 장부배열상 폐/대장이 약한 태음인(목양체질, 목음체질)과 소음인 수음체질, 그리고 소양인 토양체질에 매우 좋은 식품이다. 폐/대장이 강한 태양인은 밀가루가 장부의 불균형을 더 심화시킨다. 그러나 술이 태양인에게 해롭지만 술 잘 마시는 태양인도 있듯이 태양인이나 소음인 수양체질도 글루텐을 처리할 수만 있으면 소량은 괜찮으리라 생각한다. 소화가 힘든 정제된 밀가루가 아니고 통째로 빠은 통밀가루가 권장된다.

'밀가루는 완벽한 독약이다'라는 주장이 8체질 프레임에서 보면 국산밀이라면 태음인과 소양인, 소음인 수음체질에는 유익한 식품으로 권장된다.

(9) 유근피

유근피는 천연항생제로 어지간한 염증은 물론 암을 치료하는데도 탁월한 효능이 있다. 약재로는 드물게 체질에 상관없이 쓸 수 있고, 독성과 내성이 없다는 점이 장점이다.

인산 선생이 묘향산에 은거할 때 그 마을 사람들은 유별나게 건강하고 병 없이 오래 사는 것을 보고 관찰한 결과 느릅나무 껍질과 그 뿌리의 껍질인 유근피를 늘 먹는다는 것을 알았다. 그들은 유근피를 떡 만들 때도 넣고, 국수를 만들 때도 넣었다. 그 때문인지 마을사람들은 상처가 나도 덧나거나 곪지 않았으며, 난치병은 물론 잔병조차 앓은 일이 거의 없었다. 느릅나무 잎도 약으로 쓴다. 봄철에 돋아나는 어린순으로 국을 끓여 먹으면 불면증이 사라진다. 느릅나무 잎은 부작용이 없는 천연 수면제이다.

느릅나무는 '천지의 음기를 받아 자라는 나무'라고 하는데, 그 때문인지 채취하거나 말릴 때 햇볕을 보면 약효가 반 이하로 떨어진다. 그래서 해뜨기 전인 새벽에 뿌리껍질을 채취하여 그늘에서 말려 두고 약을 써야 한다고 알려져 있다.

• 효능

① 입술의 문제는 거의 위장 때문인데 유근피가 좋다.

② 역류성식도염과 위염에는 유근피가 좋다.

③ 알레르기 비염도 염증이기 때문에 효과가 있다.

④ 제약회사 신약개발 분야에 일하는 분이 십이지장궤양으로 한약을 먹었지만 증세가 더 심해졌는데 유근피를 먹고 깜짝 놀랄 정도로 좋아졌다.

⑤ 강아지 구토할 때도 먹이면 뚝 그친다.

• 주의사항

① 느릅나무 뿌리의 껍질을 유근피라 하는데, 연하게 달여 먹는다. 20g 정도에 물 두 대접 정도를 넣고 30분 정도 달여서 마시고 재탕, 삼탕을 해도 좋다.

② 유근피는 체질에 상관없이 염증에 효과를 볼 수 있다. 염증이 없다면 태양인이 굳이 쓸 필요는 없다.

③ 충농증을 가진 태양인 금양체질인데 유근피를마시면 명치가 살짝 답답하고 미미한 두통을 느꼈다. 이런 증세의 원인은, 유근피는 위산분비를 억제하기 때문에 오래 마시면 위산분비가 줄어들어 소화기능이 저하될 수 있기 때문이다.

④ 유근피가 좋다고 오래 마시면 어지럽고 머리가 띵하고 멍해질 수 있는데, 그럴 때는 즉시 중단하거나 양을 줄인다.

• 유근피와 비염

축농증 때문에 수십 년 동안 맛도 모르고 냄새도 못 맡던 사람이 유근피를 달여마시고 감각을 되찾는 사례가 있다. 웬만한 콧병은 한 달이면 치료가 가능하고 식습관만 문제없다면 재발할 일도 없다. 감기에 자주 걸리고 코가 막혀 수시로 킁킁거리던 아이가 유근피로 완치된 사례도 있다. 알레르기 비염으로 줄줄 흐르는 콧물과 눈물, 코막힘, 재채기, 눈/코 가려움 등의 증세도 유근피를 쓰고 체질에 맞게 섭생을 하면 무난히 다스릴 수 있다.

유근피가 광범위한 증상을 다스릴 수 있는 원리는 무엇인가? 모든 병이 발생하는 공통적인 과정은 신체 내부의 만성염증인데 천연항생제 역할을 하는 유근피가 염증을 잡아주기 때문이다.

(10) 두 얼굴의 소금

정제염이나 암염은 99% 염화나트륨 덩어리다. 나트륨은 혈압을 올리니 이런 소금을 먹으면 당연히 혈압이 올라간다. 칼슘과 칼륨은 혈압을 내리는데 정제염이나 암염은 혈압을 올리는 나트륨만 있고 칼슘과 칼륨은 거의 없다.

천일염(장판염과 토판염으로 구분됨)은 미네랄 덩어리다. 천일염에는 염화나트륨만 있는 것이 아니라 각종 미네랄이 다양하게 함유되어 있다. 천일염에 풍부하게 포함된 칼슘, 칼륨, 인, 셀레늄, 망간, 아연 등의 미네랄이 작용하여 몸 안에 과다하게 들어온 나트륨을 배설시키는데 문제가 없다.

"하루에 소금 3g를 줄이면 한 해에 92,000명의 목숨을 살릴 수 있고, 240억 달러의 예산을 절감할 수 있다." 미국 유명 대학연구팀의 논문 요지다. 이 말이 타당할까?

시중의 식품은 대부분 정제염을 사용하고 있다. 미네랄이 결핍되고 염화나트륨만 잔뜩 섭취하니 말썽이 나는 것이다. 만약 염화나트륨투성이의 정제염이나 암염 대신 미네랄 소금을 사용한다면 문제가 안 된다.

정제염을 쓰는 집에서도 김치만큼은 국산천일염으로 담근다. 정제염이나 중국산 천일염으로 담그면 얼마 못 가 김치가 물러 터져버린다. 한국 천일염이나 죽염은 미네랄이 풍부하고 알칼리를 띠고 있기 때문이다.

우리 몸의 신진대사를 주도하는 것이 소금이다. 소금이 부족하면 신진대사가 원활하지 못하고 혈액이 산성화되어 면역력이 저하된다. 사람이 밥을 먹고 소화시킬 수 있는 것도 소금 때문이다. 소금의 염소 성분은 위액의 재료가 된다. 소금 섭취가 부족하면 위액의 농도가 묽어져 소화에 장애가 발생한다. 천일염이나 죽염을 먹으면 소화가 잘 되는 것도 이 때문이다.

• 소금 체험담

① 태양인 금양체질인데 천일염을 먹고 손발이 따뜻해졌다.

② 태양인 금양체질인데 앉았다 일어나면 머리가 띵했는데 소금섭취 후 그런 증상이 사라졌다.

③ 태양인 금음체질인 한 여성은 평소 물을 거의 마시지 않고 소화가 안 되어 오랫동안 고생했는데 물에 천일염을 타서 마셨더니 손발이 따뜻해지고 소화기능이 한층 좋아졌다.

④ 태양인 금음체질에게 눈떨림은 간이 지쳤을 때 주로 나타나는데, 죽염이나 천일염을 물에 타서 마셨더니 눈떨림이 없어졌다.

⑤ 치약으로 대충 양치하고 죽염을 칫솔에 묻혀 잇몸 골고루 닦으며 마사지해주는 것도 구강건강에 좋다.

⑥ 나이가 들면 미각이 둔해지면서 음식을 짜게 조리하는 수가 많으며, 떨어진 식욕을 돋우기 위해 일부러 짭짤한 음식을 선호하는 경우도 많아 특별한 주의가 필요하다. 음식이 뜨거울 땐 짠맛을 덜 느끼니 식은 후 간을 맞추는 게 좋다.

모든 음식은 좋은 면도 있지만 양이 지나치면 역효과가 있다. 예를 들어, 한 여성이 하루에 1.5~2리터의 죽염물을 마셨다. 그 결과 만성 두통이 완화되고 자궁근종의 크기가 줄어들었지만 예상치 못한 당뇨병 증상이 나타났다. 아무리 좋은 음식이라도 양이 많으면 몸에 무리가 가고 다른 부작용이 생길 수 있다. 음식이 약이냐 독이냐는 섭취량에 달렸다.

나이가 들수록 미각이 무디어져 짠맛을 잘 느끼지 못하게 되어 짜게 먹게 된다. 음식이 뜨거울 때는 덜 짜게 느껴지므로 식힌 후 간하는 것이 좋다.

(11) 물은 얼마 만큼 마셔야 할까

등산이나 운동을 하면 대사가 촉진되고 체온이 올라가 소변량이 늘어난다. 산에 오르다 보면 자주 소변이 마려운 이유도 이 때문이다. 배뇨는 몸 안의 대사 노폐물을 배출한다는 의미와 수냉식 구조의 우리 몸이 수분배출을 통해 체온을 조절한다는 의미가 있다. 우리 몸에 물이 필요하면 몸은 두뇌에 신호를 보내 갈증을 느끼게 한다. 그 갈증을 가라앉힐 만큼 충분히 물을 마시면 탈수를 걱정할 필요는 없다.

충분한 신체적 활동이나 적절한 식사를 하지 않는 경우 신체기능이 저하되어 갈증을 느끼지 못할 수도 있고, 이는 몸에 수분부족을 야기한다. 수동식 펌프의 손잡이를 위아래로 움직여 지하수를 끌어올리려면 먼저 마중물을 한 바가지 넣어줘야 한다. 마찬가지로 우리도 의식적으로 적당히 물을 챙겨 마셔야 신체기능이 활성화된다. 그러나 억지로 과다한 양의 물을 마시는 것은 좋지 않다. 가장 바람직한 것은 충분한 신체활동이나 적절한 식사를 통해 생체기능이 활성화되어 자연스럽게 갈증을 느끼고 그 갈증을 해소할 정도로 충분히 물을 마셔주는 것이다.

우리 몸이 필요한 물의 양은 다음과 같이 네 가지로 구분할 수 있다:

- 기본 필요량: 우리 몸이 정상적으로 대사를 수행하기 위해 필요한 양이 갈증을 통해 자연스럽게 요구된다. 이 갈증을 충분히 가라앉힐 만큼 마시면 된다.
- 추가 필요량
    1) 신체적 활동으로 인한 필요량: 신체적 활동은 대사를 촉진해 체온을 올리고 인체는 땀이나 배뇨를 통해 체온을 조절한다. 그로 인해 자연스럽게 갈증이 난다.
    2) 계절적 필요량: 무더운 여름에는 체온조절을 위해 모공을 통해 배출되는 수분량이 늘어나고, 그 결과 자연스럽게 갈증이 난다.
- 건강악화로 인한 요구량 감소: 건강이 좋지 않을 때는 생체기능이 저하되어 물이 덜 땅긴다. 이때 억지로 물을 과다하게 마시면 체온이 저하되어 몸에 부담이 된다.
- 체질에 따라 필요량이 다르다.
    1) 소음인(수양체질, 수음체질) 및 태양인 금음체질은 오장육부의 서열에서 비장/위장의 서열이 가장 낮거나 두 번째로 낮기 때문에 대사량이 적은 편이고, 따라서

물의 요구량도 그만큼 적다. 특히 소음인의 경우 다른 체질이 시도하는 1.5~2 리터씩의 물을 지속적으로 마시는 경우 심각한 건강문제를 겪게 된다. 이 체질은 식사 중 물이 많이 마시는 경우 소화능력이 떨어지니 식사 후 별도로 마시는 것이 좋다. '밥 따로, 국 따로'라는 건강법이 있는데, 이런 체질의 사람이 고안하지 않았다 생각된다.

이 체질은 여간해서 갈증을 잘 느끼지 않아 물 마시기에 소홀할 수 있으니 기본 생체기능을 유지하는데 필요한 양은 잘 챙겨 마신다. 단숨에 한 컵을 비우기 힘들면 조금씩 여러 번에 걸쳐 마시면 된다.

2) 태양인 금양체질, 태음인, 소양인은 다른 체질보다 물의 필요량이 더 크다.

몸이 자연스럽게 물을 요구하도록 신체적 활동량을 늘려라. 이 체질인 사람이 그다지 물이 땅기지 않는다면 신체적 활동량이 적거나 건강하지 않는 상태이다.

이와 같이 얼마만큼 물을 마셔야 하냐는 체질, 신체적 활동, 계절, 건강상태, 식사량, 나이, 그리고 개인의 신체적 특성에 달렸다. 이런 요소들을 감안해 적당량의 물을 마신다.

사례 1: 물을 적게 마신 날에는 몸이 아프고 수면장애에 시달렸습니다. 처음에는 이것을 모르고 몸이 불편하면 화장실에 가곤 했습니다. 그러다가 우연히 물을 마셨더니 몸이 괜찮아졌습니다. 물을 마시지 않으면 속이 불편한데, 물을 마시고 잠시 있으면 속이 괜찮아집니다.

사례 2: 저는 태음인 목양체질입니다. 저는 오랫동안 따뜻한 물을 마셔왔는데 건강증진에 아주 효과적이었습니다. 전에 저의 기본 체온은 35.5도였는데 4년간 따뜻한 물을 충분히 마셨더니 이제는 37도입니다. 저는 첫 2년간은 하루 2~3리터를 마셨는데 너무 배가 불러 불편해서 이후 섭취량을 줄였습니다. 이제는 한 번에 조금씩 자주 마시고 있습니다. 충분히 물을 마시고 나서부터 건강이 좋아졌습니다.

사례 2에 대한 답변: 태음인 및 소음인은 따뜻한 물을 마시는 것이 좋습니다. 시원한 물은 태양인 및 소양인에게 맞습니다.

사례 3: 수음체질의 중년 여성이 물을 많이 마시는 것이 좋다는 말을 듣고 하루 6~7 잔씩 물을 챙겨 마시기 시작했다. 1년이 지나자 그녀는 두통, 복통, 속쓰림, 소화불량, 과도한 위산, 현기증으로 걷기조차 힘들었다.

병원 건강검진 결과에 의하면 그녀는 위염이 있고 위가 전혀 움직이지 않는 상태인데, 이는 스트레스로 인한 것이라 의사가 말했다. 그녀는 치료를 위해 건강에 좋다고 알려진 각종 귀한 건강식품을 다 먹었지만 도움이 되기는커녕 점차 병세가 악화돼 2년 더 지나자 살아날 가망이 없었다.

이후 미국에서 8체질전문클리릭을 운영하는 송병찬 한의사가 그녀를 소음인 수음체질로 감별하고 체질에 비해 물을 너무 많이 마셔서 위장병과 소화장애가 생겼고, 점차 악화되어 온갖 이상 증세가 생겼다고 진단했다. 죽을 위기에 처했던 그녀는 자신의 체질에 맞는 식이요법으로 3주 만에 회복했다.

- 신체에서 물의 중요성

몸에 물이 부족하면 소금의 삼투압작용으로 세포 안의 물이 흘러나와 부종이 생긴다. 물을 많이 마셔서가 아니라 물을 안 마셔 부종이 생기는 것이다. 변비도 물을 배출시키지 않으려는 현상의 하나이다. 피부온도가 높으면 물이 빠져나가니까 이를 막기 위해 피부온도를 저하시켜버린다. 물을 제대로 안 마시는 여자의 손을 만져보면 시체처럼 차갑다. 냉증이 이런 맥락으로 생기는 것이다. 물 부족으로 쌓인 노폐물이 몸을 돌아다니며 질병을 일으킨다

물을 마시기 시작하면 제일 먼저 바뀌는 것이 피부의 변화이다. 피부의 생명은 45일이다. 이 기간을 지나면 피부가 좋아진다. 생활습관의 변화로 모든 증상이 하루아침에 바뀌는 것이 아니고 신체의 부분에 따라 회복 주기라는 것이 각각 다르니 그 중간과정에서 나타날 수 있는 일시적 고비에 당황할 필요가 없다.

위에 언급한 바처럼 몸 안의 수분부족은 많은 건강문제를 야기한다. 그렇다면 무조건 물을 많이 마신다고 몸 안의 수분부족이 해결되는가? 몸 안의 수분 부족을 야기하는 원인으로 다음 두 가지를 들 수 있다.

물을 적게 마셔 수분 부족이 발생한다. 갈증을 해소할 정도로 충분히 마신다.

정상적으로 물을 챙겨 마시지만 건강문제로 몸이 수분섭취를 제대로 못해 수분 부족이 발생한다. 이런 원인 때문에 수분 부족이 발생할 때 억지로 많은 물을 마시게 되면 흡수력이 더 떨어져 수분 부족 상황을 더 악화시킬 수 있다. 이 경우 원인을 찾아 적절히 대처해야 한다.

(12) 운동시간, 운동강도, 운동량은 어느 정도가 좋은가

- 운동시간과 효과

운동을 한번에 긴 시간 동안 하는 것과 여러 번에 걸쳐 하는 것은 차이가 없다. 한 연구에 의하면, 30분 동안 한번에 운동하는 것과 10분씩 세 번에 걸쳐 운동했을 때 혈압, 혈당, 혈중 콜레스테롤 등의 건강측정 수치의 개선 정도가 비슷한 것으로 나타났다. 너무 강도 높은 운동을 몰아서 한꺼번에 하는 경우는 몸에 집중적인 무리가 가해지지 않도록 유의해야 한다.

• 중장년의 지나친 운동은 해롭다

회복력이 강한 성장기에는 왕성한 신체적 활동이 좋지만 나이가 들어감에 따라 회복력이 떨어지기 때문에 중장년의 지나친 운동은 반드시 이롭지만은 않다.

연세대 보건대 연구팀의 연구에 의하면 하루도 빠짐없이 운동을 하면 신체가 회복할 시간이 없이 피로가 계속 쌓여 심장과 혈관에 부담을 주기 때문에 오히려 질병의 예방 효과가 줄거나 아예 사라졌다.

알맞은 운동이 근력, 체력, 심폐기능을 강화시켜주기는 하지만, 잘못된 격한 운동은 오히려 건강을 해칠 수 있다. 격한 운동은 순간적인 산소량이 많이 필요하고 이 때 산소의 산화과정에서 활성산소 발생이 증가된다.

파리를 두 그룹으로 나눠 한 그룹은 비좁은 공간에 가두어 날지 못하게 해서 운동량을 제한하고, 다른 쪽은 공간에 제약을 두지 않았다. 그러자 운동량이 적었던 그룹의 수명이 3배가 길었다. 운동으로 인해 짧은 시간에 유해 활성산소가 과다배출 되고 이것이 노화와 관련관 될 수 있다.

• 운동이 관절염에 좋은 이유 밝혀졌다

운동이 퇴행성 관절염으로 인한 연골 손상을 막는 데 도움이 되는 과학적 이유가 처음으로 밝혀졌다. 영국 퀸 메리 런던 대학의 마틴 나이트 기계생물학(mechanobiology) 교수 연구팀은은 운동이 관절에 있는 세포들에 기계적인 힘을 가해 염증 분자들의 활동을 억제함으로써 연골의 퇴행을 막는다는 연구결과를 발표했다.

• 소음인과 운동

미국에서 수백 명의 뛰어난 전문가들을 동원해 연구를 했는데, '운동을 하면 건강이 증진되는데, 미국인의 10% 정도는 운동을 하면 건강증진 효과가 없거나 건강이 더 나빠진다'는 결과가 나왔다. '이유는 알 수 없음'이었다. 8체질의 프레임으로 이를 보면 쉽게 설명이 된다. 미국인의 10%는 땀을 내면 체력이 저하되는 소음인으로 본다면 설명이 된다. 수양체질도 땀을 과하게 흘리는 정도의 운동이 좋지 않지만, 특히 수음체질은 땀을 내는 정도까지 운동을 하면 오히려 기력이 떨어진다.

사례: 운동으로 땀을 흘리면 배가 급속히 차가워지는데 왜 그런가요?

그러나 생명체가 활동을 멈춘다는 것은 퇴화이다. 운동량의 차이지 어떤 사람이든지 적정한 신체활동을 통해 대사를 촉진시키는 것이 바람직하다.

(13) 푸른잎채소와 녹즙

같은 태양인이라도 금음체질은 금양체질에 비해 덜 양적이다. 간이 약한 두 체질 모두에게 푸른잎채소가 유익하지만 그러나 금음체질은 추운 겨울에 냉한 성질인 푸른잎채소를 너무 많이 섭취하면 한기로 불편함을 느낄 수 있다. 이럴 때는 양적인 성질의 대추차나 생강차를 연하게 소량 마시면 속이 편안해진다. 금양체질은 양적인 기운이 강해 대추차나 생강차가 좋지 않다.

푸른잎채소만으로 갈아 만든 녹즙은 매우 냉한 성질이라 바로 들이키면 금음체질에게 부담스러울 수 있으니 조금씩 씹는 식으로 마시거나 섭취량을 줄이거나 혹은 다른 완충하는 품목을 넣는다.

금음체질의 한 여성에 의하면, 채소를 녹즙으로 섭취하는 것도 좋지만 생으로 먹거나 데쳐 먹으면 힘이 더 나고 안색이 밝아진다 한다.

채소를 갈지 않고 통째로 먹으면 섬유질과 섬유질에 함유된 (녹즙으로는) 추출되지 않은 성분까지 먹을 수 있고, 씹는 과정에서 야채의 전체 성분이 침과 골고루 섞여서 좋은 시너지를 낸다. 가공이 덜 된 자연식품이 더 많은 생명력을 갖는다는 의미이기도 하다.

태양인은 푸른잎채소가 잘 맞지만 녹즙을 마시면 몸이 가렵다는 사람도 있다. 아마 채소는 순수하게 유기농이 아니어서 화학물질의 흔적이 남아있을 수도 있다. 통째로 먹을 때는 이런 증상이 없는 것으로 미뤄 씹는 과정에서 미세 유해 성분이 섬유질 등 성분과 섞여 중화돼 소화가 잘 되는 것으로 추정된다.

위가 안 좋아 양배추, 브로콜리를 4개월째 꾸준히 먹었는데 검진결과 간수치가 높아졌다는 사례가 있는데 야채의 청정도와 관련이 있어 보인다.

(14) 건강한 식생활과 다이어트

• 가짜 배고픔에 속지 마라

끼니 때가 되면 에너지 보충을 위해 배고픔을 느낀다. 그러나 에너지 보충을 위한 열량이 필요하지 않을 때도 뇌가 배고픔의 신호를 보내기도 하는데, 이런 가짜 배고픔에 응하지 않고 버티는 동안 우리 몸은 지방을 태워 살을 빼고 건강도 좋아진다. 그렇지 않고 배고프다고 즉시 음식을 먹으면 혈당이 올라가고 지방은 그대로 쌓인다.

– 스트레스를 받아도 배가 고프다.

스트레스로 인해 세로토닌이 줄어들면 이를 늘리기 위한 메커니즘이 작동해 배고픔을 느끼게 된다. 또한 스트레스는 코르티솔을 과다 분비시키고 이로 인해 식욕을 억제하는 렙틴 분비량이 감소해 식욕을 돋운다.

– 평소 식사량에 익숙해져 배가 고프다.

에너지가 부족하지 않는데도, 평소 먹는 양에 익숙해져 습관적으로 부족분을 메우기 위해 배고픔을 느낀다. 위는 음식물 섭취량에 따라 용량이 변화되는 신기한 장기다. 본래 주먹만한 위가 현재의 늘어난 상태에서 다 채워져야 포만감을 느낀다. 시간을 두고 점차 식사량을 줄이면 인체에 큰탈없이 위는 본래의 주먹만한 크기로 되돌아온다. 2~3주만 조금 먹으면 위가 작아져 많이 먹기 어려워진다. 3~4일이면 배고픔에 어느 정도 적응이 되어 버틸만하다.

– 과음 후에 배가 고프다.

푸짐한 안주를 먹고도 과음 뒤에 배고픔을 느끼는데, 이 역시 가짜 배고픔이다. 음주로 간이 알코올의 해독작용을 하느라 글리코겐을 포도당으로 변화시키는 일을 미루느라 혈당이 떨어져 잠시 뇌가 배고프다는 신호를 보낸다. 그 잠시를 견뎌야 한다.

가짜 배고픔을 이기는 방법은 운동과 같은 신체적 활동이다. 강도 높은 운동으로 엔도르핀이 분비되어 스트레스 호르몬인 코르티솔에 대항하는 것이다.

배가 고파도 음식물을 공급하지 않으면 이에 대응하여 인체의 대사시스템도 칼로리를 덜 소모시키는 메커니즘이 작동한다.또한 식사량이 적어지면 생존의 위기감을 느낀 세포들은 재생에 쓰던 에너지까지 보수유지 쪽에 투입하기 때문에 세포 소멸이 줄어들어 수명이 연장된다.

배가 꼬르륵 소리가 날 때까지 음식을 절제하면 신체의 적응으로 인해 면역력이 강화된다.

음식이 독이냐 약이냐는 양에 달렸다. 우리가 섭취하는 음식은 필요한 영양을 공급하지만 동시에 간에 노동을 시키고 음식의 대사과정에서 노폐물을 발생시킨다. 그러니 필요한 영양을 얻으면서도 불필요한 노폐물 발생과 간의 부담을 최소화하는 균형점이 식사량이 되어야 한다. 이 균형점보다 조금 적게 먹으면 인체도 이에 대응해 칼로리를 덜 소모시키니 오히려 부족함이 건강에 유익하다.

공장에서 자동차를 조립할 때는 사용하지 않는 부품은 남겼다가 다음 조립 때 사용되지만, 우리 인체는 몸에서 필요하지 않아도 과잉 섭취한 음식을 모두 처리해야 한다. 즉 아침밥을 평소보다 두 배로 먹어도 점심때 다시 식사를 해야 한다. 이 과정에서 소화기관은 평소보다 많은 량의 일을 하느라 혹사당하고 노폐물도 그만큼 더 발생해 혈액의 염증수치를 높인다.

• 일주일에 한두 번은 저녁을 거른다

꼬박꼬박 세 끼를 챙겨 먹어야 한다는 고정관념을 버려라. 일주일에 한두 번은 저녁을 거른 채 잠자리에 든다. 처음에는 허기가 들고 기운도 없어 다소 힘들지 모르지만 점차 몸이 가벼워지고 피부도 좋아지는 것을 느끼게 될 것이다.

저녁을 거르면 칼로리 섭취가 줄어들게 되고 이로 인해 자연히 신진대사율도 낮아지기 때문이다. 즉 우리 인체는 일찌감치 하루를 마감하고 재충전의 시간을 갖게 되며 수면촉진제인 멜라토닌 호르몬을 분비하기 시작한다. 멜라토닌은 피부미용과 탈모 예방에도 좋을뿐더러 암 발생을 억제하는데도 좋다.

저녁을 굶으면 인체의 에너지절전모드 상태가 아침까지 이어져 적은 식사량으로도 아침을 넘길 수 있다.

이런 식의 저녁 한 끼 굶기에 비해, 장기단식은 영양결핍을 초래하는데, 특히 굶은 채 활동량을 유지하면 인체는 에너지원을 얻기 위해 제지방(근육, 뼈, 뇌, 장기 순으로)이 손실된다. 특히 단식 후 본능적으로 폭식을 하기 때문에 오히려 단식으로 몸을 망치기 쉽다.

이렇게 장기 단식은 건강을 해치고 요요현상을 수반하지만, 저녁 한 끼 굶기는 가장 안전하고 효율적인 건강 및 다이어트법이다.

– 하루 2식으로 건강이 좋아졌어요.

저는 태양인입니다. 40대부터 항시 변이 묽고 설사를 자주 했습니다. 60대가 되어 아침굶기를 해보기로 했습니다. 아침은 11시 30분 전후, 저녁은 6시 전후로 2식만 먹었더니 변 상태가 좋아지고 속도 편안해졌습니다. 주변에서도 제 얼굴이 좋아졌다는 말을 하고, 제가 느끼기에도 컨디션이 너무 좋아졌습니다. 많은 일본인들이 1식 혹은 2식만 하고 생선을 즐기는 이유가 태양인이 많기 때문이라 들었습니다. 대장이 긴 태양인이 2식을 해보는 것은 상당히 근거가 있어 보이네요.

– 하루 한 끼로 건강을 누리는 우리나라 최초의 여류비행사 김경오 총재

식단만 잘 짜면 한 끼로도 충분히 건강을 유지할 수 있다. 우리나라 최초 여류비생사인 김경오 총재(88세, 영어교육전문가 이보영이 큰딸임)는 젊은 시절부터 하루에 점심 한 끼를 충실히 먹는다. 저녁은 아예 안 먹고, 아침도 보통 거른다. 그럼에도 평생 건강을 누리면 왕성한 사회활동을 해왔다.

김경오 총재는 금음체질로 추정되는데, 이 체질은 비장/위장이 약장부에 속하기 때문에 소식을 하는 편이다. 이에 비해 금양체질은 비장/위장이 강장부에 속하기 때문에 식탐이 있는 편이라 소식을 힘들어 하는 편이다.

– 단식, 하루 한 끼, 아침굶기가 건강에 유익한가?

부실한 식사로 충분한 영양공급이 되지 않는 경우 인체가 에너지원을 끌어다 쓰기 위해 근육, 뼈, 뇌, 장기의 순으로 제지방 손실이 일어난다는 면에서는 굶지 않는 것이 좋다.

그러나 식사량을 줄이는 경우 이에 대응하여 인체의 대사시스템도 칼로리를 덜 소모시키는 메커니즘이 작동하기 때문에 제지방 손실이 완화되는 측면이 있다.

따라서 영양이 부실한 고칼로리 가공식품을 배제한 균형잡힌 건강한 자연식 음식을 제대로 섭취한다면 하루 한 끼를 줄여도 건강상에 큰 문제가 없다.

음식물을 섭취하면 소화를 위해 체내의 에너지와 혈액이 위와 장으로 몰려 상대적으로 뇌로 가는 양이 줄어들어 무기력감, 졸음 등으로 집중력이 저하된다. 당연히 업무효율이 저하되고 시간을 낭비한다. 그러니 제대로 된 두 끼, 혹은 몸에 피로가 나타나지 않을 정도로 간단한 간식을 한다는 가정하에서 아침 굶기는 업무집중력 제고로 능률을 극대화한다.

위는 우리 주먹만한 크기이니 이를 채울 정도의 음식량이면 되는데, 음식이 풍요로운 시대이다 보니 위가 늘어난 상태에서 다 채워야 포만감을 느끼게 된다. 이로 인해 대부분 필요량 이상의 칼로리를 섭취한다. 따라서 늘어난 위가 본래의 주먹만한 크기로 돌아오려면, 서서히 줄이면서 상당 기간의 적응기간이 필요하다. 갑자기 식사량을 줄이면 인체의 영양시스템은 적응을 못하고, 위는 심한 공복감으로 아우성치며 폭식을 야기한다.

충분히 적응된 상태에서 영양의 균형을 갖춘 한 끼 거르기는 지식 노동자에게 시간과 건강을 선사한다.

• 간헐적 단식

하루 24시간 중 8시간만 음식물을 섭취하고 나머지 16시간은 공복을 유지하는 방법이다. 예를 들어, 저녁식사를 8시에 끝냈다면 다음날 낮 12시에 점심을 먹으면 16시간 공복상태가 된다.

배에서 '꼬로록' 소리가 나면 우리는 '배가 고프다' 또는 '배꼽시계가 음식을 넣어달라고 신호를 보내니 음식을 먹어야지'라고 생각한다. 하지만 이것은 오해다. '꼬로록' 소리는 장이 꿈틀거리면서 소장에 남아있는 노폐물을 아래로 밀어내리는 청소시스템이 작동하는 소리다. 이동복합운동(Migrating Motor Complex)이라 부르는 이 운동은 식후 4~5 시간이 넘어서 소장이 비워지고 음식물이 대장으로 넘어갔을 때 만 일어난다. 공복시간이 10시간 이상이 되어야 효과적으로 장 청소가 일어난다. 만약 꼬로록 소리가 난다고 음식을 먹는다면 장청소 시스템은 멈추고 장은 깨끗하게 청소되지 않을 것이다. 현대의학은 소장 기능 이상이 각종 면역질환과 난치병의 근본 원인이라고 설명한다. 소장을 잘 청소할수록 즉, 공복시간을 12시간 이상 유지할수록 몸은 건강해질 것이다.

미국 존스 홉킨스대학 연구결과 간헐적 단식은 복부 지방을 줄이고 항노화, 항암 효과는 물론 치매 예방 효과까지 있는 것으로 나타났다. 식사 직후 우리 몸은 포도당을

에너지로 사용하지만 공복 8시간부터는 지방을 분해한 케톤을 사용하는데, 이 케톤이 여러 항산화 물질들을 활성화시켜 뇌세포 등 세포를 복원시키기 때문이다.

• 소식을 위해 오래 씹어 먹어라

잘 씹어 먹으면 식사시간이 길어져 소화기관에서 흡수되는 포도당의 양이 증가하고 혈당치가 높아져 포만중추가 자극을 받아 포만감을 느끼게 되어 과식을 피할 수 있다.

밥 한 숟갈에 최소 30번은 씹어라. 씹을 때 분비되는 침은 입안을 부드럽게 해 음식물을 씹고 삼키게 하고, 치아·구강 점막의 미생물, 음식찌꺼기 등을 세척할 뿐 아니라 항암작용까지 한다.

78㎏에서 47㎏으로 몸무게를 무려 31㎏이나 줄인 어느 주부의 감량 노하우는 천천히 씹는 식습관이었다.

• 다이어트

살이 찐다는 것은 지방세포가 증가하고 그 지방세포의 크기가 비대해지는 것을 의미한다. 생성된 지방세포 숫자는 절대 줄어들지 않는다. 살이 빠진다는 의미는 지방세포 숫자는 그대로이고 크기가 작아지는 것을 의미할 뿐이다.

지방세포의 크기가 줄어들려면

1) 칼로리 섭취를 제한한다
2) 건강으로 생체기능이 활성화되어 세포 내 미토콘드리아가 지방을 제대로 태운다.
3) 운동만으로 살을 빼려면 하루 네 시간 이상 해야 하는데 골병든다.

이런 정상적인 방법이 아닌 약물이나 수상한 건강식품으로 살을 빼면 심각한 부작용을 수반한다. 혹은 영양결핍을 초래할 정도로 음식물을 억제하면 필요한 에너지원을 얻기 위해 제지방(근육, 뼈, 뇌, 장기)이 손실된다. 어떤 경우든지 요요현상을 피할 수 없다. 균형 잡힌 소식으로 칼로리 섭취를 최소화하고, 적절한 운동을 통해 건강한 세포의 미토콘드리아 활동강화가 최선의 다이어트 방법이다. 칼로리 섭취 최소화, 영양균형, 미토콘드리아 활성화를 위해서는 건강한 밥상이 좋다. 이른 시간에 저녁식사를 간단히 하는 것은 숙면과 건강 다이어트에 도움이 된다. 늦은 저녁식사를 피해야 한다

스탠퍼드 대학교에서 조사한 바에 의하면 다이어트를 해서 줄어든 체중을 5년간 유지할 수 있는 확률은 5%에 불과하고, 10년을 유지하는 것은 0%에 수렴한다. 즉, 다이어트 유지는 칼로리 제한의 문제가 아니라, 몸이 건강해야 세포 내 미토콘드리아가 왕성히 지방분해를 함으로써 가능하다. 아래 사례가 그러한 상징적 예이다.

P24에 “15년을 건강문제로 극심하게 시달린 30세 여성이 한 달만에 회복하며 자연스럽게 10kg을 감량하다”라는 사례가 나온다. 체질에 맞는 섭생으로 건강을 유지하는 것이 가장 효과적인 다이어트법이다.

(15) 수맥이 건강에 미치는 영향

나는 사람들 건강상담을 할 때 건강악화를 야기할 만한 다른 이유를 찾지 못한 경우 수맥을 의심해본다. 집 이사를 하거나 직장의 사무실이 바뀐 경우 이유 없이 건강문제를 겪는 경우 수맥을 의심해봐야 한다. 간혹 새로 인테리어를 하고 새집증후군으로 건강문제를 겪는 경우도 있다. 수맥 지역이 넓은 경우 가족 전체가 영향을 받고, 특정 방에만 흐르는 경우 그 방을 사용하는 사람만 영향을 받는다.

수맥이 그리 세지 않는 경우 혹은 태양인이나 소양인의 경우 처음에는 별 이상을 느끼지 못한다. 그러나 시간이 지나 그 영향이 누적되면 건강문제가 나타난다.

수맥이 아니더라도 공간은 장소에 몸이 느끼는 편안함이 다르다. 같은 집에서도 방마다 편안함이 다르고 그래서 수면의 질에도 영향을 미친다.

잘 때 머리가 향하는 방향에 따라 수면의 질이 달라지기도 한다. 필자의 경험에 의하면 태양인은 북쪽이나 서쪽이 편안하다. 누운 상태에서 머리 방향을 달리해 오링테스트를 하는 식으로 편안한 방향을 찾아볼 수 있다.

- 수맥과 8체질

  일반적으로 교감신경긴장체질인 태양인 및 소음인이 수맥에 민감하게 반응하다. 그러나 시간이 지나면 부교감긴장체질인 태음인 및 소양인도 그 영향을 느끼게 된다.

- 수맥과 나침판

  수맥파가 흐르면 곳에서는 자기장이 교란되기 때문에 나침반이 남북을 정확히 향하지 않는다. 이런 점에 착안해 수맥을 알아보려는 곳에 나침반 2개를 나란히 뒀을 때 서로 가리키는 방향이 다를 때는 수맥을 의심해봐야 한다. 나침반은 전자기기에도 방향이 교란되니 나침반 주변이나 바로 아랫집 천장의 전자기기 등으로 인한 교란인지 여부도 따져봐야 한다.

  수맥은 지상에서 가까운 곳 뿐만 아니라 고층아파트까지 미친다.

- 내가 겪은 수맥
  - 심포니에너지란 태양광제조회사에 관리본부장으로 근무를 시작했는데, 아침에 출근해 자리에 앉아 30분쯤 지나면 온몸의 기운이 다 빠진 듯했다. 컴퓨터 앞에서 업무를 수행하기도 어려웠고, 자리에 앉아있는 것만으로도 힘겨웠다.

    수맥 때문일 거라 추정하고 내 자리 주변에 동판을 깔았더니 바로 컨디션이 정상적으로 회복되었다.
  - 해외에 근무할 당시 숙소에 방을 배정받았는데, 첫날 수면 중에 가위눌림을 겪었다. 이전에 같은 방을 사용했던 직원에게 물었더니 자신도 그 방에서 그런 일을 겪었다 했다. 이후 다른 방으로 옮겼더니 아무 문제가 없었다.
  - 아토피가 드문 목음체질에 아토피가 발생한 사례

    쌍용자동차정비업체를 운영하는 친구를 오랜만에 만났는데 아들이 아토피로 고교를 1년 넘게 휴학 중이라 했다. 친구집을 방문해 아들 체질을 봤더니 태음인 목음체질로 감별되었다. 이 체질은 아토피가 드문 체질이다. 식생활이 아닌 다른 요인이 있을 거라 짐작되어 그 학생이 자는 방에 가서 살폈다.

    수맥검사를 해보니 그 학생이 쓰는 침대에서 가슴이 닿는 곳을 중심으로 강력한 수맥이 흐르고 있었다. 본래 그 방은 누나가 쓰던 방이었는데, 누나가 미국의 대학원으로 유학을 떠난 후 그 동생이 물려받아 쓰고 있었다. 그 누나는 베란다를 터서 방을 넓힌 베란다 쪽으로 머리가 가도록 침대를 배치하고 사용했는데 동생은 침대 방향을 바꿔 방 안쪽으로 머리가 가게 해서 사용했기 때문에 수맥이 강한 쪽으로 몸이 노출된 것이었다. 이로 인해 면역력이 저하되고 몸이 제대로 기능하지 못해 아토피가 생긴 것이다.

- 수맥파로 인한 인체의 영향
  - 불면증에 시달리며, 잠이 들어도 깊이 들지 못하고, 악몽에 시달리거나 가위눌림을 겪는다.
  - 아침에 일어나기 힘들고, 자고 나도 항상 피로하고 몸이 무겁다.
  - 정서적으로 산만하여 일이나 공부에 집중하기 어렵다.
  - 신경통, 관절염, 암 등 각종 질병에 걸리기 쉽다. 임산부는 사산하거나 기형아를 낳기 쉽다.
  - 건물의 벽이 갈라지고 식물이 잘 자라지 않는다.
  - 컴퓨터 및 정밀 전자기기가 고장이 잘 난다.

(16) 전자파의 위험성

전자파는 우리 몸에 해로울까? 아래 박스 안의 글을 읽고 판단해보라.

> 혈자리에 침으로 보하거나 사하는 식으로 침법을 구사해 치료하는 것처럼, 혈자리에 작은 자석을 부착해 치료하는 치료법이 있다. 각 체질마다 정해진 방식에 따라 작은 자석을 경락의 순방향 혹은 역방향으로 해당 혈자리에 부착해 N극과 S극이 어느 방향으로 향하느냐에 따라 사하고 보하는 효과로 치료하는 치료법이다.
>
> 혈자리마다 반응이 다르고, 같은 혈자리라도 어느 방향을 향하느냐에 따라 보하냐 사하냐가 달라진다. 이런 엄격한 침법 규칙에 벗어나 침이나 자석을 사용하면 부작용이 나타난다.

위에 언급한 자석치료법처럼 우리 인체는 작은 자석에도 반응하는데 전자기기에서 발생하는 훨씬 강력한 전자파에 반응하는 것은 지극히 당연하다. 레이저침이나 자석이 혈자리에 일정한 방식으로 가해져야 부작용이 없는데 전자파와 자기장은 모든 혈자리에 무차별적으로 쏟아지니 당연히 인체의 자율신경에 교란이 일어나고 생체기능은 저하된다. 그 결과 건강 이상이 발생한다.

전에 나는 큼지막한 은목걸이를 찬 적이 있다. 며칠 지나자 허벅지 부근에 커다란 몽우리가 생겼다. 알고 봤더니 그 은목걸이는 다른 금속이 함유된 가짜 은목걸이였고 여기에서 발생한 파장이 경락을 타고 오장육부의 기운에 해를 가한 것이었다. 즉시 은목걸이 착용을 중단했기에 망정이지 더 큰 화를 당할 뻔했다. 이런 상태를 방치하고 몽우리가 커지거나 다른 증상으로 확대되었을 때 병원을 찾아 약이나 수술을 선택했다면 악순환을 겪었을 것이다.

나는 천연황토염색 침구류에서 나오는 보이지 않는 기운(원적외선으로 알려져 있다)으로 화를 당한 적도 있다. P94 '기본방으로 가슴 통증을 치료한 사례'에서 이미 언급했다. 이에 비해 천연쪽염색 섬유에서 나오는 기운은 나의 체질에 매우 유익하다.

이러한 예에서 보는 바처럼, 모든 식품과 물질은 보이지 않는 기운을 가지며 이것들은 인체와 상호작용해 건강에 영향을 미친다. 전자기기에서 내뿜는 전자파와 자기장은 이러한 유해한 것들 중 하나다.

- 전자파 노출을 줄이기 위한 지침
    - 전기담요에서 발생하는 전자파를 주의한다. 물을 순화시키는 방식의 온수매트는 안전하다. 다만 온수매트도 가열하고 순환하는 펌프와 가까운 경우 전자파의 영향을 받을 수 있으니 충분한 거리를 둬야 한다.
    - 음성통화 때는 이어폰과 마이크를 사용하고, 통화 대신 문자를 사용한다.
    - 통화할 때 전화기에 얼굴을 너무 가까이 대지 않는다.

- 지하실, 깊은 산골 등은 휴대폰의 수신 신호가 약해지면서 전자파 발생이 더 많다. 빠른 속도로 이동 중인 지하철, 버스 안에서는 전자파가 7배나 강하다.
- 고압전류가 흐르는 송전선에 가까이 가지 않는다.

• 전기장판 부작용 사례

사례 1: 저는 여름에도 땀이 거의 나지 않고 다한증도 없습니다. 그러나 겨울에는 전기장판에 누워있으면 손발에 땀이 납니다. 수족냉증도 없는데 왜 이러죠?

답변: 전기장판에서 발생하는 전자파로 인해 인체의 생체기능이 교란되기 때문입니다. 이런 예로 비추어볼 때, 전기장판과 상관없이 평소 다한증을 겪는 사람도 면역력이 훼손되어 인체의 생체기능이 제역할을 하지 못하기 때문이죠. 이런 증상은 8체질섭생 및 8체질침법을 통해 치료하면 효과를 볼 수 있습니다.

사례 2: 전기장판을 켜고 자면 무릎 안쪽에 긁힌 듯한 상처가 생겨요.

사례 3: 전기장판을 사용하고 있는데, 새벽에 속이 불편하고 식은땀이 나서 깼습니다.

(17) 구충제와 암치료

• 항암제의 독성과 내성의 문제

항암제는 암세포를 죽이지만, 세포에 '독성'으로 작용하여 이로 인해 면역력을 저하시켜 부작용을 초래한다. 또한 계속 사용하는 경우 항암효과가 감소되는 '내성'의 문제가 있다. 항암제를 계속 사용하는 경우 암세포에 글루코프로텐이 과다 생성되어 항암제의 분자구조를 유출시켜 암세포는 살아남아 증식되는데 이것이 내성이다.

• 구충제의 작용원리, 상대적으로 안전하다

구충제 알벤다졸(혹은 펜벤다졸, 메벤다졸, 플루벤다졸)의 약리작용은 기생충의 세포골격을 구성하는 미세소관(microtubule)의 형성을 억제하여 생명활동에 필요한 포도당 흡수를 차단해 사멸시킨다. 구충제는 이러한 약리작용 원리로 인해 상대적으로 안전하다.

• 구충제가 암세포를 억제한다

구충제가 항 기생충 효과만 있는 것이 아니라 여러 가지 종양세포의 증식을 강력하게 억제하는 작용이 있다는 보고들이 나오고 있으며, 이 항 종양세포증식작용은 종양세포의 혈관내피성장인자의 발현을 억제하는 것과 관련되는 것으로 알려지고 있다. 실험실 연구뿐 아니라 임상연구 결과도 많은데, 간 전이를 동반한 대장암 환자에게 고농도의 알벤다졸을 투여하여 종양표지자가 정상으로 돌아오는 보고도 있다.

구충제를 이용한 세포실험에서 항암효과가 입증된 사례는 아주 많다. 2011년 연세대에서 수행된 연구의 제목은 '난소암세포접종 무흉선 누드마우스에서 알펜다졸의 복강내투여가 종양성장과 혈관내피성장인자 발현에 미치는 영향'이다. 혈관내피성장인자(VGF: Vascular endothelial growth factor))가 많이 나타날수록 암이 커지고 적을수록 억제가 되는 것이다. 연구결과 구충제를 투여한 누드마우스에서 VGF가 유의적으로 감소하며 복수가 감소했고, 항암제 투여 누드마우스에서도 복수가 감소했지만 직접적인 세포독성으로 인한 것으로 이는 생명력의 약화를 초래한다.

구충제 복용으로 효과를 봤다는 질병의 범위는 무좀, 강직성 척추염, 뇌경색, 당뇨, 패혈증, 폐암, 대장암, 알레르기 비염/축농증 등 헤아릴 수 없을 만큼 매우 다양하다.

한 유튜브 영상에 의하면, 35년간 강직성 척추염에 시달렸던 사람이 어떤 치료법으로도 효과를 못 보았고 통증으로 2시간 이상 연속 수면을 취하지 못했으며 소염진통제로 버텼는데 구충제 알벤다졸을 먹고 근 1달간 진통제 없이 지내고 잘 자고 소화불량도 개선되었다. 발가락 무좀이 없어지고 발뒤꿈치 각질도 좋아졌다.

• 암의 원인과 구충제가 암세포에 작용하는 원리

알풍스 웨버(독일의사)에 의하면, 일반혈액검사에서 검출되지 않는 세포 크기보다 작거나 비슷한 크기의 미세기생충에 감염되어 암이 발생한다. 미세기생충은 인간의 모세포에 있는 백혈구, 적혈구의 헤모글로빈 등을 먹이로 하며, 특히 혈관을 통해 다른 기관으로 전이된다. 그 양이 늘어날수록 전이되어 암이 커지는 속도는 더 빠르게 변한다. 건강했던 기관이 미세 기생충의 공격으로 병들고 결국 암종양으로 성장하게 된다. 이처럼 모든 암에는 작거나 큰 기생충 형태가 있다는 것이 그의 주장이다.

건강한 사람의 혈관구멍으로는 미세 기생충이 통과하지 못한다. 그러나 방사능, 독성물질 요인이나 면역력이 떨어진 사람은 혈관의 구멍을 기생충이 뚫고 나온다. 이렇게 외부로 나온 미세 기생충은 다른 기관으로 옮겨 가게 된다. 혈관을 튀어나온 미세 기생충이나 유충은 다른 기관에서 터를 잡고, 번식하고, 다시 종양을 만든다.

면역이 정상적으로 작동하는 건강한 사람은 NK면역세포(대식세포)가 초미세 기생충을 잡아먹는다. 이것이 면역의 한 단면이다. 치안이 잘 유지되는 사회에서 경찰이 범죄를 예방해 사회질서를 원활히 통제하는 것에 비유된다. 공기, 음식, 문고리, 행주 등 이 세상 어디에도 기생충은 존재한다. 아무리 치안이 엄격해도 범죄가 있는 것처럼 아무리 건강한 사람이라도 이러한 바이러스, 박테리아, 기생충, 암세포가 몸 안에 존재한다. 다만 건강한 사람의 경우 정상적 사회에서 치안이 유지되듯이 면역세포가 이러한 무리들을 포획해 없앤다. 어느 날 갑자기 사회가 전복되어 무정부상태에 빠지지는 않는다. 그 요인이 서서히 축적되면서 어느 임계점을 넘어서면 급격히 사회질서가 와해된다. 싱싱함을 유지하는 나뭇가지는 꺾는 순간부터 서서히 시들며 세균이 증가하고 부패하기 시작하는 것처럼 사람도 면역력이 약해지면 염증이 증가하면서 바이러스와 박테리아가 늘어나고 기생충이 출현한다. 이로 인해 암이 발생하고 미세 기생충은 이를 주변에 퍼뜨린다. 사회의 범법자가 늘어나면서 주변지역으로 범죄지역이 확대되고 통제불능의 상태로 진행되는 것과 같다.

범죄자를 제압해 치안을 강제하는 경찰처럼 구충제는 기생충을 제거해 몸의 면역력을 회복시키고, 이로 인해 우리의 생체기능이 복원되면서 면역세포가 암세포를 잡아먹는 자연치유가 작동하는 것이다. 이런 면에서 볼 때 구충제는 암세포에 직접 작용하지 않으니 자연치유의 맥락으로 보는 것이 적절하다.

• 당신이라면 구충제를 복용하겠는가

장기를 둘 때 상대편 왕을 잡기 위해 상대의 병력을 제거하며 압박해나가는 방식이 구충제라고 비유할 수 있다. 상대의 병력을 외곽에서 공격해 없애는 식으로 세를 제거하면 결국 왕도 잡게 된다. 적의 주변부에서 점차 적의 심장부로 진격해가는 식이 아니라 곧장 상대의 핵심부로 진격하면 아군이 적의 반격으로 무너질 수 있는데, 이는 항암제를 곧장 암세포에 주입해 건강한 세포조차 피해를 입어 면역력이 무너지고 결국 암에 무너지는 것과 같다.

10월 1일 네이버 지식인에 30대 여성이 질병으로 인한 고통을 호소하는 글을 올렸다. 중학교 때부터 30대가 되기까지 몸이 아파 자살하고 싶을 만큼 시달렸다 한다. 이에 내가 그 여성의 8체질을 판단하고 그에 맞게 섭생법을 알려줬고 30일 만에 건강을 회복하고 실컷 먹고도 10kg를 자연스럽게 감량했다.

2018.5.30일에 50대 후반 여성의 체질감별을 해줬는데, 그분은 그보다 일주일 전에 종합병원 검진 결과 3개월 이내에 간이 굳어진다는 검사결과를 받았다. 8체질감별 결과에 따라 태양인 금음체질에 맞는 식단과 감식초를 먹고 보름도 안 되어 평소 일어났다 설 때 아프던 허리가 좋아지고 가슴두근거림/소화불량 등 평소 겪던 문제들이 대부분 해소되었다.

이러한 두 건의 치유 사례를 구충제를 복용하고 효과를 봤다는 강직성척추염의 사례와 비교해보자. 이러한 사례 모두 약성이 작용해 증상을 치료하는 방식이 아니다. 면역력을 높여 생체기능이 정상으로 작동하면서 몸이 스스로 회복하는 자연치유에 이른 것이다. 구충제는 기생충에 직접 작용해 몸의 면역기능을 회복하고, 8체질 섭생은 식생활을 통해 면역력을 작동시켜 기생충을 제압한다. 구충제나 8체질 섭생이나 기생충 제압으로 자연치유에 이른 결과는 같다. 그렇다면 어떤 방식을 택할 것인가?

어느 사회이든 잠재적 범죄자는 있기 마련인 것처럼, 기생충은 있느냐 없느냐의 문제가 아니라 밀도와 세력의 문제다. 젊은 사람들은 NK면역세포(대식세포)가 제 역할을 하니 구충제 복용이 절실하지 않겠지만, 중년 이상이라면 대부분 건강상태가 신통이 않을 것이고 그만큼 바이러스, 박테리아, 기생충의 서식밀도도 높을 테니 여름철 보건소 차량이 공기 중 세균 서식밀도를 낮추기 위해 연무소독을 하듯이 주기적으로 구충제를 복용해 잡범들이 설치는 몸 안의 무질서를 평정해주는 것도 나쁘지 않을 것 같다. 용량이 셀수록 강한 구충효과를 발휘하겠지만 간의 해독기능이 약한 체질이라면 기생충의 전멸보다 개체수 감소가 가능한 정도의 구충제 용량/사용빈도를 택하면 되겠다.

항암제의 독성과 내성에 대해 언급했지만, 약도 독성과 내성이라는 동일한 문제를 가지고 있다. 간이 약한 체질은 약의 독성을 제대로 해독하지 못해 약이 효과가 없고 오히려 부작용을 일으킨다. 따라서 간의 해독능력이 약한 체질이라면 약은 우선 선택 대상이 아니다. 8체질에서는 체질에 맞는 약재를 잘 선택한다면 이러한 독성과 내성의 문제를 최소화할 수 있다. 구충제도 약이니 이런 관점에서 조명해볼 수 있다.

인터넷에서 '구충제 부작용'으로 검색해보면 수많은 부작용이 검색된다. 약은 독인데 이 독을 인체가 처리 가능한 용량으로 줄여 사용하는 것이 약이다. 즉 약이냐 독이냐는 용량의 문제다(이러한 관점은 음식에도 적용될 수 있다. 과도한 섭취로 약만큼은 아니지만 인체에 해를 줄 수 있다는 의미다). 그러니 약물의 해독능력이 약해 민감한 사람의 경우 부작용을 겪을 수 있다.

이런 부작용은 호전반응(명현현상)일 수 있다. 강바닥을 청소할 때 바닥에 쌓인 퇴적물로 인해 일시적으로 흙탕물이 되듯이 인체도 상태가 호전되기 전 일시적 불안정으로 상태가 악화될 수 있는데 며칠 정도 잘 이겨내면 사라지는 경과적인 호전반응인가 혹은 부작용인가 여부는 시간이 지나 건강 상태가 좋아지느냐 여부로 판단하면 된다.

- 구충제는 제도권 질병치료에 편입될 수 있을까

의사, 한의사는 병을 치료하지만 자연치유로 병을 고치는 사람이 아니다. 대체의료를 적용하며, 식생활을 개선하고, 공기 좋은 전원에서 유유자적하며 심신이 평안하면 생명력이 살아나기 마련이다. 그런데 이를 처방할 수는 없다. 항암제, 양약, 한약은 약성으로 각각의 병증을 치료하지만, 구충제의 치료 과정은 약성이 작용해 직접 병증을 치료하는 개념이 아니고 자연치유의 개념이니 이는 의사의 질병치료 처방이 될 수 없다. 물론 기생충 제거를 목적으로 하는 것이라면 처방이 될 수 있겠지만.

사회의 각 단위는 최적의 효율을 추구하는 조직이 아니다. 각 영역의 이해관계를 조정하고 구성원의 권리를 지켜주기 위해 룰을 만든다. 경제적 행위를 할 수 있는 것은 개인적 능력의 문제가 아니라 룰로서 부여한 자격의 문제다. 제도권 의료 역시 치료의 효율보다는 의사 자격의 유무로 치료를 허용하고 수익을 보장하는 자본주의 기반 경제적 시스템이다. 병원의 수익이 창출되지 않는다면 병원도 없다. 이 말이 의미하는 바는 추정이 가능하리라 믿는다.

- 기타

간혹 본인은 아파 죽겠는데 정밀검사에서 문제없음으로 나오는 답답한 상황이 기생충이 원인일 수도 있다. 사회로 치면 범죄는 발생했는데 경찰이 범인의 흔적을 못 찾고 있는 상황이다. 치안이 약화되어 도둑이 활개치는 것처럼, 몸의 면역력이 저하되어 이런저런 잡스런 바이러스, 박테리아, 미세 기생충이 활개치는 상태라면 구충제가 역할을 할 수도 있다. 구충제가 아닌 다른 건강관리기법으로도 몸의 무질서상태를 회복할 수 있고, 나이 먹어 몸의 노화로 생체기능이 절대적으로 떨어져 섭생만으로 한계가 있다면 구충제의 도움을 받는 것도 대안이 될 수 있겠다.

공장에서 제품을 생산할 때 원재료와 노동력을 투입하면 생산량이 증가한다. 그러나 원재료와 노동력을 늘려도 공장의 설비능력 이상으로 생산량을 늘릴 수는 없다. 마찬가지로, 구충제도 무한히 건강을 증진시키는 것이 아니라 한계가 있다. 현재의 면역력이 너무 낮아 병과 싸워 이길 수 없을 때 구충제의 도움을 받을 수 있겠지만 그렇지 않은 경우 굳이 구충제에 의존하기 보다 다른 방안을 찾는 것이 좋다.

이상의 내용에서 주목할 관점은 다음 두 가지이다:

- 질병치료에서 구충제효과는 자연치유의 원리에 기반한다.
- 항바이러스제는 독성과 내성의 문제를 가지고 있다.

아래 표는 B형 간염의 치료에 있어서 현대의학과 8체질의학의 차이를 요약한 것이다. 위에 언급한 것과 같은 맥락인데, 두 가지 핵심 사항은 다음과 같다.

- 8체질의학에 의한 B형 간염치료는 자연치유에 기반한다.
- 현대의학에 의한 B형 간염치료는 부작용이 있고, 항바이러스제에 대한 내성의 문제가 있다.

	현대의학	**8**체질의학
발병 원인	간염바이러스의 출현이 원인이다. 간염바이러스가 출현하고, 바이러스 복제로 간의 염증이 악화한 결과가 간염이다.	간염바이러스가 직접적인 원인이 아니다. 먼저, 간에 염증이 발생하고, 이어 간염바이러스가 간에 들어가 복제를 시작해 간염이 야기된다. 즉 면역력 저하로 야기된 간의 염증를 방치하고 이후 간염바이러스가 출현해 복제가 활발해지면서 간염상태가 되는 것이다.
치료법	라미부딘은 바이러스 복제를 억제하는 1세대 간염치료제인데, 이 치료제는 바이러스 저항성과 심각한 부작용에 직면했다. 이 치료제로 인해 바이러스 수가 줄었는데도 간 질환 자체가 진행되면서 바이러스가 더 이상 통제되지 않고 신장 등 다른 장기에 손상을 주는 리바운드 효과가 발생한다. 차세대 항바이러스제를 개발하는 것도 같은 문제에 직면할 가능성이 높다.	바이러스성 질환을 치료하는 살균방(바이러스방)으로 바로 간염을 치료하지 않는다. 먼저 장계염증방(장염방)으로 간의 염증을 다스리고, 이어서 살균방(바이러스방)을 사용한다. 그러면 인체는 생체기능이 복구되면서 면역이 작동하고 그 결과 활발했던 바이러스 복제가 억제되면서 어렵지 않게 B형간염이 완치된다. 나의 경우 결혼전 B형 간염이 점차 간경화 초기까지 진행됐지만 8체질섭생으로 건강관리를 잘 하고, 금양체질인 나와 수음체질인 와이프와 음양오행의 기운이 상호보완적이라 자연치유되었다.

- 코로라19와 구충제 이버멕틴(**ivermectin**)

- 이버멕틴은 FDA가 승인한 구충제로서 HIV, 뎅기열, 인플루엔자, 지카 바이러스 등 광범위한 바이러스에도 효과가 있는 것으로 알려졌다. 모내시대학교가 주도한 공동 연구에 의하면 이버멕틴은 세포 배양에서 SARS-CoV-2 바이러스를 48시간 이내에 죽이는 것으로 나타났다.
- 2021년 1월 4일자 데일리 메일 온라인판에 의하면, 이버멕틴이 입원한 코로나19 환자들의 사망 위험을 최대 80%까지 줄일 수 있다는 연구 결과가 나왔다. 이 연구는 앤드루 힐 박사가 주도하고 세계보건기구(WHO)가 의뢰했다. 아래는 요약이다:

환자	조치	결과
573명의 Covid-19 환자	이버멕틴 복용	**8**명의 환자 사망
510명의 Covid-19 환자	플라시보 복용	**44**명의 환자 사망

환자	조치	결과
100명의 Covid-19 경증 환자	이버멕틴 복용	평균 5일 이내에 바이러스 제거
100명의 Covid-19 경증 환자	복용하지 않음	평균 10일 이내에 바이러스 제거
100명의 Covid-19 중증 환자	이버멕틴 복용	평균 6일 이내에 바이러스 제거
100명의 Covid-19 중증 환자	복용하지 않음	평균 12일 이내에 바이러스 제거

- 코로라19 백신접종 후 부작용

백신접종후 겪는 부작용의 인과관계는 쉽게 규명되지 않는다. 우리 몸이 여러 부위로 나뉘지만 모두가 한덩어리처럼 유기적으로 상호작용하고 그 과정에서 무한대에 가까운 복잡한 변수의 순차적 생화학을 제대로 규명한다는 것은 불가능하기 때문이다. 자연계의 대기 작용이 워낙 변수가 많아 한치도 틀림없이 일기예보를 할 수 없고, 바다를 가득 매운 바닷물의 움직임을 한치의 틀림도 없이 예측할 수 없는 것과 같다.

페니실린에 쇼크반응을 보이는 경우가 있는데 거의가 토음체질이나 금양체질에 발생한다. 이 두 체질은 장부구조가 매우 유사한데, 간이 오장육부에서 가장 낮거나 두 번째로 낮은 서열이라 약물에 대한 간의 해독기능이 약하다. 이러한 특성을 고려할 때, COVID-19 백신 접종 후 부작용은 주로 이 두 체질에 발생하는 걸로 추정된다.

코로나19 백신접종후 부작용을 겪은 사람들이 미국의 Vaccine Adverse Events Reporting System에 접종 이전의 과거 알레르기 이력을 밝힌 바에 따르면 견과류, 계란, 스테로이드, 우유, 각종 약물 등을 언급했다. 이러한 유형의 알레르기 반응은 주로 금양체질에 나타난다.

약물에 취약한 금양체질 및 토음체질의 특성상 8체질의학의 섭생 및 침법이 코로나19를 예방, 치료 및 후유증에 대처하는 가장 효과적인 수단이라 판단된다.

(18) 코로나19 시대의 맨땅요법

여름은 별 어려움이 없이 맨땅 걷기를 할 수 있다. 영상에 보면, 체감온도 영하 20도 겨울이라 꽁꽁 얼어붙은 맨땅을 맨발로 사람들이 걷는다. 맨발이지만 걷다 보면 발에서 열이 난다.

40대의 김기호 씨는 맨땅요법을 하기 전에 몸의 염증도 많고 몸이 많이 아팠다. 맨발로 걸으면 나아진다는 얘기를 듣고 시작했었다. 일주일에 서너 번씩 꾸준히 하고 있다.

우리 몸엔 외부 자극을 받아들이는 감각중추들이 있다. 손과 발에 많은 이 신경들은 인체가 조화롭게 움직이도록 뇌에 정보를 보내는데, 그 전달속도가 통증을 느끼는 속도보다 무려 240배가 빠르다. 그만큼 우리 뇌에 중요한 역할을 하기 때문이다. 그래서 마비환자의 뇌를 자극해야 할 때 발을 자극하는 요법을 쓰기도 한다.

맨발로 걸으면 몸속의 정전기와 전자파가 빠져나가고, 땅으로부터 자연전자가 들어오고 지구 고유주파수와 공명한다고 한다.

유튜브에서 '맨땅요법 천재들'로 검색하면 일본 보육원의 흥미로운 영상을 볼 수 있다.

2020년 12월 이라크 바스라의과대학 하이더압둘-라디프 무사 교수는 '맨땅걷기로 코로나19 예방하고 치유하기'라는 논문을 발표했다. 실험에 참가한 59명의 코로나19환자들 중 56명이 맨땅걷기로 발열, 호흡곤란, 기침, 두통, 가슴 통증, 미각 및 후각 상실, 식욕 부진 등이 개선됐다. 56세의 한 확진자는 호흡곤란, 기침, 발열 및 혈액산소농도 74%로 병원에 입원했고 일반적인 치료(산소공급, 약물치료)로 병세가 극도로 악화되었고 흉부CT스캔 결과로는 70% 이상 폐가 감염되었는데, 하루 3시간씩 2번 접지치료(맨땅걷기와 동일한 효과를 내는 기구를 이용)를 하고 3일 후 완전히 회복되었다.

코로나19 환자 회복에 맨땅걷기(혹은 접지기구 치료)가 좋은 이유는 항염증 효과, 항응고 효과, 면역반응 개선효과로 인한 것으로 추정된다.

김동창 맨발걷기 시민운동본부 회장에 의하면, 71세의 노인이 접종 이튿날 38도의 고열이 났는데 맨땅걷기로 건강을 회복했고, 이후 건강관리를 위해 집 마당 화단을 정리해 매일 맨땅걷기를 한다고 한다.

(19) 8체질과 색깔

각각은 체질은 고유의 파동이 있고, 이 파동으로 인해 색깔이 보하는 장기는 색깔마다 다르다. 이렇게 혈자리에 가하는 침처럼 색깔도 오장육부의 기운에 영향을 미치기 때문에 색깔에 대한 생체 반응은 체질마다 다르다.

그래서 의복, 벽지, 침구, 선글라스 등이 무슨 색이냐에 따라 우리 몸이 보이는 반응이 다르다. 폐와 파동이 같은 흰색은 폐의 기운을 증폭시킨다. 폐의 기운을 눌러야 간의 기운이 살아나는 태양인은 흰색이 폐의 기운을 상승시켜 간의 기세를 짓누르는 격이 되고 오장육부의 불균형이 심화되어 면역력이 약화된다. 폐가 약한 태음인에게는 폐의 기운을 상승시키는 흰색이 좋다. 태양인은 간의 기운을 상승시키는 파랑색이 좋다.

어린아이가 밤에 자려는데 놀라고 경기를 해서 잠을 못 이뤄 권도원 박사에게 데려왔다. 권 박사가 벽지의 색깔을 물었더니 푸른 색깔이라 했다. 간이 강한 태음인 아이인데 푸른 색이 더욱 간의 기운을 솟구치게 해 문제가 된 것이다. 붉은 색깔의 방으로 아이를 옮겨 재웠더니 잠을 잤다.

간이 강한 태음인은 브라운 색깔의 안경을 끼면 괜찮은데 그린이나 블루 색깔을 끼면 좋지 않다. 반대로, 태양인은 브라운 안경을 쓰면 점점 눈이 나빠진다.

펜으로 경락을 따라 선을 그어보면 체질에 따라 각 경락상에 색깔이 칠해지는 정도가 다르다. 예를 들어 폐와 파동이 같은 흰색 펜으로 폐 경락을 따라 선을 칠하면 태양인은 선이 잘 칠해지지 않는다. 태양인은 폐가 오장육부 서열에서 가장 높기 때문에 폐 경락이 같은 파동을 가진 흰색을 밀어내기 때문이다. 이에 비해, 폐가 오장육부 서열에서 가장 낮은 태음인은 흰 선이 폐 경락을 따라 잘 그려진다.

파랑색과 파동이 같은 간경락을 따라 파란색 펜으로 선을 그으면 위의 폐경락과 반대 결과가 나온다. 태양인은 간이 오장육부 서열에서 가장 낮기 때문에 간경락이 같은 파동을 가진 파랑색을 끌어당기기 때문이다. 이에 비해, 간이 오장육부 서열에서 가장 높은 태음인은 파랑색을 밀어내기 때문에 파랑 선이 간경락을 따라 잘 안 그려진다.

위와 같이 색깔에 따라 다르게 반응하는 것으로도 체질을 추정할 수 있다.

대상이 색깔에 다르게 반응하는 사례를 자연계에서 찾아볼 수 있다. 옻칠은 방수, 방충, 방염의 효과가 크기 때문에 제기, 공예품, 가구 등의 마감재료로 널리 사용되고 있다. 옻칠을 사용한 흔적은 5000년 전까지 거슬러 올라간다.

빨강, 초록, 파랑, 노랑, 흰색 안료를 옻칠과 섞은 뒤 발색과 접착력 테스트를 했더니 빨간색 안료는 50%만 혼합해도 접착력에 문제없이 충분한 색을 냈다. 이에 비해 초록색, 파란색, 노란색, 흰색 안료는 70~80% 이상 넣을 경우 접착력이 급격히 떨어지는 현상을 확인했다.

8체질에서 옻은 양적인 성질이 강한 것으로 본다. 이 성질이 빨강색 파동과 조화를 이루는 것으로 판단할 수 있다.

체질별 색깔

<table>
<tr><th colspan="2"></th><th>파 랑</th><th>흰 색</th><th>검 정</th><th>노 랑</th></tr>
<tr><td rowspan="2">태양인</td><td>금양체질</td><td rowspan="2">유익</td><td></td><td>유익</td><td></td></tr>
<tr><td>금음체질</td><td></td><td></td><td>유익</td></tr>
<tr><td rowspan="2">태음인</td><td>목양체질</td><td></td><td rowspan="2">유익</td><td></td><td></td></tr>
<tr><td>목음체질</td><td></td><td></td><td></td></tr>
<tr><td rowspan="2">소양인</td><td>토양체질</td><td></td><td></td><td rowspan="2">유익</td><td></td></tr>
<tr><td>토음체질</td><td></td><td></td><td></td></tr>
<tr><td rowspan="2">소음인</td><td>수양체질</td><td></td><td></td><td></td><td rowspan="2">유익</td></tr>
<tr><td>수음체질</td><td></td><td></td><td></td></tr>
</table>

부록

• 8체질 헬프 데스크

- Email : iabc9@naver.com
  카카오톡 ID : 77ENGLISH
  Facebook : www.facebook.com/mycpa

- 업무 내용

  1) 8체질 교육
  2) 8체질 관련 Q & A
  3) 본 서적의 내용에 수정사항이 발생한 경우 온라인에서 공지할 예정입니다.
     공지페이지 링크: https://blog.naver.com/iabc9/222554861680

- 네이버 8체질 카페

  1) 카페명: 8체질 코리안 힐링
  2) 링크: https://cafe.naver.com/8sunway

8체질 코리안 힐링

초판1쇄 발행 2021년 11월 25일

지은이/표낸이 정윤규

펴낸곳 한국8체질연구소 출판등록 제2021-000076호

이메일 iabc@naver.com

ISBN 979-11-976780-0-4 [13510]

저자 소개: 서강대 경영학과를 졸업(1897)하고, 다국적 기업 3M, Michelin, Allergan, Air Liquide, Emerson에서 재무·회계 전문가(미국공인회계사)로 근무했다.

저서: 「8체질 건강기적」 2018년